高等院校"十四五"创新教材
供中医学、中药学、中西医结合等专业用

中药监管科学

主　审　赵军宁

主　编　唐健元

副主编　瞿礼萍　周　贝　王智磊　孙　搏　张志聪

编　委　（按姓氏汉语拼音排序）

艾彦伶（成都中医药大学）

何　辉（国家药品监督管理局药品审评中心）

李松桃（成都中医药大学）

梁　丹（浙江省中医院）

凌　燕（广州中医药大学第一附属医院）

马　勇（北京北方医药健康经济研究中心）

瞿礼萍（成都中医药大学）

孙　搏（上海药品审评核查中心）

唐健元（成都中医药大学附属医院）

万李娜（澳门大学澳门转化医学创新研究院）

王智磊（成都中医药大学附属医院）

吴　莎（首都医科大学）

杨忠奇（广州中医药大学第一附属医院）

张晓东（国家药品监督管理局药品审评中心）

张志聪（国家知识产权局专利局）

周　贝（国家药品监督管理局药品审评中心）

人民卫生出版社

·北　京·

图书在版编目（CIP）数据

中药监管科学 / 唐健元主编 . -- 北京 ： 人民卫生
出版社, 2024. 8. -- ISBN 978-7-117-36691-5

Ⅰ. R288

中国国家版本馆 CIP 数据核字第 20241RK924 号

人卫智网	www.ipmph.com	医学教育、学术、考试、健康， 购书智慧智能综合服务平台
人卫官网	www.pmph.com	人卫官方资讯发布平台

中药监管科学

Zhongyao Jianguan Kexue

主　　编：唐健元

出版发行：人民卫生出版社（中继线 010-59780011）

地　　址：北京市朝阳区潘家园南里 19 号

邮　　编：100021

E - mail：pmph @ pmph.com

购书热线：010-59787592　　010-59787584　　010-65264830

印　　刷：河北宝昌佳彩印刷有限公司

经　　销：新华书店

开　　本：787×1092　1/16　　印张：16

字　　数：379 千字

版　　次：2024 年 8 月第 1 版

印　　次：2024 年 8 月第 1 次印刷

标准书号：ISBN 978-7-117-36691-5

定　　价：59.00 元

打击盗版举报电话：010-59787491　　E-mail：WQ @ pmph.com

质量问题联系电话：010-59787234　　E-mail：zhiliang @ pmph.com

数字融合服务电话：4001118166　　E-mail：zengzhi @ pmph.com

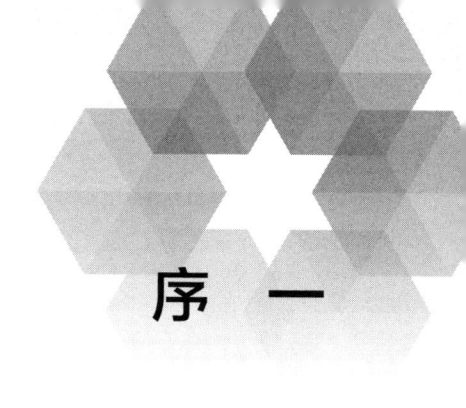

序 一

众所周知,中医药是中华民族的伟大创造,它包含着中华民族几千年的健康养生理念及实践经验,是中华文明的瑰宝,凝聚着中国人民和中华民族的博大智慧。在几千年的历史长河中,中医药为维护中华民族的繁衍昌盛做出了重要贡献,中医药是现代医疗卫生保健体系重要的组成部分,发挥着不可替代的重要作用。中药是中医药的重要物质基础和中医疗效的根本保障,随着中医药事业和产业的高质量发展,对中药的质量与安全,标准与创新,评审、评价与监管提出了新的更高的要求。在推动中药现代化和产业化进程中,我国中药监管科学既迎来了新的难得的历史性发展机遇,同时也肩负着更加严峻的历史使命。

中药安全事关人民群众身体健康和生命安全,中药监管与我国中药生产的各个环节以及追溯体系密切关联。中医药的一个显著特点是中医中药具有紧密的关联性,即中医中药不分家,中医的辨证论治和中药的理法方药是决定中医疗效的关键,再好的处方没有中药质量的保障就难以取得应有的疗效。我们高兴地看到,随着我国中药药品监管改革的深入推进,在中药科学监管方面出台实施了一系列政策措施,并取得了明显的进步,有力地推动了中医药产业的快速健康发展。但也必须看到,随着中医药传承创新高质量发展的不断深入,我国中药药品监管体系和监管能力存在的突出矛盾和关键问题也日益凸显。因此,很有必要对中药监管科学进行深入系统的研究,加快探讨建立健全具有中国特色的中药科学监管体系和机制,这对于落实党中央关于大力推动中药质量提升和产业高质量发展的指示和要求是十分及时和必要的。

作为一门研究范围和应用领域广泛的交叉学科,中药监管科学体系的建立与完善非一夕之功。因此,《中药监管科学》一书以教材为载体,提供给中医学、中药学、中西医结合等专业的学生学习,这对于普及中药监管科学知识,培养中药监管高层次人才队伍,推动中药产业高质量发展具有十分重要的现实意义。

谨以此为序。

王国强

2023 年 8 月

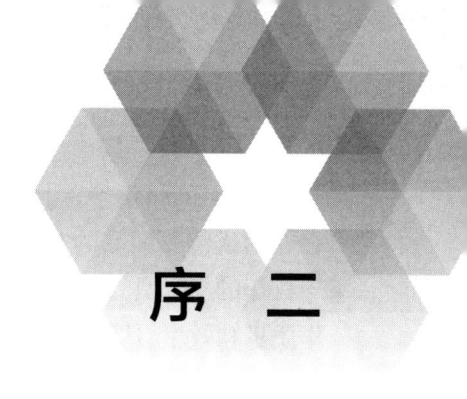

序 二

　　监管科学立足实践、面向决策，是以实践为关键，以创新为灵魂，以创制监管新工具、新标准、新方法及转化应用为核心而逐渐发展起来的一门新兴前沿科学。中药产品，特别是一些融合了新兴技术的中药产品注册上市，面临现代药品属性与传统中药属性之间的巨大冲突与挑战。中药监管科学作为一门联系中医药学、监管科学、生命科学、工程学等的新兴融合科学，目的在于运用多学科交叉融合创新实践，以中药监管决策为研究对象定向研发新工具、新标准、新方法和新技术，提升中药监管效能。

　　中医药是中华民族的宏伟创造和伟大瑰宝，是我国经过几千年不断实践积累下来的传统经验，为中华民族的健康发展做出了重大贡献，对中华民族乃至世界文明进步都产生了积极影响。当前，中医药发展面临着国际认同感更高、发展政策红利不断、交流合作更加通畅等良好机遇，但同时也经历着一些挑战，比如中医药自身发展、人才队伍建设以及信息化建设等。中药传承创新过程中遇到的这些困难和挑战不仅仅是监管部门的问题，要开发新的工具、标准、方法和技术，达到理论创新、药物创新、技术创新，最后真正实现中药产业的高质量发展，离不开中药监管科学的推动引领。国家药品监督管理局从 2019 年 4 月开始启动中国药品监管科学行动计划，密切跟踪国际监管发展前沿，围绕药品审评审批制度改革创新，通过监管科学基地、重点实验室、重点项目"三位一体"推进中药、生物制品（疫苗）、基因药物、细胞药物、人工智能医疗器械、医疗器械新材料、化妆品新原料等领域的监管科学研究，加快推进监管新工具、新标准、新方法研究和转化应用。目前，通过中国药品监管科学行动计划第一批、第二批重点项目在中药领域建设了2 家监管科学研究基地，认定了 27 家中药重点实验室，启动了"以中医临床为导向的中药安全评价研究""中药有效性安全性评价及全过程质量控制研究"等重点项目，系统开展中药监管科学基础理论研究，推进中药监管科学学科建设，培养中药监管科学领军人才，开发系列新工具、新标准和新方法，夯实我国中药监管科学基础，助力中药监管科学可持续发展。值得强调的是，中药监管科学是基于中药产品特殊的中医和药品"双重"属性，通过中、西医药学、监管科学等的跨学科知识、技术融合研究，研发符合中药特点的新工具、新标准和新方法，用以评估受监管的中药材、中药饮片、中成药等中药产品的安全性、有效性、质量和风险获益综合性能的新兴科学。中药监管科学不仅是监管科学在中药监管领域应用的新兴领域，更为重要的是中西医融合研究（convergence research）的新策略、新范式和新成果。尽管中药监管科学从概念提出，到科学定义和监管实践的时间不长,但其科学理念和研究思路已经贯穿于中药全生命周期,通过聚焦中药监管工作存在的或将要面临的突出现实问题,持续推进并不断强化中药监管科学研究,可产生基于科学的新工具、新标准、新方法、新技术,并精准服务于中药监管决策,提升药品监管工作质量和效率,达到科学监管目标成效。

中药监管科学作为新兴的前沿学科,具有典型的"后学术科学"特点,其学科建设和人才培养尤其重要。人民卫生出版社在"四新"建设的背景下,积极鼓励和支持医药院校创新教材和中医药相关专业研究生教材编写。由唐健元研究员发起策划、组织编撰的《中药监管科学》,以监管科学理念为指引,以中医药高质量发展的机遇与挑战为突破口,重点阐述中药监管科学的战略规划、实施路径和学科体系,涵盖了中药监管历史、药品监管科学与国家战略、药品审评审批改革与中药监管科学、中药监管科学的理论基础与特点、中药监管科学的人才培养与学科发展等多方面的内容。本书的出版对加强中药全链条、全生命周期监管,筑牢中药安全底线,追求高质量发展高线,加强中国式药品监管和中药监管科学体系建设,以及持续推进中药传承创新发展具有重要意义。

尤为值得称道的是本书编委均为在该领域一线工作的卓有成效的中青年专家学者,不仅体现了多学科交叉融合的趋势,还体现了传统医药学和现代科学交叉融合的成果,更体现了行业内外从事中药监管科学协同研究的集体智慧。本书作为第一本有关中药监管科学的医药院校创新教材和中医药相关专业研究生教材,集中呈现了我国中药监管政策发展脉络以及中药监管科学领域的新进展、新方法、新趋势,必将为推动中药监管科学学科体系建设,助力构建适合中药特点的新药审评审批技术体系发挥重要作用。我相信,未来中、西医药学与监管科学的汇聚融合,不但会促进我国医疗水平的提高,为健康中国战略服务,而且必然会成为当代中医药学高质量发展的一个强大的推动力。

乐为之序。

赵军宁

2023 年 5 月于京西北露园

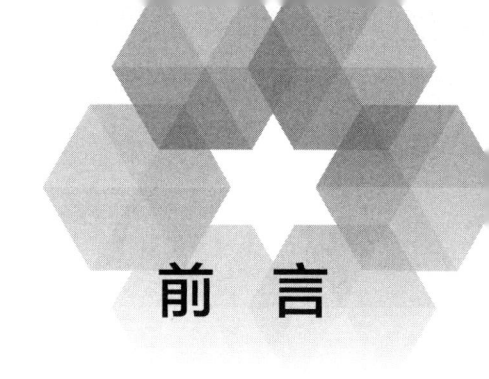

前　言

　　中医药是中华民族的瑰宝,为人类健康做出了重要贡献。数千年的传承发展使中药的价值和优势充分彰显,与此同时,人民群众对健康的新需求也促使其与时俱进并不断完善。生命至重,有贵千金,药品的特殊性决定了科学、及时、有效的评估决策必须贯穿于药品注册、研发、生产、流通的始终。作为中医药事业的重要基石,中药的传承创新离不开监管护航,而监管科学是实现中药监管的前提和基础。

　　党中央、国务院高度重视中医药工作,党的十八大以来,加快构建符合中药特点的审评审批制度、完善中药全生命周期监管体系、加强中药监管队伍建设已成为促进中药传承创新发展战略部署中重要的一环。2019 年,国家药品监督管理局启动实施中国药品监管科学行动计划,拉开了中药监管科学的帷幕。实际上,针对中药监管科学的研究与成果转化有利于指导监管实践、规范监管工作、提升监管效能。中药监管体系的完善非一人之力、一夕之功,故需以教材为载体,培养中药监管高层次人才,助力中药高质量发展。

　　百年大计,教育为本。在"四新"建设的背景下,人才培养模式发生了全方位改革,其中新医科建设对医学理念、背景和专业提出了更高要求。本书作为医药院校创新教材和中医药相关专业研究生教材,以传承精华、守正创新为指导,通过纵向比较和横向分析,探索中药监管科学核心内涵,呈现我国中药监管政策发展脉络以及中药监管领域的新进展、新方法、新趋势。

　　本教材由行业内专家共同编写,秉承求真、严谨、务实的作风,反复论证,层层把关。然而,作为中药监管科学领域的首版教材,受限于编者水平,不足之处,自不待言。敬请广大院校师生和读者在教学实践或使用中发现问题时及时提出宝贵意见,以敦促我们不断修订完善。最后,感谢国家中医药管理局青年岐黄学者支持项目(国中医药人教发〔2020〕7 号)和澳门特别行政区科学技术发展基金项目[SKL-QRCM(UM)]对本教材出版工作的大力支持。

《中药监管科学》教材编委会

2023 年 5 月

目 录

第一章 绪论

第一节 监管科学与科学监管

一、概述

2023年1月23日 *Nature* 杂志发表了题为 "Seven Technologies to Watch in 2023" 的文章,论述了七项对2023年科学创新具有重大影响的新技术,其中有五项涉及生物医药领域,如单分子蛋白质测序(single-molecule protein sequencing)、体积电子显微镜(volume electron microscopy)、成簇规律间隔的短回文重复序列(clustered regularly interspaced short palindromic repeats, CRISPR)、单细胞代谢组学(single-cell metabolomics)和体外胚胎模型(*in vitro* embryo models)。随着这些先进科学技术的快速发展,与医药相关的科学知识呈爆发式增长,而现有药品监管体系对最新科学技术知识的吸收和应用相对滞后。为了能让现行药品监管体系紧跟科学技术进展,及时吸收并应用最新科技发展成果,制定实施合理高效的管理政策法规和技术标准,做出基于科技最新研究和发展成果的监管决策,进而推动行业良性发展,药品监管科学的概念逐渐形成并迅速发展起来。药品监管科学是一门新兴交叉学科,涉及药学、医学、生物学、法学、管理学等多学科内容,旨在研究并发新的工具、标准和方法,以评价药品质量、安全性和有效性等,为监管决策提供科学支撑。

药品监管科学概念的产生,并逐步发展成为一门新兴交叉学科,与"监管科学"理念的确立和发展密切相关。监管科学(regulatory science)名词的正式出现,是在1970年12月美国国家环境保护局(Environmental Protection Agency, EPA)成立后不久,艾伦·莫吉西(Alan Moghissi)博士在起草一份有关EPA面对的科学问题内部建议书时,指出EPA被迫面临必须根据不完整或不存在的信息作出监管决策的挑战。20世纪90年代,监管科学正式发展成为一门学科,并在美国、欧盟和日本等主要发达国家和地区迅速发展,取得了较大突破。

监管科学在我国的起步相对较晚,其最早萌芽于20世纪90年代末。1998年根据《国务院关于机构设置的通知》(国发〔1998〕5号)组建国家药品监督管理局,将技术监督与行政监督统一起来,是监管科学理念在我国药品监管领域的最早体现。历经《中华人民共和国药品管理法》2001年修订、2013和2015年修正、2019年再次修订后,我国药品监管体制逐步完善,尤其是党的十八大以来,党中央、国务院立足国内外药品监管新形势,作出了一系列战略部署和具体规划,明确提出要深化改革、促进医药产业发展,要坚持自主创新、科技强国,要推进我国从制药大国向制药强国跨越,为我国药品监管事业发展和监管科学研究提供了根本遵循和远景目标。在此背景下,2019年国家药品监督管理局正式启动实施中国药品监管科学行动计划,明确了在推进建设药品监管科学研究基地、启动监管科学重点项目以及产出药品审评与监管新制度、新工具、新标准、新方法等方面的重点工作任务。

二、监管与科学

监管通常是指政府监督管理,在行政法学意义上,它是一种外部行政行为,是发生在特定行政主体和具体行政相对人之间的一种直接的行政法律关系。科学是一个建立在可检验的解释和对客观事物的形式、组织等进行预测的有序的知识系统,是已系统化和公式化了的知识,其对象是客观现象,内容是形式化的科学理论,形式是语言。监管发挥价值功能,通过制定政策引导民众的意志向人类所喜欢的方向发展;科学发挥其实证功能,负责对世界进行理性认识。因此,早在第一次工业革命之初,监管与科学这两个存在明显差异的群体就已经开始了分化。但是,随着科技成果的大量涌现以及民主思潮的觉醒,民众越来越觉得应该为原本由监管群体制定的政策赋予科学性,以回应新事物产生带来的新风险。然而,这种愿望却遭到了科学界的抵制,并衍化出了科学与监管的分离主义意识形态。反对者认为,如果将科学与监管融合,一方面,科学可能被当作幌子,或是加以利用,或是通过暗箱操作帮助监管者实现他们自己的利益;另一方面,监管者可能会利用科学的不确定性,断章取义地截取自己喜欢的"科学观点"来制定政策。因此,将科学群体与监管群体共同纳入政策制定的过程中既不利于维护科学的理性地位,也未必能达到为政策赋予理性的目的。在这种思想的渗透下,科学家们开始有意识地开展边界活动,致力于将监管群体隔绝在科学圣堂之外,并主张在科学界达成一致的主流科学意见之前拒绝监管的参与。

在分离主义阶段中,科学与监管的划界活动确实在很大程度上避免了实施监管的政治集团对科学部门造成的理性压力,却也在监管实践中产生了一些问题。分离主义意识形态的首要问题就是,科学无法为政策制定做出即时的贡献。更严重的是,脱离监管的一些高封闭性科学部门极易出现伦理失范现象。譬如二战后期的原子弹试验和剧毒生化武器研制。这些问题不可避免地使分离主义走向灭亡,也成为了科学与监管融合主义阶段的形成动力。

融合主义观点认为,由于科学家复杂的背景,将科学与监管完全分离是不现实的。因此,为科学团体"输入正确的价值观"是政策科学化的唯一选择。虽然在实践中学界几乎已经排除了科学与政策明确划界的可能,但是并未发展出一种被公认的融合模式。科学政策范式认为"在学界出现分歧,无法对风险做出统一解答时,应由监管机构依法行使监管职责,在相互冲突的多种解答中做出选择";技术统治论范式认为"涉及高技术含量的科技专精领域的公共决策应该由科学家做出首要裁决";民主论范式认为"担心科学家权力膨胀导致专家权威被滥用,认为只有在决策中引入广泛的公众参与才能对科学界进行控制"。在融合主义阶段的实践中,主要形成了边界组织以及由科学政策范式与民主论范式发展而来的后规范科学等。边界组织战略是对分离主义划界活动的改进,认为可以在科学与政策的边界上设置第三方中立机构来负责学界与政界(监管)的联系活动;后规范科学通过将更多的利益相关群体纳入到决策中,建立专家与群众的对话平台,以解决高决策风险环境下的监管决策问题,提高监管政策的合法性。

融合主义观点虽然看似合理,却将科学与政策的关系导向了另一个极端。人们渐渐发现融合主义阶段存在着严重的责权分配不合理的问题。由于缺乏权责分配秩序，监管者们总能够站在权力中心选择一种有利自身的政策制定理念，并通过操纵民主，让科学为政策实施后暴露出来的风险负责。这样的现实推动着科学与政治走向了跨界协商。

不同于分离主义与融合主义的激进，与其说跨界协商是制定政策的一种行为模式，不如说它是可用于政策制定过程的一种中庸价值观。这种价值观认为科学与监管并不能简单机械地分开或融合，要将科学的"政策可行"与监管的"政策该做"结合起来。监管机构与科学家们应该寻找、磋商与协调有关科学与监管相互冲突的观点，并努力与彼此达成共识，从而制定更有效率、更具科学性的政策。

通过以上比较可以发现，政策制定过程中，监管与科学不能简单地割裂，也不能机械地融合，需要针对具体问题，明确监管与科学的划界与联系的方式。同时，对监管与科学相互关系的论述解析，与时代背景紧密相关。在发展我国药品监管科学的过程中应该结合我国药品监管的制度背景与组织构架，对药品监管过程中的科学事务与监管事务进行解构与辨析，在坚持正确价值导向的基础上，充分发挥科学理性化监管的作用。这才是我国的药品监管科学研究的应有之义。

三、监管科学产生的背景

通过对历史上监管和科学两者的关系演变分析，可以看出科技快速发展给社会带来便利的同时，也给政府监管带来了挑战。一方面，科技成果属于新事物，新事物的出现必然带来不确定性。民众往往会享受这些便利，却将系统性风险的治理压力转移给政府。因此，政府必须使用更科学的方法制定监管政策。另一方面，科技发展会带来知识外溢，这使得民众在生活质量提高的同时，对新知识与新科技的了解也不断加深，他们因而希望广泛参与政府政策的制定工作，并对政府制定政策过程的透明度有了更高的要求。在这样的背景下，监管科学理念应运而生。

我们从监管科学的产生背景和形成原因中可以看出监管科学的本质，即：随着社会的发展，新技术和新产品不断涌现，当行政监管方式的局限性与监管对象的专业性之间的差距和矛盾不断扩大时，需要借助自然科学和社会人文科学的综合手段对监管对象进行科学有效地评估，并为行政决策提供支撑，从而逐渐形成了监管科学这一边缘交叉性学科。

监管科学理念并非医疗卫生和药品监管领域所独有，只是在这些领域中，监管科学扮演着更为重要的角色。由于医疗卫生与药品监管相关领域特殊的专业性与安全性控制要求，近年来，药品监管科学受到了各国学术界的广泛关注和监管机构的重视。

四、监管科学的定义

对于监管科学的定义，现有各类文献中有多种阐释和总结。在卫生监管与药品监管领域中，比较常见是美国食品药品监督管理局（Food and Drug Administration，FDA）给出的定义，即"开发新工具、标准和方法以审评 FDA 监管产品的安全性、有效性、质量和性能的科学"。欧洲药品管理局（The European Medicines Agency，EMA）在 FDA 定义的基础上引入了社会要素，并将药品监管科学定义为"适用于评估医药产品质量、安全性和有效性的一系列科学学科，并在整个药物生命周期内为监管决策提供信息。它包括基础和应用医学,以及社会科学,并有助于制定监管标准和工具"。

从不同组织或个人对于药品监管科学的定义中,可以总结出药品监管科学的共性。具体包括:第一,药品监管科学需要解决的终极问题——让药品监管更具科学性;第二,药品监管科学的努力方向——不断地开发监管新方法、评估的新工具以及度量的新标准;第三,这些新方法、新工具与新标准需要用于药品全生命周期中的研发、生产、流通使用等各个阶段。

目前,中国尚无权威机构就药品监管科学提出准确定义,本教材结合中国国情并综合国际上药品监管主要权威机构的认识,建议我国药品监管科学应定义为"需要通过科学研究不断优化和发展与医药创新以及公众健康相适应的监管体系,包括法律法规、管理机制、工作流程和方法标准等"。而中药监管科学则是指"需要通过科学研究不断优化和发展与中医药传承创新以及公众健康相适应的创新体系,包括管理机制、工作流程和工具方法标准等"。

五、监管科学与研究科学

在药品监管政策研究领域,与药品监管科学相互对立的是药品研究科学。虽然二者都是为监管决策提供服务的科学与技术知识体系,也都可以起到填补知识空缺的作用,但它们之间依然存在着显著区别。监管科学与研究科学的本质不同在于:监管科学旨在满足特定的监管需要,科学顾问与监管者都希望对问题的解答有助于科学地制定政策,制定科学有效的监管政策是二者的共同目的。而研究科学的目的是寻找自然与社会的规律,科学顾问与监管者之间存在严格的上下级关系,监管者负责提供目标,科学顾问负责提供与自然规律及社会规律相关的科学建议,只是负责将真相告知决策者,最后的政策制定者依然是监管者。

因此,监管科学与研究科学在表现形式上也存在着很大的差异。首先,由于研究科学重视对规律的探索,科学家通常注重发表真实的、原创性的文章;而监管科学研究重视研究的实用性,在信息充分的情况下通常优先考虑基于证据的回顾性信息整合,再向科学界寻求原创性实践研究。其次,由于监管科学直接服务于政策制定,而政策制定的目的通常是对现有社会环境缺陷的修正与补充,因此,纯粹的研究科学的时限压力远远小于监管科学研究。

监管科学与研究科学的其他区别详见表1-1。

表 1-1　监管科学与研究科学的区别

项目	监管科学	研究科学
目标	探索与政策相关的真相	探索自然与社会的规律
动机	符合法律要求、有效、可行	兴趣爱好、科学界的认可
时限	法定时间、政治压力	无时间限制
参与机构	政府、行业、科学界	科学界
面临情境	接受 / 否决证据	接受 / 否决 / 等待证据
研究程序	审计 / 立法 / 现场参观 / 监管审查	正式或非正式的同行评阅
所需资源	通常需要收集新证据	通常具有充分证据

六、监管科学与科学监管的关系

科学监管,指的是采取合理的政策、科学的方法、得当的措施,取得满意的监管成效。其与监管科学的关系可以从以下两个方面进行理解。

首先,监管科学服务于科学监管。就药品监管科学和科学研究而言,药品监管科学研究的主要方向和各项任务,均聚焦于药品监管工作存在的或将要面临的突出现实问题,通过持续推进并不断强化药品监管科学研究,可产生基于科学的新工具、新方法、新标准、新技术,并精准服务于药品监管决策,提升药品监管工作质量和效率,达到科学监管的目标成效。或者说,监管科学为监管机构服务,致力于解决监管中的前沿科技问题,彰显创新精神、融合多学科和创新监管机构服务。

其次,监管科学对药品的科学监管提出了更高要求,并在近十年时间内在国际上逐步发展成为新兴交叉学科。药品监管科学涉及药学、医学、生物学、法学、管理学等多学科内容,旨在研究开发新的工具、标准和方法,以评价药品质量、安全性和有效性等,为监管决策提供科学支撑。药品监管科学具有依法行政和科学研究的双重属性,其本质上是在法律法规的框架下,赋予药品监督管理机构从科学的角度行使自由裁量权。

综上,监管科学是立足实践、面向决策的科学,是在实践、创新和应用中发展起来的科学,其关键是实践性,灵魂是创新性,核心是应用性。监管科学的要旨不是得到真相本身,而是实现"可用的真理",帮助监管作出决策,进行科学监管。

第二节　国际上药品监管科学的提出与发展现状

近十几年在国际上发展形成的药品监管科学是医药产品监管领域的交叉学科,其研究范围和涉及领域非常广泛,涵盖监管医药创新产品政策的制定、监管法规方法的构建、各类创新产品标准的编制以及评估医药创新产品的新技术、新方法和新工具的开发等方面,贯穿医药产品研发全过程。欧、美、日等发达国家药品监管机构高度重视监管科学的发展,并利用这一学科有力推动了医药产业的创新发展。我国监管科学的发展还处于起步阶段,充分了解其在国际上的发展现状,有助于我国更好地结合自身的监管制度和面临的挑战对这一学科进行建设和应用。

一、美国药品监管科学发展现状

美国的药品监管科学在国际上起步相对较早、发展相对较成熟。FDA 由美国国会即联邦政府授权,是专门从事食品与药品管理的最高执法机关,也是一个由医生、律师、微生物学家、化学家、统计学家等专业人士组成的致力于保护、促进和提高国民健康的政府卫生管制的监控机构。FDA 将监管科学(regulatory science)定义为"开发新工具、标准和方法以审评 FDA 监管产品的安全性、有效性、质量和性能的科学"。监管科学这一学科自其形成开始就一直受到 FDA 的重视和推动,并始终处于引领地位。

20 世纪 70 年代,美国政府监管事务日趋复杂,行政管理机构和工作程序发生变化,为改善和提高组织效能,FDA 于 1991 年开始使用监管科学解决应用科学的产品问题,主动将监管科学引入药品监管领域,但发展比较缓慢。21 世纪初,人类基因组图谱及初步分析结果公布,使得科学家对疾病的认知、防治理念发生了颠覆性的转变,疾病的防治走向精准化和个体化,医药创新产品发生巨变,为了迎接这些相比过去更加复杂的挑战,必须在理论基础上从顶层设计开始进行系统的设计和探索。

FDA 在 2004 年以《关键路径机遇报告》(Critical Path Opportunities Report)白皮书形式正式确立了监管科学的几大任务:提高对于安全性、有效性评价及已上市和审批产品监管的能力;促进现有监管通道的现代化,及时构建新的监管通道;尝试将医药产品的研发、审评和生产过程转换成一种更加科学的方式。2010 年在《推进公共卫生监管科学》(Advancing Regulatory Science for Public Health)的报告中分析了新的科学发现与创新医疗产品、方法之间的鸿沟日益扩大的原因,确立了监管科学发展的重点任务,包括加强对产品安全性、有效性的评价及监管能力建设,提升现有监管方式的现代化水平,加快构建全新监管路径等。随后又在 2011 年 8 月公布的《推进监管科学的战略规划》(Advancing Regulatory Science at FDA:A Strategic Plan)中提出从 8 个主要领域来推进监管科学的发展,对医药产品开发和评价中用到的科学技术进行彻底的现代化改革,并计划通过构建"关键路径模式"(critical path model),转变医疗产品的开发、评估、制造和应用等过程的监管理念。这 8 个领域包括:促进毒理学技术的现代化,以增进产品的安全性;推动临床评价和个体化医疗的创新,以改善产品开发和患者治疗结果;创造新的方法,以改进产品的生产工艺并提高产品质量;确保食品药品监管机构已经为创新技术的评估做好充分准备;利用各种不同的数据资料,通过信息科学的整合研究以改进健康结局;推行以预防为主的食品安全体系,以保障公共卫生;加快制定医疗对策,以抵御各种威胁;强化社会科学和行为科学,以帮助消费者和专业人员在选择产品时做出明智判断。随后在 2013 年,为迎接全球供应链和医药产品采购的挑战,FDA 增加了第 9 个领域——加强全球产品安全网,旨在提高进口食品药品的安全。同年 FDA 发布了《推进医药产品监管科学的战略和实施计划》(Strategy and Implementation Plan for Advancing Regulatory Science for Medicinal Products)白皮书,对每个方向都阐述了意义、未来战略规划和可能对公共健康所产生的影响,并进一步明确了实施计划和路径。

除了在顶层设计上发布相关白皮书等纲领性文件外,FDA 为了促进监管科学的发展,还成立了一个跨部门的科学委员会并设立了内部研究基金和用于与研究机构、大学等开展合作的专项预算经费,以促进监管科学成果的实际应用。该委员会于 2020 年发布首版《推动 FDA 监管科学关注领域》(Advancing Regulatory Science at FDA:Focus Areas of Regulatory Science,FARS)白皮书,确认具体需要在监管科学研究哪些方面持续进行有针对性的投资,如公共卫生准备和应对、通过创新增加选择和竞争、挖掘数据的潜能以及对患者和消费者的赋能。后续每年,该委员会都发布了该年度 FARS 白皮书公布其最新进展和计划。

为了推进监管科学的发展,FDA 积极引入学术机构参与监管科学研究,其所属首席科学家办公室(The Office of the Chief Scientist,OCS)2012 年设立监管科学和创新卓越中心项目,采取与学术机构签署合作协议的形式,为学术机构提供与 FDA 科学合作的机会,以期更好地利用最新的科学技术指导监管决策,同时促使其更专注于监管科学的进步。

自 2012 年起,FDA 相继成立 4 个监管科学和创新卓越中心(Centers of Excellence in Regulatory Science and Innovation,CERSI),包括马里兰大学 CERSI、约翰·霍普金斯大

学的 CERSI、加州大学旧金山分校与斯坦福大学联合 CERSI、耶鲁大学与梅奥诊所联合 CERSI。CERSI 作为行业、患者、医疗服务提供者与 FDA 合作的最佳平台之一,旨在通过创新性的研究、培训和学术交流来促进监管科学的发展。各机构的 CERSI 均利用自身资源和优势,在 FDA 的指导和建议下开展不同领域的研究(表 1-2~ 表 1-5)。通过与 CERSI 的合作,FDA 拓展了在专业领域的广度和深度,使其能基于最先进的科学证据作出监管决策。

表 1-2　马里兰大学 CERSI 重点研究目标和内容

重点研究目标	研究内容
改善临床前试验安全性和有效性的评估	①构建药物开发中的膜转运蛋白的临床前审评决策树:膜转运蛋白可能是药物相互作用的基础,帮助 FDA 科学家从引起药物间相互作用的角度确定最重要的膜转运蛋白;②开发使用细胞培养研究代替人体临床试验的决策树指南:基于转运蛋白的药物相互作用向医疗卫生专业人员和患者提供建议
审评新兴技术	基于激光治疗器械和组织工程构造领域的科学研究
采用信息科学利用各种数据改善健康状况	处方阿片类镇痛药的患者处方协议(PPA)系统研究

表 1-3　约翰·霍普金斯大学 CERSI 重点研究目标和内容

战略重点	研究项目内容
改善临床研究和审评	与 FDA 科学家进行合作培训和调查
加强社会科学和行为科学,以支持明智的决策	医疗保健监管的社会学和行为学
开发新的以预防为重点的食品安全体系	研究饮食、食品生产与环境和健康的关系,从生态学视角降低健康威胁,制定保护人类健康及可持续发展能力的政策

表 1-4　加州大学旧金山分校与斯坦福大学联合 CERSI 重点研究目标和内容

学校	研究项目内容
加州大学旧金山分校	定量药理学方法开发以及监管科学应用:包括预测药物引起的体重增加的安全性问题;开发首个数据驱动的、以生物标志物为指导的综合性多发性硬化症疾病进展模型
斯坦福大学	率先使用互联网查询日志、人群健康数据库(例如 FDA 不良反应 AERS 数据库)和医院电子病历识别不良事件和药物相互作用

表 1-5　耶鲁大学与梅奥诊所联合 CERSI 重点研究目标和内容

研究主题领域	研究项目内容
推进药物和生物制剂的临床和上市后监测	甲状腺功能减退治疗药和仿制药的安全性和有效性的表征;集成多种数据源以阐明阿片类药物过量的流行病学;使用电子病历分析和表征滥用缓释阿片类镇痛药的高发生率;利用真实世界证据评估 FDA 批准的房颤患者口服抗凝药的性能;利用真实世界数据评估阿片类药物用于不同人群的急性疼痛的作用;量化对阿片类药物没有耐受性的患者服用阿片的危害与药物之间的关系

续表

研究主题领域	研究项目内容
推进医疗器械和体外诊断产品的临床和上市后监测	新型 mHealth 平台的上市后监测；房颤消融后短期和中期并发症的特征分析；加强儿科医疗器械创新；评估以心力衰竭患者为中心的移动医疗器械的使用
创新分析方法的开发和应用	不同心源性休克患者使用机械循环支持器械的特征
促进以患者为中心的决策	使用现有真实世界数据进行医疗产品评估；上市后患者偏好的信息统计

除了与 FDA 合作开展研究外，CERSI 还提供 FDA 和行业需要的监管科学学历教育和继续教育、培训、实践等，为美国药品监管科学领域培养专业人才。各 CERSI 依托自身学科优势和相关基础设施开展相应的监管科学教育项目（表 1-6）。此外，美国的一些学术机构或独立财团也积极参与该学科的建设。其中美国国立卫生研究院（National Institutes of Health, NIH）发挥了重要作用。NIH 每年都会根据 FDA 的倡议，制订相应的课题计划，并公开招标。这些课题充实了监管科学的内容，给出了建立法规的科学依据，对监管科学的发展起着推动作用。

2020 年，美国国家教育统计中心（NCES）发布第六版《学科专业分类目录》（CIP），正式增加了"监管科学"专业条目，标志着监管科学作为一门新兴专业学科，已经得到学界认可。

表 1-6　CERSI 学术机构监管科学教育项目

大学	学位 / 证书授予 或学位 / 非学位课程	关注焦点
乔治敦大学	监管科学临床与转化研究硕士	医药产品：药品、生物制品
	《食品药品法》证书	①药品、器械和生物制品的法律监管；②食品药品法或食品法研讨会
约翰·霍普金斯大学	监管科学硕士	医药产品：药品、生物制品
	食品安全监管学硕士	食品安全
马里兰大学	监管科学硕士	医疗产品：药品、器械和生物制品
加州大学旧金山分校	美国药物开发和监管科学课程（ACDRS）研究生学位课程	医疗产品：药品、诊断和生物制品
	非学位课程	工程、临床需求和策略、商业创业与技术
斯坦福大学	非学位课程	医疗产品：器械

在监管科学理念的指导下，FDA 在实际监管工作中，建立了加速创新疗法上市和突破性治疗等多个"加速通道"，着眼于针对疾病病因的产品研发，把创新产品研发提前纳入监管机构视野，将与之配套的监管科学的标准、工具和方法开发提前，从疾病通路研究获得生物标志物、结果评估方法，不断优化审评模式和风险获益评估方法，并将产品迅速转化到社区应用。此外，FDA 还建立了多元化上市后监管大数据来源，开发患者社区和疾病登记系统，使得创新监管科学工具、标准和方法不断拓展；移动设备与患者报告评估方法的开发，使患者参与药品监管决策的愿望得以实现。

二、欧洲药品监管科学发展现状

欧洲药品管理局（European Medicines Agency, EMA）是整个欧洲药品监管系统的核心，协调和支持 50 多个国家人用药品和兽用药品监管机构的工作，一直致力于通过完善药品法规来保障和促进欧洲近 5 亿人口的健康，其宗旨是创建一个能够支持创新和开发满足人类、动物健康需求的药品监管环境。EMA 认为随着科技的不断进步，潜在的新的治疗和诊断工具随之出现，监管科学必须与之齐头并进，才能正确、严格、有效地对这些产品加以评估。

2020 年 3 月，EMA 发布《监管科学战略 2025》，旨在建立一个更具适应性的监管体系，鼓励药物创新。该战略认为："监管科学"是指应用于药品质量、安全和疗效评估的一系列科学学科，并在药品的整个生命周期内为监管决策提供信息。它包括基础科学、应用生物医学和社会科学，旨在开发监管标准和工具。监管者需要有最佳的工具跟上科技进步的步伐，并确保对突破性、更复杂的疗法进行合理评估。EMA 监管科学战略中人用药的发展愿景为：强化其保护人类健康的使命，助力推动监管科学和创新，在不断发展的医疗体系中提高患者使用药物的可及性。为此，EMA 提出了 5 个战略目标，每个战略目标都关联着一整套核心建议和支撑行动（表 1-7）。

表 1-7　EMA 监管科学的战略目标和核心建议

战略目标	核心建议
促进科学与技术在药物研发中的融合	（1）支持精准医学、生物标志物和"组学"的发展 （2）支持先进治疗药物（advanced therapy medicinal products, ATMPs）转化为患者治疗方案 （3）推进和投资优先药品（priority medicines, PRIME）计划 （4）促进新型制造技术的应用 （5）建立评价医疗器械、体外诊断试剂和边缘产品的综合评估路径 （6）提高对纳米技术和医药新材料的认知和监管对策 （7）促进药物研发各环节监管建议的多样化和一体化
推动协同证据的生成，提升评估的科学质量	（1）使用非临床模型和遵循 3Rs 原则 （2）促进临床试验创新 （3）开发针对新兴临床数据生成的监管框架 （4）扩大获益 - 风险评估和交流 （5）投资特殊人群行动计划 （6）优化建模、仿真与外推能力 （7）利用数字技术和人工智能进行决策
与医疗保健系统合作，促进以患者为中心的药物可及	（1）助力于卫生技术评估（Health Technology Assessment, HTA）机构对创新药物的准备和下游决策 （2）通过与支付方协作实现从评估到可及的桥接 （3）强化证据生成中的患者相关性 （4）推进高质量真实世界数据（real-world data, RWD）在决策中的应用 （5）发展监管网络能力并与专家合作，以处理大数据 （6）以电子格式呈现强化的产品信息 （7）促进医疗系统中生物仿制药的应用及提高接受度 （8）进一步促进外部参与和沟通，以提升对欧盟监管体系的信任和信心

续表

战略目标	核心建议
应对新出现的健康威胁和治疗可及性方面的挑战	（1）执行 EMA 的健康威胁计划,圈定资源并改进准备方法 （2）继续支持新的抗生素及其替代物的开发 （3）促进全球合作,预测和解决供应问题 （4）支持疫苗研发、审批和上市后监测的创新方法 （5）支持"老药新用"框架的制定和实施
支持和利用监管科学中的研究和创新	（1）与学术、研究中心发展监管网络主导的伙伴关系,开展监管科学战略领域的研究 （2）利用学术机构及监管网络科学家之间的合作,解决快速出现的监管科学研究问题 （3）识别和获取整个欧洲和国际社会的最优专业知识 （4）在整个网络及其利益相关者中推广和交流专业知识、技能和创新点

EMA 针对各个相关领域成立了专门的委员会以支持相关领域的科学决策,例如,人用药委员会（Committee Medicinal Products for Human Use, CHMP）负责人用药品授权的相关程序;药物警戒风险评估委员会（Pharmacovigilance Risk Assessment Committee, PRAC）负责评估和监测人类药物的安全性;兽用药品委员会（Committee for Medicinal Products for Veterinary Use, CVMP）负责兽药相关授权;孤儿药委员会（Committee for Orphan Medicinal Products, COMP）负责推荐罕见病药物的孤儿药指定;草药委员会（Committee on Herbal Medicinal Products, HMPC）负责汇编和评估有关草药物质、制剂和组合的科学数据,以支持欧洲市场的协调统一;先进疗法委员会（Committee for Advanced Therapies, CAT）负责评估质量、安全和功效的先进治疗医药产品（advanced therapy medicinal products, ATMPs）,促进该领域科学发展;儿科委员会（Pediatric Committee, PDCO）负责针对儿童药物的活动,并通过提供科学知识和确定儿科需求,以支持欧盟此类药物的发展。

此外,EMA 针对相关领域与学术界、各国监管机构和其他利益相关者进行密切合作探讨。例如,CHMP 与各成员国监管机构协商汇编了各个药品的科学指导原则;EMA 为先进疗法药物成立专门的 CAT,汇集各界专家向开发人员提供科学支持,以完善监控这些药物安全性的药物警戒与风险管理系统。在与外界高校合作方面,EMA 启动了与麻省理工学院合作的关于监管科学的合作项目,目的是实现"交错"和"渐进"式的药物批准方法和将患者对健康结局和利益风险偏好的评估纳入监管决策等。在国际合作中,EMA 的国际合作主要是在国际药品认证合作组织、美国 FDA、日本厚生劳动省、加拿大卫生部、世界卫生组织等机构之间进行的,此外也与人用药、兽药领域国际协调机构开展合作。开展这些合作活动有助于通过联合解决问题、资源汇集、能力建设以及监管工具、标准的趋同,应对创新带来的共同挑战。

通过以上一系列措施和努力,EMA 将监管科学转化为更好的流程以便于将成熟的结果应用到法规实施及临床实践的变更上,应用到验证、审查或同行评议监管科学项目的进行程度上,应用到权衡实施时间和科学验证上,同时考虑便于执行的结果。EMA 还提供了完整的指南编写、征求意见、修订并发布的程序,通过专家、学者及工作坊的不断修改和讨论,外加特定的指南一致性小组的支持,保证指导原则监管和科学的持续性。

三、日本药品监管科学发展现状

1987年，日本国立医药品食品卫生研究所的Mitsuru Uchiyama先生用日文提出了相关"监管科学"的内容，并认为这是日本国立医药品食品卫生研究所的一个新的学科分支。1995年他用英文在《药物技术》（*Pharmaceutical Technology*）杂志上第一次提出"regulatory science"这一概念。日本的药品监管机构是医药品及医疗器械综合机构（Pharmaceuticals and Medical Devices Agency，PMDA），成立于2004年。PMDA的职能类似于FDA，主要担任国家卫生科学研究所药品和医疗器械评估中心（Pharmaceuticals and Medical Devices Evaluation Center，PMDEC）和药品安全性和研究机构（Organization for Pharmaceutical Safety and Research，OPSR），并同时是日本医疗器械促进协会（Japan Association for the Advancement of Medical Equipment，JAAME）的一部分。受日本分管药物上市审批的部门——厚生劳动省（Ministry of Health，Labor and Welfare，MHLW）的委托，PMDA主要致力于以下三个方面的工作：进行药物和医疗器械审评以及药物安全性信息管理，向受到药物不良反应影响的人群提供救济服务。

PMDA为及时向公众提供更为安全、有效的药品和医疗器械，积极推动监管科学，并在促进未来医疗创新的基础上与学术界、医疗机构合作。2015年6月，PMDA发布了《国际药事监管协调策略——监管科学倡议》，该倡议中提到，监管科学是PMDA活动的基础，随着医疗产品的制造和分销日益全球化，PMDA必须努力加强与外国监管当局以及产业界、学术界的密切合作，以便为日本人民的健康和预期寿命做出贡献。这种旨在解决常见公共卫生问题的合作将大大地促进日本和全球公共卫生事业发展。因此，PMDA将努力实施战略计划，以便通过有效利用日本的人力资源，提高日本和世界的健康效益、科学知识、电子信息技术等。

倡议内容设定了监管科学和决策的三个愿景。愿景一：通过监管创新为世界做出贡献，PMDA将以监管科学为基础，通过宣传其世界领先的产品审查、安全措施和救援服务的成果，促进全球公共卫生事业发展；愿景二：为了扩大其他国家或地区的健康利益，让全球患者更快获得更有效、更安全的医疗产品，PMDA将与世界各国更密切地沟通，以促进监管协调与合作；愿景三：与其他国家或地区分享智慧，PMDA将充分利用积累的知识和经验，通过向伙伴国家或地区提供对建设监管能力至关重要的信息和培训计划，为这些国家或地区的公共卫生做出贡献。具体战略内容见表1-8。

2012年5月14日，日本成立了科学委员会，作为商讨药品和医疗器械审评科学性的高级咨询机构。科学委员会成员主要是来自医学、药学和工程学等领域的外部专家，设立科学委员会的目的是增进与学术界、医疗机构的合作交流。科学委员会可以加强PMDA与大学、研究机构的科学家的合作与交流，助力PMDA将最新的科学知识纳入其服务中，从而改进PMDA的审评和安全对策，推进监管科学建设。2018年4月1日，PMDA成立监管科学中心（Regulatory Science Center），致力于简化和解决科学问题，提高审核质量和安全措施，通过提供监管科学的信息，启动与每个利益相关方的讨论。监管科学中心的主要任务在于与利益相关者讨论如何评估新兴技术创新及其潜在影响，如何采用最佳的监管科学法规，如何促进电子数据和真实世界数据的利用，以及如何积极与学术界合作促进人才的开发。通过监管科学中心，PMDA进一步推动了产品和上市后安全措施的发展，同时积极参与全球法规事务以实现未来合理医学的发展。

表 1-8　PMDA《国际药事监管协调策略——监管科学倡议》战略及措施

	战略	具体措施
愿景一	带头在全球传播信息	（1）利用创新技术提供咨询、进行产品审查并实施符合全球标准的安全措施 （2）积极向全球宣传 PMDA 的知识和经验
愿景二	促进国际监管协调和全球合作	（1）加快《日本药典》的全球应用 （2）加强与海外监管机构的沟通
	提高国际分工检查的效率	（1）生产质量管理规范（Good Manufacturing Practice, GMP）检查：协助制定国际药品检查合作计划指南和开展培训项目，并促进与作为 PIC/S 成员的外国监管机构的合作 （2）质量管理体系（Quality Management System, QMS）检查：成为医疗器械单一审核程序（Medical Device Single Audit Program, MDSAP）试点的正式成员，为简化质量管理体系检查过程做出贡献 （3）药物临床试验质量管理规范（Good Clinical Practice, GCP）检查：建立沟通渠道，允许美国、欧盟、日本和其他国家就相互利用 GCP 检查结果进行公开讨论
	积极主动参与协调指南性文件和标准的建设，促进维护共同的健康利益，为国际监管协调活动做贡献	（1）国际人用药品注册技术协调会（International Conference on Harmonization of Technical Requirements for Registration of Pharmaceutical for Human Use, ICH）：作为 ICH 创始成员国，不断努力提出和起草参与国所需的统一指南 （2）国际医疗器械监管论坛（International Medical Device Regulators Forum, IMDRF）：牵头制订至 2020 年中期战略行动计划，并努力提出和起草参与国所需的统一准则 （3）国际仿制药监管机构计划（International Generic Drug Regulators Programme, IGDRP）：促进日本仿制药法规与国际法规的一致性，并寻求提出国际协调建议 （4）经济合作与发展组织（Organization for Economic Co-operation and Development, OECD）：作为主席积极领导该组织，努力扩大参与国的范围和技能提升，吸引更多的国家加入 （5）国际药品监管机构联盟（International Coalition of Medicines Regulatory Authorities, ICMRA）：促进 ICMRA 正式成立，并通过与外国监管机构主管部门和人员合作，促进监管机构的技能提高和多边会议的有效协调 （6）亚太经济合作组织 - 生命科学创新论坛 - 监管协调指导委员会（Asia-Pacific Economic Cooperation-Life Sciences Innovation Forum-Regulatory Harmonization Steering Committee, APEC-LSIF-RHSC）：通过作为联合主席启动所有项目，促进监管协调，并为 APEC 区域内的监管机构建立培训计划 （7）国际标准化组织 / 国际电工委员会（International Organization for Standardization, ISO/International Electrotechnical Commission, IEC）：积极参与国际标准的制定，向 ISO 和 IEC 等标准制定机构提出新课题 （8）国际化妆品监管合作组织（International Cooperation on Cosmetic Regulation, ICCR）：从技术角度促进化妆品法规的统一
愿景三	向伙伴国家或地区提供对建设监管能力至关重要的信息和培训计划	（1）启动"亚洲药品和医疗器械监管事务培训中心"等项目 （2）与亚洲和其他国家互动，增进相互理解与合作

PMDA 采用基金支持科学研究的方式推进监管科学,能够更好地推进医药产品的研发计划,从而整合相关研发的需求,做出推进科技的战略判断。PMDA 采用药物研发网络合作网,监管科学中心可以为此合作网的企业、研发机构、学术界、产业界提供发展路径、产品质量、非临床研究和临床试验咨询,也让 PMDA 更好地了解现在研究技术的情况。为了有效促进 PMDA 运营,如提高质量、加快审批检查、加强安全措施等,目前已与学术界(包括广岛大学、庆应义塾、筑波大学、国家神经病学和精神病学中心、东北大学、国家全球卫生与医学中心、国家心血管研究中心、国家儿童健康与发展中心等)达成合作协议。

PMDA 通过监管创新提高质量、加快审批检查、加强安全措施,在全球范围内积极宣传 PMDA 的知识与经验,推出的"亚洲药品和医疗器械监管事务培训中心"为亚洲的监管科学发展提供了借鉴。目前,PMDA 客观地评估药品和医疗器械的方法在日本有着显著的优势,并且可以在日本以外的其他领域发挥作用,以改善全球医疗产品的监管决策。

第三节　我国中药监管与产业发展概况

一、我国中药监管制度的发展概况

中药是我国特有的医疗卫生与科技资源,从古至今在我国医疗保健体系中都扮演着重要角色,不仅为中华民族繁衍昌盛做出了卓越贡献,也对世界文明进步产生了积极影响。自中华人民共和国成立以来,中国政府大力支持中医药发展,高度重视中药的监管问题,经过几十年的快速发展,经历了从无到有,从探索、初步建立到逐步完善的过程,已经基本形成了以《中华人民共和国中医药法》《中华人民共和国药品管理法》《中华人民共和国药品管理法实施条例》《药品注册管理办法》《药品生产监督管理办法》《中药注册管理专门规定》《中药注册分类及申报资料要求》等为核心的中药监管法律法规体系。中药监管制度不断得到提高和完善,有力地保障了中药的质量和安全,为中药产业的发展提供了有力的支持。总体而言,我国中药监管的发展历经了四大阶段。

(一)探索形成阶段(1963—1983)

1963 年,卫生部、化工部、商业部联合制定《关于药政管理的若干规定(草案)》,这是中华人民共和国成立后的第一部综合性的药政管理规章,对药品的定义、审批注册程序、临床研究、生产审批和审批药品的范围均做出了明确规定。1965 年,卫生部和化工部联合出台《药品新产品管理暂行规定(草案)》,对新药的管理做了更为具体的规定,是我国第一个执行的药品新产品管理办法,该办法规定了新药的定义和临床、生产审批的具体要求。1978 年,国务院批准卫生部颁发《药政管理条例(试行)》,根据当时的情况对新药的定义、申报、临床、鉴定和审批进行了具体规定。1979 年,卫生部与国家医药管理局根据 1978 年版《药政管理条例(试行)》的有关规定,联合发布了《新药管理办法(试行)》,对新药的分类、科研、临床、鉴定、审批、生产到管理进一步做了比较全面的规定。在这一时期,基本形成了新药的审批程序,即:确定新药安全有效的临床前审批,分三期进行临床研究,最后经卫生行政部门进行生产审批。但是,由于当时没有制定统一、具体的新药审批技术标准和要求，各地卫生行政部门在审批新药时，宽严尺度掌握不一。某些药品的基础研究工作较为薄弱，临床试验方案的设计也不够科学，因而对疗效和毒副反应所做出的结论也就不够准确，导致上市的药品疗效不明确、质量不稳定。因此，从1980年开始，卫生部组织了相关起草小组，着手修改《新药管理办法（试行）》。总体而言，这一阶段是我国药品监管从无到有的重要时期，但并未将中药与化药的新药注册予以区分，更未意识到中药的独特性。

（二）初步建立阶段（1984—2000）

随着改革开放的深入，我国药品政策法规也迎来重大转折。1984年9月20日，我国颁布第一部有关药品研制、生产、使用和流通管理的基本法律《中华人民共和国药品管理法》，不仅将新药审批权明确收归中央，而且首次从法律层面清晰地将中药纳入药品范畴进行管理。1985年，卫生部发布《新药审批办法》，将中药、化学药都分为五类，并对新药临床研究、新药安全性和有效性评价及有关技术要求，新药审批和生产进行了规定，标志着我国新药的审批管理进入法治化阶段。1987年，卫生部出台《〈新药审批办法〉中有关中药问题的补充规定和说明》。一是新药（中药）分类和申报资料项目的补充规定和说明，二是药材引种、试种栽培品种申报资料项目，三是新药（中药）药理、毒理研究的技术要求补充说明，四是新药（中药）稳定性试验资料的补充规定，五是新药（中药）临床研究的技术要求补充说明。1988年，卫生部颁布《药品生产质量管理规范》，并进一步发布了《关于新药审批管理的若干补充规定》，就新药的分类、新药的临床研究、新药申报资料、新药质量标准等做出了补充规定。1992年，卫生部再次发布《关于药品审批管理若干问题的通知》。1998年，根据《国务院关于机构设置的通知》（国发〔1998〕5号）组建国家药品监督管理局，不仅结束了我国药品监管长期存在的多头管理、职责交叉、政企不分等问题，而且将技术监督与行政监督统一起来。1999年，国家药品监督管理局颁布新的《新药审批办法》，对新药的临床前研究、临床研究，新药申报与审批，新药质量标准，新药补充申请加以系统规定。总体上，这一时期我国对中药的注册监管在形式上逐步出现与化学药品的区别，但在管理模式上并未体现中药的独特性与自身特点。

（三）逐步完善阶段（2001—2016）

在这一时期，我国药品监管历经了《中华人民共和国药品管理法》2001年修订、2013和2015年修正，药品监管体制逐步完善。2001年，《中华人民共和国药品管理法》第一次修订，鼓励研究和创制新药，满足人民群众防病治病的需要。2002年，国务院颁布与之配套的《中华人民共和国药品管理法实施条例》，国家药品监督管理局颁布《药品注册管理办法》（试行），2003年之后国家食品药品监督管理局相继颁布《药物非临床研究质量管理规范》《药物临床试验质量管理规范》《药物临床试验机构资格认定办法（试行）》《药品生产监督管理办法》等部门规章。值得关注的是，《药品注册管理办法》（国家食品药品监督管理局令第17号）在2005年正式施行2年后，被2007年《药品注册管理办法》（国家食品药品监督管理局令第28号）替代。2008年，国家食品药品监督管理局进一步发布《中药注册管理补充规定》，明确提出应体现中医药特色，遵循中医药研究规律，继承传统，鼓励创新，对中医药事业的发展起到了积极的推动作用。此后，国家药品主管部门相继发布了《中药、天然药物长期毒性研究技术指导原则》《中药、天然药物急性毒性研究技术指导原则》《中药、天然药物注射剂基本技术要求》《中药工艺相关问题的处理原则》《中药、天然药物治疗女性更年期综合征临床研究技术指导原则》等大量中药研发与评价相关的技术指导原则。自此,我国中药监管政策进入相对稳定的时期。

（四）持续发展阶段（2017 年至今）

党的十八大以来,党中央、国务院立足国内外药品监管新形势,作出了一系列战略部署和具体规划,明确提出要深化改革、促进医药产业发展,要坚持自主创新、科技强国,要推进我国从制药大国向制药强国跨越,为我国药品监管事业发展提供了根本遵循和远景目标。2017 年 7 月,《中华人民共和国中医药法》正式施行,成为我国第一部中医药领域的基础性法律和纲领性文件,首次从法律层面明确了中医药的地位、发展方针和政策,标志着中医药相关事业发展已经上升到国家战略层面,为中药产业的发展提供了法律保障,中医药全面发展时代到来。2019 年《中华人民共和国药品管理法》再次修订后,我国药品监管体制逐步完善,并进一步强调建立完善符合中药特点的注册管理制度和技术评价体系。同年,《中共中央　国务院关于促进中医药传承创新发展的意见》发布,提出改革完善中医药管理体制机制。

2020 年 12 月,国家药品监督管理局（National Medical Products Administration, NMPA）结合中药监管实际,印发《国家药监局关于促进中药传承创新发展的实施意见》（国药监药注〔2020〕27 号）,明确提出加强中药监管科学研究,鼓励运用现代科学技术和传统中医药研究方法,深入开展中药监管科学研究,积极推动中药监管理念、制度、机制创新,强化成果转化应用,推出一批中药监管新工具、新方法和新标准。2021 年,国务院办公厅印发的《关于加快中医药特色发展的若干政策措施》亦指出"完善中药分类注册管理,优化中药审评审批,提高中药产业发展活力,依然是当前国家有关主管部门的重点任务"。2023 年 1 月,《国家药监局关于印发进一步加强中药科学监管促进中药传承创新发展若干措施的通知》（国药监药注〔2023〕1 号）再次强调要大力发展中药监管科学,建立完善具有中国特色的中药监管科学体系。2023 年 2 月,NMPA 发布《中药注册管理专门规定》,全方位、系统地构建了中药注册管理体系,围绕中药注册分类与上市审批、上市后变更、中药注册标准等多个方面进行了系统的设计和规定,尤其是对中药人用经验的合理应用以及中药创新药、中药改良型新药、古代经典名方中药复方制剂、同名同方药等注册分类的研制原则和技术要求进行了明确,有力加强了对中药研制的指导,为进一步落实加快推进完善中医药理论、人用经验和临床试验相结合的中药审评证据体系奠定了坚实基础,体现了中药注册管理的新理念和改革举措。

二、我国中药监管制度的科学化演变进程

我国对中药的监管经历了传统中药感官性状评价阶段、现代中药理化性质分析阶段、中药注册标准与评价技术建立阶段、中药监管科学行动及科学监管阶段等科学化演变进程,目前已经进入全过程审评审批加速、全产业链质量管控、全生命周期技术创新、全球化监管协调的全方位科学监管新阶段。

（一）传统中药感官性状评价阶段

中药应用历史悠久,早在汉代《神农本草经》已记载 365 味常用中药。中药的实质

是中华民族几千年来用以防治疾病的药物,但在古代医药典籍中往往被称为"药""毒"或"毒药"。随着 19 世纪鸦片战争后西药的大量输入,为与西药区分,逐渐产生中药这一术语,并沿用至今。同时,西方医药、科学技术及医药分业的管理制度也对我国的中药监管产生了显著影响,中西医之争也就此肇始。1930 年,当时国民政府参考《美国药典》《英国药典》《日本药局方》和其他文献编纂《中华药典》第一版,总共收载药物 718 种,其中也收载了常用中药 60 味。传统的中药质量监管主要凭借感官性状评价方法,即通过对中药的外观性状、颜色、气味等形态特征进行初步评价。这是基于人的主观感受对中药材和饮片的形状、大小、色泽、质地、断面及气味等特征进行评价。这种方法源自"道地药材"的中药品质感官评价标准。"道地药材"是中医药界对经过长期实践,在特定地理区域生产的品质和疗效突出的优良药材的习称。我国历代中医以"道地性"作为辨识和评价中药材品质优劣的独特标准、综合标准和最高标准,在科学技术发达的今天,仍具有相当重要的现实意义。尽管其评价标准上存在大量的模糊性概念,缺乏明确的定量特征,有待实现中药材及饮片"形色气味"主要特征的客观数字化评价,但迄今仍是《中华人民共和国药典》等标准收载的中药及饮片质量鉴别的重要方法之一,在中药监管实践中发挥不可替代的"老药工"作用。

（二）现代中药理化性质分析阶段

1953 年,我国发布首部《中华人民共和国药典》,配套建设检验、检测机构。1979 年,卫生部发布《药品检验所工作条例》,首次明确药品检验机构的职责职能。在这一阶段,药品监管的主要科技手段是化学分析检验技术,检验药品在"标准"或者"一致性"上是否合格,很少涉及有效性、安全性问题。随着光谱、色谱技术的不断普及,中药监管和质控模式逐步借鉴化学药、天然药物的质控方法,即对其中的相关成分采用光谱、色谱技术进行测定。这种质控模式一直延续至今,在现有的中药质量标准中发挥着重要的作用。以《中华人民共和国药典》中药材的质控标准为例,质控项目主要包括名称、来源、性状、鉴别、检查、含量测定等项目。其中,鉴别及含量测定项多采用光谱或色谱的方法,对其中的指标性成分进行定性或定量分析。中成药是中药材的终产品,除了覆盖药材一般检验项目外,还要增加涉及其药品剂型相应的质控项目。

从现有的标准质控项目来看,《中华人民共和国药典》标准以保证中药产品的安全性、真实性、有效性和稳定可控为主要目标。从检测技术来看,新技术、新方法在中药质量控制中的应用显著增加。2000 年前颁布的《中华人民共和国药典》主要以传统性状、显微鉴别为主,结合薄层色谱法,以实现对药材的真伪鉴别。在此之后,色谱法尤其是高效液相色谱法被广泛地应用于中药材、中药提取物及中成药指标成分的定性及定量分析。据统计,1995 年版《中华人民共和国药典》仅在化橘红等 5 个品种项下采用高效液相色谱法进行含量测定,到 2000 年版《中华人民共和国药典》增加到 105 个品种,到 2005 年版《中华人民共和国药典》更是在 518 个中药品种项下都采用了高效液相色谱法进行分析。高效液相色谱法快速、易操作、方法准确稳定、耐用性佳等特点,使其成为中药质控的首选方法。现有的中药质量监管多采用传统经验鉴别与化学成分分析相结合的方式,新的化学及化学 - 生物指纹图谱技术,中药质量生物评价技术等综合性评价方法也逐步开始得到应用。

（三）中药注册标准与评价技术建立阶段

以 1985 年首部《中华人民共和国药品管理法》、1985 年《新药审批办法》、1987 年《〈新药审批办法〉中有关中药问题的补充规定和说明》、2002 年《药品注册管理办法》（试行）等为标志，我国对药品的监管正式进入了法治化、专业化新阶段。据此设立专门的新药审评办公室，即国家药品审评中心前身，由新药审评办公室组织外部技术专家进行药品审评审批。1998 年国家药品监督管理局及所属国家药品审评中心成立，二级药品审评体制正式升级为一级药品审评体制，药品注册审评审批工作开始规范化。2002 年《药品注册管理办法》（试行）第一次明确提出药品注册的概念，我国有了统一的规章进行药品注册管理工作的指导。2005 年国家食品药品监督管理局对《药品注册管理办法》（试行）进行修订，实施《药品注册管理办法》；2007 年，对《药品注册管理办法》进行修订；2008 年，出台了《中药注册管理补充规定》。这一新阶段中，药品监管科学化进程的重点是引入现代药品质量、药品疗效、用药安全 3 个评价要素，树立了药品有效、安全、质量可控 3 个维度的新药综合评价理念，建立了药品注册标准，逐步脱离仿制药的审评逻辑，鼓励研究、创制新药，药品审评逐步向集中化、规范化、专业化的药品审评审批制度体系过渡。

（四）中药监管科学行动及科学监管阶段

我国专家学者自 2013 年前后就开始关注并介绍国际药品监管科学进展。2017 年，中国工程院向国家食品药品监督管理总局提交《药品监管科学发展战略研究报告》。2019 年 4 月，NMPA 正式启动中国药品监管科学行动计划，针对药品、医疗器械、化妆品监管工作中存在的突出问题，通过创新监管工具、标准和方法，增强监管工作的科学性、前瞻性和适应性，进一步提升监管的科学化、法治化、国际化、现代化水平，更好地满足新时代公众对药品安全的新需要。中国药品监管科学行动计划实施以来，以国务院办公厅《关于全面加强药品监管能力建设的实施意见》，国家药品监督管理局等 8 部门联合发布的《"十四五"国家药品安全及促进高质量发展规划》，NMPA《关于实施中国药品监管科学行动计划的通知》《国家药监局关于促进中药传承创新发展的实施意见》《关于进一步加强中药科学监管促进中药传承创新发展的若干措施》等重要文件为标志，我国正式从国家层面确立了药品监管科学研究的重要地位和作用，通过监管科学基地、重点实验室、重点项目"三位一体"推进中药等领域的监管科学研究，加快推进监管新工具、新标准、新方法研究和转化应用，将有助于建立和完善符合中药特点的注册管理制度和技术评价体系，鼓励运用现代科学技术和传统研究方法研制中药，加强中药质量控制，提高中药临床试验水平，推动中药传承创新发展迈出新步伐。

三、我国中药产业发展概况

自中华人民共和国成立以来，中医药的发展获得国家高度重视和支持，中药产业基本形成以科技创新为动力、以中药农业为基础、以中药工业为主体、以中药装备工业为支撑、以中药商业为枢纽的产业体系。近年来，我国中药产业发展模式逐渐从粗放型向质量效益型转变，产业技术标准化和规范化水平显著提高，涌现出了一批具有市场竞争力的优势企业与产品，中药产业也逐渐成为我国经济与社会发展中具有独特优势和广阔市场前景的战略性产业。

党的十八大以来，随着"健康中国"战略的深入推进，人民群众对健康美好生活的需求提升，对于中医药高质量发展也有了更高的期盼。中医药作为中国原创科技、文化与产业的交汇点，"一带一路"倡议对于中医药"走出去"提出了更迫切的需求。新时期经济产业结构调整，创新、绿色、融合发展，对中药产业也提出了"提质增效"的要求。我国的中医药事业发展正处于能力提升推进期、健康服务拓展期、参与医改攻坚期和政策机制完善期，这些新期盼、新需求、新要求，既是中医药发展的动力，也是中医药面临的压力。

从 20 世纪 90 年代开始，我国医药产业经历了 30 余年的黄金时期，我国中药产业同样经历了多年的高速增长，在此期间的多数年份，中药产业高于医药行业平均增速。从2012 年开始，随着新医改的深入和医保控费系列政策出台，医药行业一改过去的高歌猛进，增速开始整体掉头向下。2016 年以来，随着医保进入精细化控费阶段，以及多项鼓励医药创新政策开始逐步产生效果，医药行业总体营收增速呈现逐步回升态势，但中药产业整体仍面临较大困境。

（一）中药产业总体情况

从 20 世纪 90 年代中期开始，中药产业规模开始快速增长，尤其在 2009 年新医改方案出台以后，中药产业市场规模加速上升，2009—2013 年连续 5 年保持高位增长，增速在整个医药工业中居于领先地位，在医药工业中的占比持续提高。中药工业总产值从 1996年的 235 亿元上升到 2016 年的 8 653 亿元，增长了约 36 倍，占整个医药工业市场规模的29.2%。党的十八大以后，在医药全产业"提质增效"迈向高质量发展的大环境下，中药产业面临更大的竞争压力。作为中药产业主体的中药制造业，发展势头呈现相对弱势，连续几年在医药工业各子领域中增速垫底，中药主营收入开始逐年降低，2017 年以后同比增长率持续呈现负增长，到 2019 年中药工业主营收入降低为 6 520 亿元，2020 年为6 196 亿元（图 1-1）。

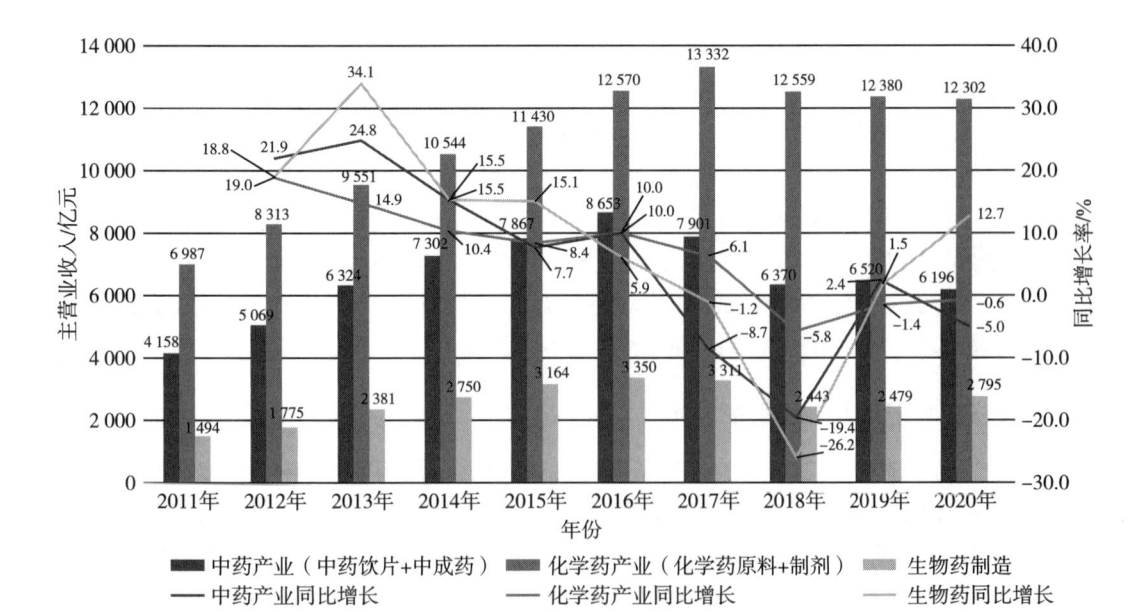

图 1-1　2011—2020 年我国中药、化学药、生物药产业主营业务收入情况

数据来源：工业和信息化部，国家统计局。

从中药行业的利润来看,经历了与中药产业主营收入类似的变化。2015年以前,中药产业尤其是中成药制造业的平均利润率,在多数年份均高于医药行业的平均水平,在2016年后逐渐下降,并开始低于整个医药行业平均水平。2019年,由中成药和中药饮片构成的中药产业利润率为11.6%,利润水平较上年下跌3.10%。2020年中药产业营收及利润业绩仍然欠佳,全年利润为744亿元,较上年下降了1.6%(图1-2)。

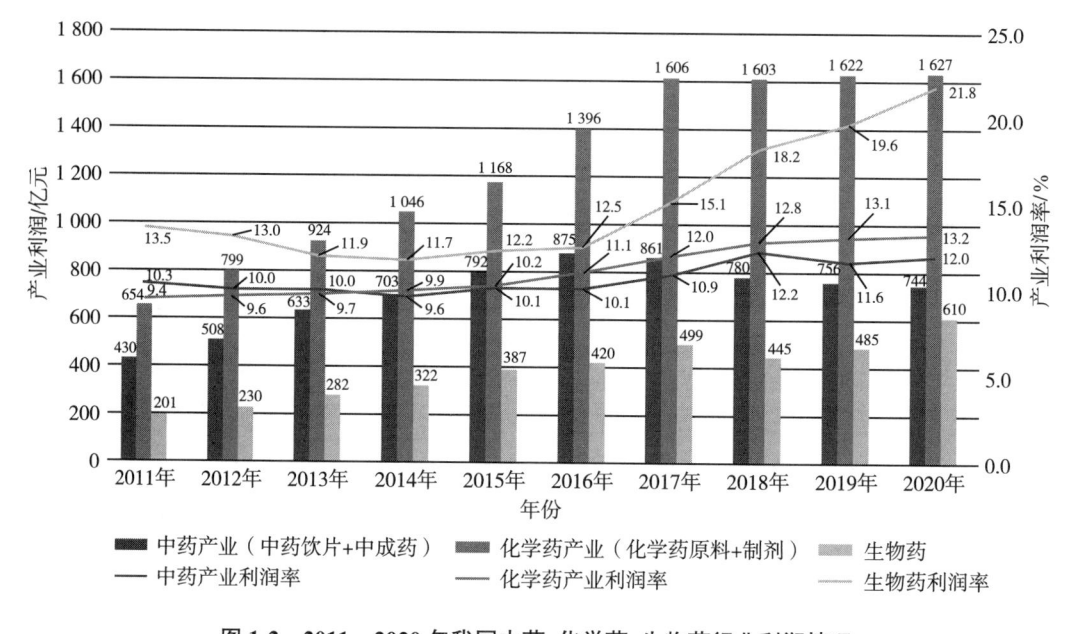

图1-2　2011—2020年我国中药、化学药、生物药行业利润情况

数据来源:工业和信息化部,国家统计局。

(二)中药农业发展情况

中药材是中医药事业传承和发展的物质基础,是关系国计民生的战略性资源。保护与发展中药材对于深化医药卫生体制改革、提高人民健康水平、发展战略性新兴产业、增加农民收入、促进生态文明建设,具有十分重要的意义。近几十年我国中药材生产发展取得了显著成效,目前已形成世界规模最大、体系最完整的中药材生产体系。2020年中药材种植面积为8 000多万亩,比2010年增加近6 000万亩。280余种常用中药材实现了规模化种植养殖,基本满足了中医临床用药、中药产业和健康服务业快速发展的需要。虽然中药材种植面积大幅度提升,但同时也存在中药材生产技术相对落后、重产量轻质量等诸多问题,导致中药材品质下降。中药材是中药质量的源头,因其生产过程链长,加之近30年以来,由原先野生为主转为人工种养,出现的质量问题更加突出,影响中药质量和临床疗效。中药材质量问题已引起业界的普遍关注。

(三)中药饮片加工业发展情况

中药饮片是指在中医药理论指导下,根据辨证论治和调剂的需要,对中药材进行特殊炮制加工后的制成品。中药饮片作为中药产业健康发展的重要环节,处于产业链的中间位置,上承中药农业,下接中成药、提取物、保健品和中医临床,是传统中药三大产业支柱之一。1996 年中药饮片加工业总产值为 4.7 亿元,2017 年饮片工业主营收入达 2 165 亿元,20 余年间中药饮片加工业规模增长了 460 倍,年均增长率超过 30%,远超同期医药工业平均增幅。然而,近年来中药饮片加工业遭遇困境,营收和利润增速均急剧下降。2019 年我国中药饮片加工业主营收入为 1 933 亿元,较上年同期负增长 4.5%,是整个医药工业里唯一出现下降的领域。2020 年中药饮片加工业全年营收 1 782 亿元,进一步下降 8.6%(图 1-3)。

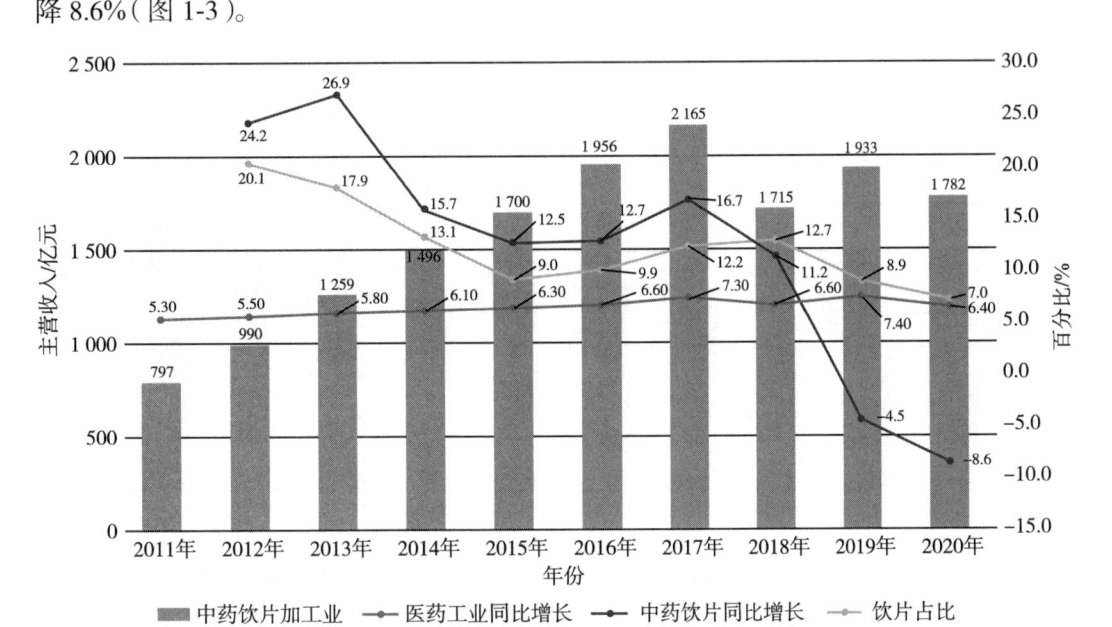

图 1-3 2011—2020 年中药饮片加工产业主营收入状况

数据来源:工业和信息化部,国家统计局。

除了中药饮片加工行业主营收入状况不容乐观外,中药饮片行业利润状况更令人担忧。中药饮片加工业利润率一直较低,多年来在 6.5%~8.5% 间波动,远低于医药工业平均利润水平,即 10%~13%。2019 年医药工业平均利润水平为 13.2%,除中药饮片外其他主要领域均在 11% 以上,中药饮片加工业平均利润率仅为 8.4%,远低于当时医药工业平均水平。受疫情影响,自 2019 年起,出现近年来罕见的负增长,2019 年中药饮片行业利润总额大幅下跌,同比增长 –25.5%;2020 年态势进一步加剧,利润总额仅 125 亿元,大幅下降 23.2%(图 1-4)。

(四)中成药制造业发展情况

中成药制造业是我国中药工业的中流砥柱,也是我国中医药科技与产业融合发展的关键环节。但中成药制造业,连续几年在医药工业各子领域中增速垫底,发展势头呈现相对弱势。2016 年我国中成药制造业实现主营业务收入 6697 亿元,为截至目前历史最高水平;2017 年实现主营业务收入 5 736 亿元,同比增长为 –14.3%,出现多年未见的负增长;2018 年,我国中成药制造业规模以上企业实现主营业务收入 4 655 亿元,利润总额 641 亿元,同比增长降幅进一步加大,下降为 18.8%;2019 年实现主营业务收入 4 587 亿元,利润总额 593.2 亿元,同比增长仍为负值,较上年下降 1.5%。中成药制造业 2020 年全年营收 4 414 亿元,下降 3.8%,实现全年利润 619 亿元,增长 4.3%(图 1-5)。

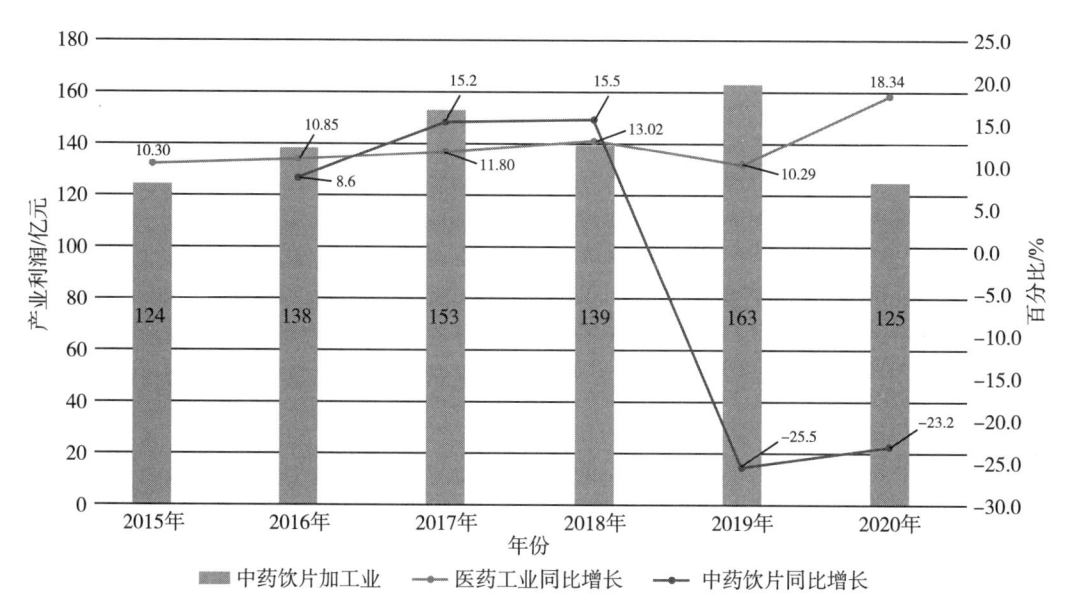

图 1-4　2015—2020 年中药饮片加工产业利润状况

数据来源：工业和信息化部，国家统计局。

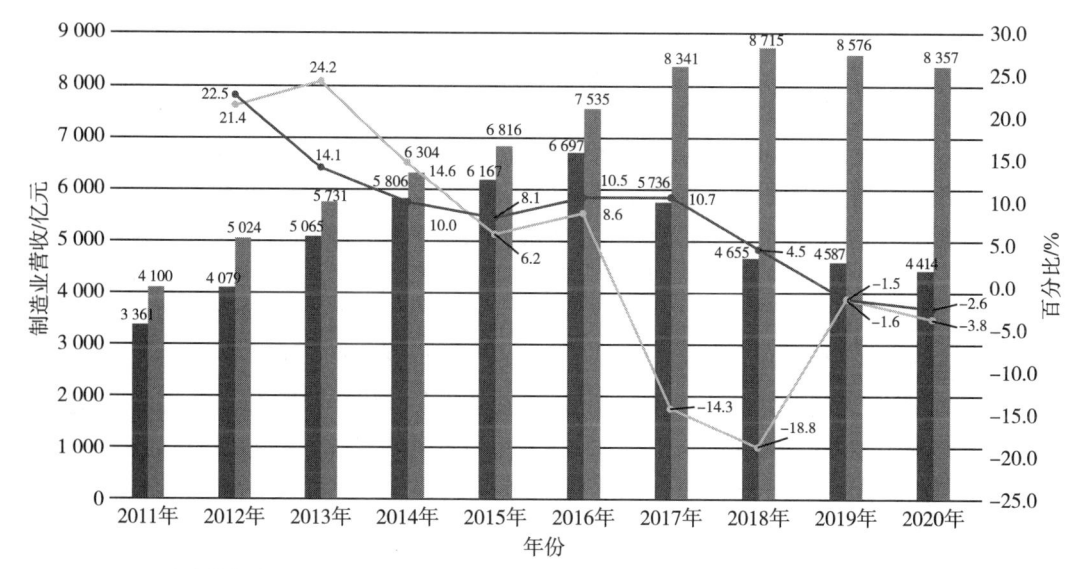

图 1-5　2011—2020 年中成药与化学药制造业营收对比

数据来源：工业和信息化部，国家统计局。

　　一段时期以来，我国中药产业发展取得了一定的成绩。然而近年来，我国生物制药迅速崛起，随着一致性评价等工作的深入推进，在创新药支持政策的作用下，化学药的整体质量与创新能力大幅度提升，然而目前中药企业的创新、创造活力不足，中药产业整体竞争力相对下降。此外，中药产业还面临产业集中度低、重磅药物缺乏、部分中药材品质下降、整体药材质量水平明显下滑、中药饮片炮制特色淡化、中成药临床价值不凸显以及临床定位不清晰等一系列问题。在医药全产业"提质增效"迈向高质量发展的大环境下，中药产业面临更大的竞争压力。

第四节 推动中药监管科学发展的意义

一、国际背景

学界一般认为，监管科学的萌芽时期是在 20 世纪 60 年代至 70 年代，美国物理科学家 Alvin Weinberg 首先认识到需要用科学的方法解决一些问题，但科学方法又无法完全回答，为此提出了"跨科学（trans-science）"的概念，他认为，许多因科学和社会学交汇产生的问题，希望通过科学的方法解决，但很多时候科学并没有办法给出精确的答案。这些问题本身已经超越了科学，或者说不仅仅是科学问题，还有政治问题，这一般被认为是监管科学理念的原始萌芽。虽然也有学者反对这一观点，认为"监管科学"旨在通过科学来解答政治问题，并推动政策制定，而非"超越科学"所指的科学无法解答的政策相关领域。还有观点认为"监管科学"这一术语最早出现在美国 EPA 的一份内部备忘录上，用来描述该机构制定法规时所应用之科学。当时的美国国家环境保护局（EPA）由于时间限制，不得不依据不完全的科学信息做出决策。除了 EPA 外，美国食品药品监督管理局（FDA）、美国核能管理委员会（Nuclear Regulatory Commission，NRC）等监管机构也面临着同样的困境，监管科学便是在这一时期孕育而生。

在全球药品监管机构中，FDA 是第一个将"监管科学"纳入其监管策略的机构。当时，FDA 面临着各种各样的监管困境，诸如影响公共健康的问题层出不穷，食品和医疗产品领域充斥因追逐商业利益而导致的有意或无意的污染、假冒伪劣产品，流行病和药品不良事件频发。FDA 必须基于不充分的科学信息，在法律规定的有限时间里制定法规，解决问题。1962 年，美国国会对《联邦食品、药品和化妆品法案》的修正案首次提出了一项要求，即药品在上市前必须经过科学证明是有效的。尽管取得了一定程度的发展，但药物研发项目中产生的证据仍然有限，上市新药的性能仍然存在很大的不确定性。修正案以来，药物研发、医疗实践、制药行业都面临着越来越复杂的局面。进入 21 世纪后，FDA 清楚地认识到，它正面临着一系列公共卫生方面的挑战，包括科技迅猛发展带来的产品巨变、许多领域的知识和研究能力呈现爆炸式增长，因为纳米、基因等新材料和大数据、人工智能等新科技突飞猛进的发展，以及全球化等问题，传统的药品监管体制面对挑战。为了迎接这些与过去相比更加复杂的挑战，顺利完成使命，必须在理论基础上从顶端开始进行系统的设计和更多的探索。之前多数情况下，保护公众健康的法律法规和监管手段往往具有滞后性，多数法规和监管举措是在公共卫生危机或药害事件爆发后才制定的，立法和监管体制很少具有前瞻性。痛定思痛，在经历过近百年的探索后，监管科学与 FDA 不断强化以科学为基础的监管不谋而合。同时为 FDA 改变长期以来被动性和回溯性监管模式，转变到主动性和前瞻性监管模式提供了绝佳的理论依据，为解决监管医药等科学产品时遇到的问题，FDA 正式提出了"监管科学"这一概念，并将其作为 21 世纪重点推动的学科。FDA 的百年历程正是其逐步强化以科学为基础，不断发展、完善其监管体制的曲折发展历程。

进入 21 世纪后，欧洲药品管理局（EMA）同样面临着诸多监管挑战，如研发和创新药成本激增、资本从欧洲流出、老龄人口加大药品消耗、药物供应链更加复杂、一些地区出现药物短缺、新的学科发展带来监管挑战等。同样,日本医药品医疗器械综合机构(PMDA)也面临着相似的困境。故上述各主要监管机构陆续出台了促进药品监管科学的战略计划,并采取了一系列举措稳步推进药品监管科学的建设。自2004年以来,FDA发布了一系列白皮书,系统地回顾、分析并改进了其已实行近半个世纪的药品监管策略。2010年2月26日,美国医学研究所(IOM)召开由议员、FDA官员及政府人员和学者参与的研讨会,充分讨论了药品监管科学及其具体应用。会上,时任FDA局长办公室首席顾问的Seyfert-Margolis博士解释了监管科学对FDA至关重要的原因。第一,在基础科学领域的主要投资和研发并没有完全转化为有益于患者的产品;第二,开发产品的成本和不确定性越来越高,而产品的成功率仍然很低;第三,开发和评估工具以及方法尚未跟上新兴技术的步伐,也没有采用新兴技术;第四,没有监管科学,生物技术和医疗产品行业的经济健康将面临风险等。这些原因也是监管科学引起各国药品监管机构高度重视的原因。

监管科学既是由科学地评价"科学产品"的利弊而发展起来的学科(如建立新工具所产生的知识),又是把"科学产品"最终传递到社会各界的重要桥梁(如使用新工具本身所产生的产品评价知识)。在这个桥梁传递的过程中,监管科学肩负起了3项功能:①提供数据产生的工具;②提供数据评估的基础;③提供平衡各种影响因素的方法。这几项功能都是正确介绍一个新科技产品的过程中必不可少的。正是由于具有这些重要的功能,使它可以发挥以下作用。

1. 使实验室研究成果得到有效推广　例如,重组蛋白质药物和单克隆抗体药物的一些不可预测的免疫反应(免疫副作用),可能改变或阻断其预期的治疗作用,为了找出这类不可预测的免疫反应特征并进行预测,应制订一个实验室研究计划。通过该计划的实施,可以证明这些药物对癌症、风湿性关节炎和其他疾病作用的相关信息。而来自该研究计划所产生的各种知识就可以很好地应用于所有食品和医用制品范围内的同类产品,并能更好地保证该类医用制品的安全性和有效性。

2. 提高产品开发的成功率,降低研发成本　监管科学不是仅仅产生于实验室,它是一门使用各种科学工具、信息收集和分析系统等,对各种数据、人员、医疗卫生系统和各大众社团进行研究的学科。将该学科的进展与整个产品研发的全过程完全地融合到一起,不仅可以促进监管科学达到最大的有效性;更重要的是可以将其用于新发现(产品)和新技术等的早期预测中,以判断其成功与否,从而有效提高成功率,减少产品研发的时间和总体费用。

3. 加快安全有效,质量可控产品的上市速度　近年来,监管科学已经成为评估医药产品质量、安全性和有效性的科学依据,可以使产品的评审更有效率,从而加快安全性新产品用于患者的进程,强化产品使用过程中的监测能力和改进监测行为等,进而提高病人使用相关产品的安全与有效保障。药品监管部门作为政府行政部门行使行政权力,其权力运行必须以科学为根据和基础。如此一来,行政监管与科学有机、深度地融合,产生监管科学,良好的监管科学又将有力地推动药品行业的整体发展。取得的初步成效证明监管科学已有力地推动了药品监管机构在获益-风险评估及其决策背后科学理论的发展,促进了医药产品创新和质量提升,在保护和促进各国与全球公共卫生方面发挥了至关重要的作用。

二、国内背景

当前,我国药品安全监管也同样面临前所未有的挑战,药品产业链仍面临着基础薄弱、创新不足、质量不强、效率不高、体系有待完善和能力有待提升等现状。中药产业也需要应对诸多挑战,如产业发展同质化导致竞争激烈、药材资源质量影响因素多、产业链追溯体系建设难、中药产品开展国际多中心研究及进一步拓展海外市场任务艰巨等。从药监系统历史进程上来看,国家药品监督管理局成立至今时间尚短,新的药品监管体制机制仍处于积极构筑期,还面临着化解部分历史遗留问题的需要。同时,从我国药品产业发展的现状来看,近十几年我国处于药品产业快速发展期,具有产业集中度低、创新能力不强、基础薄弱等特点。此外,从创新能力和创新环境来看,目前我国还缺少好的药品及医疗器械临床试验中心,在科学创新上还需要投入更多的资金和资源的支持,才能取得新的突破。我国药品监管领域的现状、问题和发展,对药品监管科学的深入研究和创新提出了挑战和目标。

中医药作为世界文化遗产,具有悠久的历史文化,在促进人类健康中发挥着重要作用。中药新药是在中医药理论指导下使用的药用物质及其制剂,与化学药物、生物药物相比具有诸多复杂性和可变性,而且无论是药物发现、注册审评,还是生产、流通,甚至上市后安全性监测,在中药新药的整个生命周期中,新技术、新方法被不断引入,使国家药品监督管理局对新产品的评估及监管变得更加复杂、更具挑战。从近年的中药新药审批情况看,当前我国中药新药申报数量仍然不足,研发活跃度尚处于较低水平,因此如何激发中药新药的研发热情,从而更充分地发挥其医疗价值,提高国际竞争力,仍值得深入研究。对此,作为中医经验传承和中药行业发展重要动力源泉的中药新药,其科学监管必须加快发展,为药监部门配备必要的新工具、新方法、新标准,用以可靠地评估这些来自新科学发展的产品的安全性、有效性及质量可控性。而且中药是我国药品体系的特有组成部分,缺少国际成熟监管经验的参考,更需要我们自己多加探索与实践,以促进中药新药监管体系的完善。

近年来党中央、国务院高度重视中医药工作,重视中药新药的传承与创新,从战略顶层设计到法律体系再到切实可行的指导原则,为中药新药研发提供了众多政策指导。特别是党的十八大以来,习近平总书记多次作出重要指示批示,为新时代中药传承创新发展指明了方向。2016年2月,国务院印发了《中医药发展战略规划纲要(2016—2030年)》,系统部署了中医药中长期发展战略和重点任务,提出要完善中药审批管理制度。2017年7月,《中华人民共和国中医药法》实施,中医药传承创新发展进入法治化时代,对鼓励支持基于经典方、院内制剂的中药新药研发提出了明确要求。2019年10月,《中共中央　国务院关于促进中医药传承创新发展的意见》印发,发展中医药上升到国家战略高度,对改革完善中药注册管理提出明确具体的要求:及时完善中药注册分类,制定中药审评审批管理规定,实施基于临床价值的优先审评审批制度;加快构建中医药理论、人用经验和临床试验相结合的中药注册审评证据体系,优化基于古代经典名方、名老中医方、医疗机构制剂等具有人用经验的中药新药审评技术要求,加快中药新药审批。这些要求对推动注册审评制度改革具有决定性意义。2020年6月,习近平总书记主持召开专家学者座谈会并发表重要讲话,提出"改革完善中药审评审批机制,促进中药新药研发和产业发展"的要求,明确了推进中药科学监管和制度改革的方向和重点任务。为落实中共中央、国务院文件要求,2020年12月25日,国家药品监督管理局印发《国家药监局关于促进中药传承创新发展的实施意见》,明确指出要促进中药守正创新,推动古代经典名方中药复方制剂研制;鼓励二次开发,支持运用符合产品特点的新技术、新工艺以及体现临床应用优势和特点的新剂型改进已上市中药品种。2021年1月22日,国务院办公厅印发《关于加快中医药特色发展的若干政策措施》,进一步明确了完善中药分类注册管理的重点任务:优化具有人用经验的中药新药审评审批,对符合条件的中药创新药、中药改良型新药、古代经典名方、同名同方药等,研究依法依规实施豁免非临床安全性研究及部分临床试验的管理机制;充分利用数据科学等现代技术手段,建立中医药理论、人用经验、临床试验相结合的中药注册审评证据体系(简称"三结合"审评证据体系),积极探索建立中药真实世界研究证据体系;优化古代经典名方中药复方制剂注册审批,完善中药新药全过程质量控制的技术研究指导原则体系。2023年国家药品监督管理局发布的《关于进一步加强中药科学监管促进中药传承创新发展的若干措施》明确指出,准确把握当前中药质量安全监管和中药产业高质量发展面临的新形势、新任务和新挑战,全面加强中药全产业链质量管理、全过程审评审批加速、全生命周期产品服务、全球化监管合作、全方位监管科学创新,向纵深推进中国式现代化药品监管实践和具有中国特色的中药科学监管体系建设。

党的十八大提出要实施创新驱动发展战略,强调科技创新是提高社会生产力和综合国力的战略支撑,必须摆在国家发展全局的核心位置。习近平总书记多次对实施创新驱动发展战略作出系统阐述,强调要把创新驱动发展作为面向未来的一项重大战略,抓好顶层设计和任务落实,找准世界科技发展趋势,找准我国科技发展现状和应走的路径,提出切实可行的发展方向、目标、工作重点。根据党中央、国务院部署,在国家科改领导小组组织协调下,科技部会同20多个部门,认真开展了创新驱动发展顶层设计,组织了专题研究和国内外调研,完成了中长期科技规划纲要和科技重大专项中期评估、12大领域未来技术预测等工作,这个过程历时2年,有80多位院士和8 000多人次国内外专家参加,召开了20多次座谈会听取地方、企业、高校、科研院所和各方专家的建议。在广泛达成共识、汇聚各方智慧的基础上,研究起草了《国家创新驱动发展战略纲要》,经党中央、国务院多次研究讨论,于2016年5月20日正式发布。《国家创新驱动发展战略纲要》按照习近平总书记"面向世界科技前沿、面向经济主战场、面向国家重大需求、面向人民生命健康"的要求,针对创新驱动发展的重点领域和关键环节进行部署,从创新能力、人才队伍、主体布局、协同创新、全社会创新等方面提出了8个方面的任务。在战略任务中明确提出"要发展先进有效、安全便捷的健康技术,应对重大疾病和人口老龄化挑战。促进生命科学、中西医药、生物工程等多领域技术融合,提升重大疾病防控、公共卫生、生殖健康等技术保障能力。研发创新药物、新型疫苗、先进医疗装备和生物治疗技术。推进中华传统医药现代化",强调了强化原始创新、增强源头供给,"围绕支撑重大技术突破,推进变革性研究,在新思想、新发现、新知识、新原理、新方法上积极进取,强化源头储备。促进学科均衡协调发展,加强学科交叉与融合,重视支持一批非共识项目,培育新兴学科和特色学科""建设一批支撑高水平创新的基础设施和平台。适应大科学时代创新活动的特点,针对国家重大战略需求,建设一批具有国际水平、突出学科交叉和协同创新的国家实验室""在关系国家安全和长远发展的重点领域,部署一批重大科技项目和工程。继续加快实施已部署的国家科技重大专项,聚焦目标、突出重点,攻克新药创制等方面的关键核心技术。形成梯次接续的系统布局,并根据国际科技发展的新进展和我国经济社会发展的新需求,及时进行滚动调整和优化"。

为推进健康中国建设,提高人民健康水平,根据党的十八届五中全会战略部署,2016年10月25日中共中央、国务院发布《"健康中国2023"规划纲要》,该纲要明确提出"充分发挥中医药独特优势""完善药品供应保障体系""强化药品安全监管",《"健康中国2023"规划纲要》指出"深化药品(医疗器械)审评审批制度改革,研究建立以临床疗效为导向的审批制度,提高药品(医疗器械)审批标准。加快创新药(医疗器械)和临床急需新药(医疗器械)的审评审批,推进仿制药质量和疗效一致性评价。完善国家药品标准体系,实施医疗器械标准提高计划,积极推进中药(材)标准国际化进程。全面加强药品监管,形成全品种、全过程的监管链条。加强医疗器械和化妆品监管"。在促进医药产业发展的章节提出要进一步推进健康相关领域简政放权、放管结合、优化服务,继续深化药品、医疗机构等的审批改革。

习近平总书记在2020年9月11日主持召开的科学家座谈会上提出"四个面向"要求,"坚持面向世界科技前沿、面向经济主战场、面向国家重大需求、面向人民生命健康,不断向科学技术广度和深度进军",为我国"十四五"时期以及更长一个时期推动创新驱动发展、加快科技创新步伐指明了方向。2023年,党的二十大报告对加快实施创新驱动发展战略作出重要部署,聚焦"四个面向"推进科技创新。"四个面向"中特别提到"面向人民生命健康,推出更多更好的民生科技成果""面向人民生命健康,要把增强人民群众的健康福祉作为科技研发的重要导向,大幅增加公共科技供给,加快推进疫苗、药物的研发",为健康中国、美丽中国建设提供更坚实的科技支撑。

由此可以看出,伴随着我国社会经济的快速发展,国民的健康长寿是国富民强、民族振兴的重要标志和人民的共同愿望。在国家层面的战略部署中,医药产业发展、加强药品监管等是一项非常重要的任务。结合目前药物研发产业及监管面临的实际现状,监管科学的发展将进一步推动产业的健康稳步发展。

我国中药监管科学研究起步不久,恰逢国家高度重视中医药事业发展、促进中药传承与创新的系列政策法规密集出台、国家药品监督管理局对中药新药注册管理的指导思想作出转变这一重大机遇,为中药监管科学发展注入了强大的生命力。近年来,监管部门及国内学术界围绕中国特色监管科学的理论创新开展了大量探索研究,国家药品监督管理局更是高度重视监管科学的学科发展,于2019年4月30日正式启动了中国药品监管科学行动计划,开展药品、医疗器械、化妆品监管科学研究。其中第一、二批重点项目均涉及中药监管科学方向的课题,两批共评定了117家重点实验室,其中包括中药方向的27家,占重点实验室总数的23%,与化学药、生物制品、医疗器械、化妆品和创新性前沿技术领域相比,占比最高,充分体现出国家药品监督管理局对中药监管科学发展的重视。同时,依托国内知名高等院校和科研机构,系统开展监管科学基础理论研究,推进监管科学学科建设,鼓励和推动有条件的高等院校开设监管科学专业,构建中国特色监管科学学科体系。

中医药的发展迎来了史无前例的机遇,同时也迎来了我国中药监管科学发展的春天。

三、目的及意义

中医药凝聚着中华民族几千年的哲学智慧、健康养生理念及其实践经验,为人民的生命健康和民族的繁衍昌盛做出了独特且不可或缺的贡献。随着我国全面建成小康社会,广大人民群众的健康需求高涨,对高质量中药产品的供给充满新期待。然而,由于我国药品监管体系尚有待进一步成熟与完善,中药的质量、安全问题日益凸显,而中药监管科学发展本身也面临诸多问题亟待进一步推进与解决。首先,中药监管的理论基础不足。虽然中药已经有千百年的历史,但相关的监管理论和实践研究还不够深入,监管科学的发展尚处于起步阶段,尚未形成完整的体系。其次,中药监管科学技术和手段滞后。对于使用新技术和新工具,缺乏现代化监管技术和评价工具,不能有效控制药品质量并促进高水平中药新药的研发及上市。再次,中药监管科学的实施缺乏系统性。目前,中药监管的实施仍较散乱,缺乏强有力的监管机制和有效的监管执行力。最后,中药监管科学作为一门新兴学科,相关的研究工作主要依赖于大学和研究机构,相关的专业知识和经验储备仍显不足。

“十三五”以来,国家大力鼓励支持中医药发展,促进中医药传承创新发展的一系列政策法规密集出台,中医药的发展迎来前所未有的好时机。新修订的《药品注册管理办法》明确了中药新的注册分类,分别是中药创新药、中药改良型新药、古代经典名方中药复方制剂及同名同方药。相比于 2007 年版《药品注册管理办法》中原有的 9 个中药注册分类,这一变化体现了国家药监部门对中药新药注册管理指导思想的转变,尤其是《中共中央 国务院关于促进中医药传承创新发展的意见》创新性提出的“构建中医药理论、人用经验和临床试验相结合的中药注册审评证据体系”,更加突出中药特色和尊重中药研发规律,但同时也给中药新药监管带来巨大挑战,如人用经验、真实世界研究、以患者为中心的药物研发等新工具、新方法、新标准等的研究与落地。因此,优化中药审评审批管理,进一步完善中药注册分类管理及落地,亟须强有力的抓手,而这也正是中药监管科学产生的意义。

因此,推动中药监管科学的发展具有非常重要的意义。一是可以建立完善的理论体系,加强监管科学的研究,使监管更加科学化;二是可以推广应用新型技术和手段,使中药监管更加现代化;三是可以制定有效的法规和标准,建立有效的监管机制,增强监管执行力;四是提升重要监管工作质量与效率;五是可以增强国际国内的交流合作;六是可以提高研究人员的素质,培养更多的专业人才,提升监管科学的发展水平。

推动中药监管科学发展可以加强对中药产品质量的监管,促进中药行业的科学研究,推进中药行业合规发展,并在一定程度上改善中药行业的投资环境,促进中药监管在科学的支持下不断进步,打造创新型服务体系,有力推动中药传承创新和产业高质量发展,实现中药行业的可持续发展。

（何辉　瞿礼萍　张晓东　周贝）

思考:

1. 什么是药品监管科学?什么是中药监管科学?
2. 为什么要发展中药监管科学?

参考文献

[1] FDA. Challenge and opportunity on the critical path to new medical products［M］. Washington, 2004.

[2] FDA. Strategy and implementation plan for advancing regulatory science for medicinal products［M］. Washington, 2011.

[3] FDA. 2020 Advancing regulatory science at FDA: focus areas of regulatory science（FARS）［M］. Washington, 2020.

[4] FDA. 2021 Advancing regulatory science at FDA: focus areas of regulatory science（FARS）［M］. Washington, 2021.

[5] FDA. 2022 Advancing regulatory science at FDA: focus areas of regulatory science（FARS）［M］. Washington, 2022.

[6] UCHIYAMA M. Regulatory science forum—its background and goal［J］. Eisei Shikenjo Hokoku, 1993（111）: 140-141.

[7] UCHIYAMA M. Regulatory science［J］. PDA J Pharm Sci Technol, 1995, 49（4）: 185-187.

[8] 黄菊, 李耿, 张霄潇, 等. 新时期下中医药产业发展的有关思考［J］. 中国中药杂志, 2022, 47（17）: 4799-4813.

[9] 王永炎. 聚焦关键环节 创新发展新时代中药产业［J］. 中国科技产业, 2022（9）: 8-9.

[10] 黄璐琦. 中药材质量需要规范［J］. 中医杂志, 2022, 63（8）: 744.

[11] 张萍, 郭晓晗, 金红宇, 等. 2021年全国中药材及饮片质量分析［J］. 中国现代中药, 2022, 24（6）: 939-946

[12] 李耿, 高峰, 毕胜, 等. 中药饮片产业面临的困境及发展策略分析［J］. 中国现代中药, 2021, 23（7）: 1139-1154.

[13] 杨洪军, 李耿. 推动中药产业迈向高质量发展［J］. 中国生物工程杂志, 2022, 42（5）: 16-17.

[14] 张孝法. 我国药品注册审批制度的历史改革及解析［J］. 中国中药杂志, 2009, 34（20）: 2685-2688.

[15] 刘昌孝, 张铁军, 黄璐琦, 等. 发展监管科学, 促进中药产业传承创新［J］. 药物评价研究, 2019, 42（10）: 1901-1912.

[16] 黄明, 杨丰文, 张俊华, 等. 新时代中药传承创新发展呼唤科学监管［J］. 中国中药杂志, 2023, 48（1）: 1-4.

[17] 郭晓晗, 张萍, 荆文光, 等. 从2020年国家药品抽检专项有关问题谈中药材及中药饮片监管［J］. 中国现代中药, 2021, 23（10）: 1679-1685.

[18] 张瑛, 郭培培, 孙一栋, 等. 我国中药材标准化现状研究［J］. 中国标准化, 2021（10）: 16-21.

[19] 初天哲, 陈士林, 刘友平, 等. 中药饮片发展进程及市场现状的分析与思考［J］. 环球中医药, 2023, 16（3）: 365-378.

[20] CALLRÉUS T, SCHNEIDER C K. The emergence of regulatory science in pharmaceutical Medicine［J］. Pharm Med, 2013, 27: 345-351

[21] 赵军宁. 中药监管科学助力更高水平的中药科学监管［J］. 中国药学杂志, 2023, 58（9）: 749-761.

[22] 毛振宾, 张雅娟, 林尚雄. 中国特点监管科学的理论创新与学科构建［J］. 中国食品药品监管, 2020（9）: 4-15.

［23］张怡,王晨光.监管科学的兴起及其对各国药品监管的影响［J］.中国食品药品监管,2019（7）:
　　　21-29.

［24］刘昌孝.药品监管科学发展十年（2010—2020）回顾［J］.药物评价研究,2020（7）:1197-1206.

［25］杨悦.监管科学的起源［J］.中国食品药品监管,2019（4）:13-23.

［26］刘昌孝.国际药品监管科学发展概况［J］.药物评价研究,2017,40（8）:1029-1043.

第二章　我国中药监管历史

第一节　古代中医药监管发展简史

中国古代的中医药监管发展史,是指 1840 年以前的中医药监管发展史。古代中国很早就认识到药品的特殊性,并将医药监管纳入了政府管理的轨道。中医药的监管在古代各朝各代有着不同的特点,但在监管制度及机构、医药教育制度、药品生产流通、医学著作编辑整理等方面的监管,具有共性特点,又具有动态发展的特点。

一、中医药管理制度的发展变化

我国古代的中医药监管制度,从周朝的医官制度,再到秦汉统一中国开始在中央设立医药管理机构,可以看出古代人民对医药监管体系重要性认知的萌芽与提升;在唐代开始设立中药师的这一举动,可以反映出当时人们对于中药材的管理管控有一定的概念;到明清时期各种医局、药局的设立,是对于中医药监管发展的新跃进,在此时中医药监管体系已经逐步趋于完善。

（一）早期医药管理制度

周朝（前 1046—前 256）建立了我国最早的医药监管制度,并首先建立医官机构。根据《周礼·天官》记载,医官这一机构的组织架构大致为"医师,上士二人、下士四人、府二人、史二人、徒二十人。食医,中士二人。疾医,中士八人。疡医,下士八人。兽医,下士四人"。林尹编写的《周礼今注今译》对医官机构的注释为"医师,为众医之长,掌众医之政令,聚毒药以供药事,其下属官职有上士、中士、下士（皆为医官）,府（管药物、器械、会计）,史（管文书医案）,徒（供使役、看护）"。周代建立了医疗分工制度,把宫廷医生分为食医、疾医、疡医和兽医,建立了病历和死亡报告制度和考核俸禄制度,可见当时已初步涉及了医药管理体系。

（二）秦汉时期医药管理制度

公元前 221 年秦始皇统一中国,建立了中央集权的封建专制国家,在中央政府开始设立医药行政管理机构。秦汉至隋唐,医药行政管理体制逐步扩大充实,但管理体制大体相承。据杜佑的《通典》记载,秦中央设有太医令丞,以掌管医药政令;设有侍医,以负责皇帝的医药用度。到西汉,增设了医待诏、医工长、太医监。公元 25 年,东汉光武帝专设太医令一人,掌管诸医。另设药丞一人,主药;方丞一人,主方。据史书记载,汉代还设有本草待诏、尚药监、中宫药长、尝药太官等职。两晋南北朝时期（265—589）,医药管理体制又出现了一些变化,根据史书中记载,梁时置太医令一、丞二,其一为藏药丞,为三品勋一位。北齐期间,医药管理职能分到4个部门:太医局负责医学教育,翰林医官院掌管医政,尚药局管理药事,御医院专为宫廷医疗服务。

(三)隋唐时期医药管理制度

隋唐时期(589—960)医药管理机构进一步扩大,分工日细。《隋书》记载:"太常寺又有博士四人,协律郎二人,奉礼郎十六人。统郊社、太庙、诸陵、太祝、衣冠、太乐、清商、鼓吹、太医、太卜、廪牺等署。""太医署有主药二人。医师二百人。药园师二人。医博士二人。助教二人。按摩博士二人。祝禁博士二人等员。"隋炀帝即位后,多所改革,分门下为殿内省,统尚药局,置奉御二人,直长二人;又有食医员尚药直长四人;又有侍御医、司医、医佐员;太医又置医监五人,正十人;药藏局监丞各二人;又有侍医四人,典医丞二人。

根据《唐六典·殿中省》中对唐代医药管理的记载,尚药局有奉御二人,直长四人,书吏四人,侍御医四人,主药十二人,药童三十人,司医四人,医佐八人;奉御掌合和御药及诊候方脉之事,直长为之贰,侍御医掌诊候调和,主药、药童主刮削捣筛。药藏局有药藏郎二人,丞二人,侍医典药九人,药童十八人,掌固六人;药藏郎掌合剂医药。根据《新唐书·志·百官》记载,太医署令二人,从七品下。太医丞二人,医监四人,从八品下。医正八人,从九品下。医师二十人,医工一百人,医生四十人,典药一人。太医令掌诸医疗之法,丞为之贰。其属有医师、针师、按摩师、咒禁师,皆有博士以教之。考试登用,如国子监之法。根据《唐六典·太常寺》记载,唐沿隋制于京师置药园一所,择良田三顷,药园师以时种莳,收采诸药。

(四)宋元时期医药管理制度

宋元时期(960—1368)医药管理制度有了进一步的发展。宋政府设置了御药院与尚药局,专为皇室成员服务。御药院主要职能是按照药方配药制药,专供皇室使用,并制作药膳供皇上食用。尚药局在南朝梁代始设,宋仁宗、宋英宗时,尚药局归并到翰林医官院,专门负责皇宫药物事宜,后改称翰林医官局,掌管医之政令、医疗事务和药政管理。翰林医官院采用法律形式规定了医生的职业道德及医疗事故的责任制,规定"凡利用医药诈取财物者,以匪盗论处;庸医误伤致人死命者,以法绳之;主管官员不恤下属病苦者,亦予惩处"。

为了加强药品监管,宋代先后设立了各种药局,将药品管理逐步纳入了政府监管体制。当时的官办药局既作为国家控制药品贸易的场所,也兼具一定的行政管理职能。976年,宋政府于京师设置"香药易院",售卖香药,增药之植,所商人市之。1076年宋政府在京师太医局创立"卖药所",又称"熟药所",出售丸散膏丹等成药。"卖药所"后更名为"医药惠民局",后又更名为"太平惠民局"。宋政府还设立了"修和药所",作为专门炮制药物的作坊,"修和药所"后更名为"医药和剂局"。宋政府创建的官办"惠民局"和"和剂局"各自有"药局印记"和"和剂局记"四个字的大印。"惠民局"和"和剂局"遍及各州、府和军队,由政府制药、卖药,并使用国家组织编修和颁布的方剂、本草作为制药和卖药的依据,对保证药品质量起了积极作用。宋政府通过组织定期检查,对药品质量进行把关并监察不法行为,有效地加强了宋代的药品监督管理。

元朝政府除设有御药院、典药局等管理机构外,还设有面向民间的药事机构或药局,如广惠司、广济提举司、惠民局。这些机构兼具制药和卖药的作用,并行使药事管理的职能。

(五)明清时期医药管理制度

明清时期(1369—1911)政府的医药管理机构进一步健全,从中央到地方各级各类都有专门人员负责管理。明代对医药比较重视,明太祖于洪武初年曾说:"三皇继天立极,开万世教化之原,泊于药师可乎?"明太祖要求以后祭祀三皇时把历代一些著名医药学家作为从祀。据《明史·职官志》记载:"洪武三年置惠民药局,府设提领,州县设官医。凡军民之贫病者,给之医药。""隆庆五年定设十人。生药库、惠民药局,各大使一人,副使一人。"明代的大使、副使、提领、官医从上至下建立了较完整的医药管理体系。这种医药管理体系,既负责医疗,也负责药品,各种机构、人员、配置和管理制度,明确而严格。

清代药事管理大体承袭明制,由生药库收藏药材,官办药厂供应民间药品。清代太医院内有专门负责药品加工的"切制医生"。随着医药发展分工日趋完善,1654年曾于景山东门外,筑药房三间,领医官奉旨施药。

明清时期政府大力支持民间药铺的建立和发展。这些药铺除供应饮片外,还自制成药。比较有名的药铺有北京鹤年堂[创于1405年(明永乐三年)]、广州陈李济药厂[创于1600年(明万历二十八年)]、武汉叶开泰药店[创于1637年(明崇祯十年)]、北京同仁堂药店[创于1669年(清康熙八年)]、苏州雷允上诵芬堂老药铺[创于1734年(清雍正十二年)]、杭州胡庆余堂[创于1874年(清同治十三年)]。这些老药铺十分重视药品的质量,讲究信誉,有的至今仍享有盛誉。

二、中药生产经营流通的监督管理

中药的生产经营是随着中药材资源的不断开发而产生和发展的,是将中药资源优势转化为经济优势,取得经济效益和社会效益的必由之路。中药生产经营最早始于东汉,《后汉书》中有韦彪、台佟、韩康、张楷、苏子训等人采药、卖药的记载。唐代扬州药材市场活跃,贸易频繁,北宋出现了官营和民营两种药业经营体制。明清时期中药店铺林立于市井,中药商行、药行遍布各地,全国性的中药集散市场也有不少,其中著名的有江西樟树、河北安国、河南百泉、湖南湘潭、安徽亳州、重庆、四川成都等地的药市。这些药市以经营中药材、中药饮片为主,也经营一些中成药。

明末清初,由于药材产地不同,各地经营的品种各有特色,中药行业逐渐形成了"十三帮""五大会"(南大会、北大会、皮货估衣会、银钱号会和杂货会)的格局(表2-1)。

表 2-1 十三帮地理分布

名称	组成地区
关东帮	以东北各省药商为主
京通卫帮	以北京、通县(现北京市通州区)、天津一带药商为主
口帮	以居庸关外古北口、张家口药商为主
山西帮	以山西药商为主
陕西帮	以陕、甘、宁药商为主
怀帮	以怀庆药帮为主

续表

名称	组成地区
广帮	由两广药商组成
川汉帮	由云、贵、川、鄂药商组成
山东帮	以山东药商为主
亳州帮	以安徽亳州药商为主
禹州帮	以河南禹州药商为主
彰武帮	由河南彰德、武安药商组成
宁波帮	由浙江宁波药商组成

对于药品的生产经营,政府也设置了多项监管要求。976年,宋太宗宣布"诸蕃国香药、宝货至广州、交趾、泉州、两浙,非出官库者,不得私相市易"。982年宣布解除进口药物木香等37种的禁令,并公布乳香等8种药物为官府专卖。宋代还制定了严格的药物管理制度,如轮值制度(即轮流值班,保证昼夜巡诊、售药)、检验制度(即定期检验药品质量,陈腐过时药品须及时废弃)、施药制度(即遇贫困、水旱、疫疠则施给药剂)。尤其是北宋王安石变法时期,颁布了《市易法》,规定由政府控制市售药物的管理。元朝时期,《元典章》记载"元政府明令禁售剧毒药品"。1268年元政府规定禁售乌头、附子、巴豆、砒霜和堕胎药;1269年禁止假医游街卖药;1272年规定卖毒药致人于死者,买者、卖者均处死;1311年又规定禁售大戟、芫花、藜芦、甘遂、附子、天雄、附子、茛菪,共计12种。元政府多次下令,禁止玩弄蛇虫禽兽,聚集人众,街市售药,违者处以重罪。

中药材造假贩假是中药监管的重要方面之一。战国时期魏国李悝《法经》中第五篇《杂法》对药材造假贩假惩处条款的明确规定,说明战国时期中药材造假贩假现象已经出现,而且已经比较严重。据《本草经集注》《新修本草》《证类本草》《本草蒙筌》《本草纲目》等本草著作统计,魏晋南北朝及以前有造假药材24种、唐宋34种、明代52种、清代187种,增幅分别为42%、53%和260%,即至少从魏晋南北朝到清代的1 600多年间,药材造假种类呈现先大幅、后巨幅增加的趋势,至清代更达到登峰造极的地步。这说明,药材造假贩假已成为一种不可忽视的社会问题。面对药材造假贩假的积弊,历朝历代均出台各种措施以监管应对。

《唐律疏议》规定:"诸医违方诈疗病,而取财物者,以盗论""诸医为人合药及题疏、针刺,误不如本方,杀人者,徒二年半。其故不如本方,杀伤人者,以故杀伤论。虽不伤人,杖六十",这均是对"诈疗病而取财物"及"医合药不如方"者的惩处条文。两宋政府曾多次诏令,对制售假药的官药局予以严惩,"撰合假药,伪造帖子印记,作官药货卖,并依伪造条法",这对制造贩卖假药者无疑是极大的震慑。元朝政府规定,"诸弄禽蛇、傀儡、藏撅撒钹、倒花钱、击鱼鼓、惑人集众,以卖伪药者,禁之,违者重罪之""诸有毒之药,非医人辄相买卖,致伤人命者,买者卖者皆处死。不曾伤人者各杖六十七,仍追至元钞一百两,与告人充赏。不通医术,制合伪药,于市井贷卖者,禁之"《大明律》亦记载对造、贩伪药者的惩处。明朝政府规定,"凡药,辨其土宜,择其良楛,慎其条制而用之。四方解纳药品,院官收贮生药库,时其燥湿,礼部委官一员稽察之"。与前朝相比,清朝时期的药品管理更精细,对违法商贩依情节轻重,比照杀人、伤人等罪来处理。《大清律例》中规定,即使药房因为无意之错导致顾客药物中毒,也最高可以判处绞刑。清末颁布的《大清新刑律》《违警律》亦设立了"合御药有误""庸医杀伤人命"等新罪名。

三、中医药教育制度的形成发展

中国是世界上最早设置医学教育制度、制订医学教学计划和制定医学考试制度的国家,并在长期的历史实践中形成了别具特色的医学教育管理体系。在公元前 400 年的春秋战国时期,形成了最初的医学教育模式,以师承和家传形式为主。公元 443 年(南朝宋元嘉二十年),刘宋王朝首创官立医科学校,但是其无具体的体系,尚不完善。北方的北魏也开始建立官立的医学校,并且设置太医博士、太医助教等医官执教,为宫廷贵族培养医师。

隋朝时期在前代基础上不断完善,建立起较为全面的医学教育机构。隋朝设有官办医学教育机构——太医署,并在太医署内设有医学博士、助教、医师、按摩博士、主药、药园师等各类职位。

发展到唐代时期,医学教育在组织机构上进一步得到完善。建立了明确的医学教育制度,规定太医署人员以月试、季试、年试、临床实习成绩作为考试成绩的参考,学生毕业后,依据考试成绩分别授予不同医学职位。唐政府同样设立了太医署,太医署由行政、教学、医疗、药工四部分组成。此时的太医署既是医学教育机构,也是医疗单位。

宋代设立太医局主管医学教育工作。太医局隶属于太常寺管理,一般是由翰林院组织选拔翰林医官,讲授专门的医学书籍。翰林医官一般选拔 40 岁以上,经各科考试合格者。翰林院一方面强调"不同师学,不得入翰林医官院",另一方面也指出"外面私习者",若"医道精通",可经推荐考试合格后录用,同时对不称职的翰林医官可随时淘汰,以保证医疗队伍的质量。翰林院对医学生的管理也十分严格,要求每月一次私试,每年一次公试,按成绩分"优、平、否"三等,优者奖励、劣者惩罚乃至黜退。

元朝也很重视医学教育,不仅对医学生严格考核,对医学教授者亦不例外。元朝规定,经考核,教学质量低劣,医学生完不成学业时,扣发教授者 1~2 个月薪俸。为保证教学质量,太医院统一拟定试题,对各地的医学教授者进行考核,根据考核成绩定夺升补。

明代设立太医院,太医院的学生主要从医家子弟中选拔,当时称为"医丁",同时还从各地选拔合适的医官、医士保送到太医院,对他们进行考试,考试合格者方可入选进入太医院。

清代延续明代,也设立太医院,太医院内设教习所,以教授学生。

四、中医药典籍的传承发展

公元前 475 年—公元 280 年即战国至三国期间,是中医药理论体系的初步形成时期,《黄帝内经》《神农本草经》《难经》《伤寒杂病论》《中藏经》等经典理论专著先后问世。从秦汉至明清,中医药学不断发展壮大,中药学、方剂学和炮制学均形成独特的体系,有许多著作流传至今,这些著作统称为本草。本草典籍中有一部分是历代政府组织集体编纂的,并以各种形式颁布,作为采药、制药、用药开方的重要依据,同时也是处理药物所致医疗事故的依据,起了药品标准、药典的作用,为保障人们用药安全发挥了一定的作用。

据史书记载,公元 5 年,汉平帝举天下知术本草之士,诏传遣旨京师。这是历史记载中由政府大规模收集本草方书的首创。公元510年南北朝时,魏政府以经方法博,卒难窘究,诏王显撰《药方》35卷,颁布天下。公元657年唐高宗诏令苏敬、许敬宗、吕才、李淳风等人集体编修《新修本草》(又称《唐本草》)。《新修本草》包含正文20卷,药图25卷,图经7卷,目录2卷,共54卷,收载药物844种。全书分为药图、图经(对药图的注解)和本草三部分,归纳和总结了唐以前的药学成就。《新修本草》被唐政府规定为本草必修书目。《新修本草》是我国历史上由政府组织编纂的第一本药典,也是世界上最早的一部药典(比1535年欧洲纽伦堡药典还早876年),对后世药学发展具有深远的影响。公元723年唐玄宗组织编纂《开元广济方》(又称《广济方》)并颁布全国使用。742年唐玄宗颁布《天宝单方药图》。

宋代本草著述进一步丰富,有《开宝本草》《嘉祐本草》《本草图经》《证类本草》《太平惠民和剂局方》等。北宋著名医药学家苏颂,奉旨于宋嘉祐六年(1061)撰辑一部图谱性本草专著——《本草图经》。当时宋政府诏令全国呈送各地所产药材标本及药物图形,这实际上是一次全国性的药物大普查,《本草图经》亦是我国最早由政府颁布的版印墨线药物图谱。在《嘉祐本草》和《本草图经》的基础上,宋代成都名医唐慎微收集民间单验方,参考各家专著的药物资料并结合本人临床经验,编著而成《经史证类备急本草》(简称《证类本草》)。《证类本草》共载药1 748种,附方3 000余条,并有各药图谱和炮制方法,是一本集历代本草学之大成的著作,是对宋代以前药学内容的一次系统整理和充实。《证类本草》经宋政府三次官宦修校,分别称《经史证类大观本草》(1108)、《重修政和经史证类备用本草》(1116)和《绍兴校定经史证类备急本草》(1159),修校的版本内容虽无较大变动,但纠正了当时本草学的部分错漏,成为历代官修本草的鼎盛著作。978年北宋翰林医官院开始集编,992年《太平圣惠方》成书并颁行天下,全书100卷,分为1 670门,共载方16 834首。1102年宋政府颁布《太平惠民和剂局方》,共载方788个,是我国较早的一部制剂专著。

元代编纂《汤液本草》,全书共3卷,上卷载名医李东垣《药类法象》《用药心法》及海藏老人《汤液本草》等药性理论内容,中、下卷以阴阳五行理论,结合临床实践论述药性。

明代本草著述主要有《本草品汇精要》《本草纲目》等,其对后来的中药学发展影响重大。《本草品汇精要》全书42卷,载药1 815种,是刘文泰等太医院御医、医士及少数中书科儒士共30余人,于1505年编纂而成。《本草品汇精要》是明代唯一的官修大型综合性本草,也是中国古代最大的一部彩色本草图谱。明代李时珍用毕生精力,广搜博采,历时27年完成《本草纲目》。《本草纲目》全书共52卷,分为16部、60类,载药1 892种,附方11 096首,附图1 109幅,新增药物374种,约200万字。每一味药标正名为纲,附以释名为目,全书"以纲带目,纲举目张",故称《本草纲目》。全书分产地(集解)、鉴别(正误)、制法(修治)、性状(气味)、效用(主治)、讨论(发明)、处方(附方)等详细论述了药物的性能功用、炮制方法等内容,条理分明,具有高度的科学性。

清代赵学敏于1765年编纂《本草纲目拾遗》,其目的是拾《本草纲目》之遗。全书共10卷,载药921种,其中《本草纲目》未收载的有716种,绝大部分是民间药,如冬虫夏草、鸦胆子、太子参等,还有一些外来药品,如金鸡纳(喹啉)、日精油、香草、臭草等。本书除拾《本草纲目》之遗以外,并对《本草纲目》所载药物备而不详的,加以补充,错误处给予订正。清代吴其濬编纂《植物名实图考长编》,全书共22卷,分11类,著录药物838

种。在《植物名实图考长编》的基础上,吴其濬又编著《植物名实图考》,这是一部药用植物学兼药学的专著。

从唐代《新修本草》到宋代《本草图经》《太平惠民和剂局方》,再至明代《本草品汇精要》等,这些由政府组织编修和颁布的有关药材、成药的权威性典籍,对药材的产地、性状、制法、功能主治、用法剂量、禁忌等项均有详细叙述,在一定程度上起到了统一中药材、中成药质量标准的作用。其他本草著作如《证类本草》《本草纲目》《本草纲目拾遗》《植物名实图考》亦有相关内容呼应。这些中医药典籍为当时及后世的中医药学研究与继承奠定了基础,极大地推动了我国中医药事业的发展。

第二节　近代中医药监管概况

中国近代的中医药监管发展史,是指 1840—1949 年的中医药监管发展史。自 1840 年鸦片战争以后到 1949 年中华人民共和国成立的百年间,中国经历了长期的民主主义革命,社会、经济和文化都发生了很大变化,尤其是随着西方医学的传入,形成了与传统医学全然不同的医学模式。中医药作为我国特有的医药卫生资源,经过几千年的发展已形成了较为完善的理论体系,这与以近代自然科学理论为基础的西医药存在着很大的差异性。因此,这一时期的中医药学经历了曲折、艰苦的发展变化,对应的中医药监管政策也经历了曲折的变化。

一、中医药监管体制的发展变化

1894 年,清政府于内务部成立卫生司,专门负责卫生事务的管理和监督。1902 年,清政府将卫生司改为卫生局,进一步加强卫生管理和监督工作。1912 年中华民国临时政府设内务部卫生司,为全国卫生行政主管部门。卫生司的管理职能包括药商呈报、登录与取缔,监督制药厂,审定、认可药剂士资格,执照发放与吊销,业务监督,药品、毒剧品核查与限制贩卖事项,调查方药。1928 年 11 月改设立卫生部,同年 12 月,国民政府公布《全国卫生行政系统大纲》,规定省设卫生处,市县设卫生局。1931 年卫生部改为卫生署,1947 年又恢复为卫生部。1928—1949 年,药政工作一直由南京国民政府卫生部(或卫生署)下设的医政司主办。这一阶段药政工作的主要内容包括药师公会的监督事项,药商和药品制造的监督事项,药典调查编订的监督事项,麻醉药品及毒剧药品及毒剂物的取缔事项,关于药用植物栽培及药品制造的奖励事项等。南京国民政府在省、市县也建立了卫生行政机构,有 26 个省设立了卫生处,29 个市设立了卫生局或卫生科。其中南京、北平、上海等市卫生局下设有药政科。

关于药品检验工作,在 1933 年以前,由南京国民政府内政部所属中央卫生试验所负责,1933 年以后,该所更名为中央卫生实验处,由药检科化学物组负责生药及其他药物的检验。1947 年,卫生部正式成立药品仪器检验局,由于人员少,仪器设备差,经费困难,实际工作开展少。可以看出,在这段时间里已经有了对药品进行检验的意识和行动,虽然是处于一个内忧外患的特殊时期,但是医药水平与科技水平的提高与发展依旧在进行中。

二、中医药监管立法的发展变化

民国时期是中国社会的大动荡、大变革时期,该时期军阀混战、政权更替频繁、社会动荡,中医药事业发展起起伏伏。但此期间,政府颁布了大量的中医药法律法规及规范性文件,虽然很多法律法规并没有得到实际施行,但对中医药立法的进程仍然有促进作用,为近代中医药提供了合法性空间,同时也初步构建了近代中医药法治的基础框架。

(一)北洋政府时期中医药法律制度立法概述

1. 中医立法 清末民国时期,随着西方现代医学的传入,形成了与传统医学全然不同的医疗模式。这段时期,将为人治病者称为"医士",将在西方医学教育机构毕业且采用西方医学方法诊疗的卫生技术人员称为"医师"。北洋政府于1912年以中西医"至难兼采"为由,没有将中医列入医学教育系统,这激起了全国中医界的强烈反对,最终未能成功,仍在医学教育系统内保留中医。

1922年北洋政府内务部颁行了《管理医师暂行规则》和《管理医士暂行规则》两部法律,使中、西医在立法层面上享有同等的地位。但在立法内容上,对中医非常严格并设立各种限制规定。例如,《管理医士暂行规则》对于中医师开业资格的要求可谓相当严苛,直接否定了传统中医的培养模式,使得社会上的中医从业者难以通过《管理医士暂行规则》获得开业资格。可以看出,《管理医士暂行规则》和《管理医师暂行规则》是我国历史上第一次针对中医及西医进行分别立法。由于对中医的限制要求比较严格,在一片反对声中,《管理医士暂行规则》被迫宣布暂缓实施。

2. 中药立法 1915年北洋政府内务部公布《管理药商章程》。对"药商"一词的概念进行了界定,并有意识地将中、西药的经营管理进行了区分。《管理药商章程》中规定"凡药店、卖药行商、制药者,均谓之'药商'",且无论是药店、卖药行商或制药者对于药品之趸售、零售或制造均包含在内。对于中药店的用人只需"熟悉药性"即可,且人数"随宜雇佣"。另外还规定"医士兼营药商业者,仍应请领药商营业执照""成药须报警察官厅查验,始准售卖"。可以看出,中医中药开始分离,开始逐步出现了专门针对中药的法律法规。

(二)南京国民政府时期中医药法律制度立法概述

1. 中医立法 1929年1月南京国民政府卫生部公布《医师暂行条例》,这里"医师"指经政府批准合法开展医学诊疗工作的从业人员。这部法律是医师地位合法化的体现,也是医师从事一切医疗活动的法律基础。但是这部法律的一些规定不符合中医的人才培养模式,使得中医人才无法基于这部法律获得应有的法律地位。因此,全国医师联合会以《医师暂行条例》不合国情,呈请行政院令卫生部核办,后《医师暂行条例》更名为《西医条例》。

1936年1月南京国民政府颁布了《中医条例》,填补了中医立法的空白。《中医条例》共十条,主要规定了中医师资格认定、中医执业管理、相关法律责任与义务等问题。《中医条例》规定凡年满25岁且同时具有下列条件之一者,经内政部审查合格,给予证书后,方可执行中医业务:①曾经参加过中央或省市政府中医考试或甄别合格且得有证书者;

②曾经拥有中央或省市政府发给的行医执照者；③曾在中医学院毕业，得有证书者；④曾执行中医业务五年以上者。《中医条例》充分考虑到了中医的特殊性，放宽了获得中医师资格的条件，即使中医师没有学历证明及执业证明，只要从事中医业务达五年以上者，仍旧可以获得中医师的任职资格。

1940 年 8 月南京国民政府内政部发布《管理中医暂行规则》二十六条，以法律条文的形式界定了中医，即"中医是指根据中国传统相沿之医学书籍为人治病"，这是我国卫生法治史上第一次对中医的概念做出明确的界定。但是，《管理中医暂行规则》对中医的管理限制过多，故颁行不久，即遭废止。

1943 年 9 月南京国民政府颁布了《医师法》，第一次将中医、西医同时纳入"医师"的概念之下，这标志着我国结束了长达半个世纪的中医、西医分别立法的状态，至此先前颁行的《中医条例》和《西医条例》同日废止。《医师法》对医师资格的取得做了明确规定，除经通过医师考试且成绩合格取得医师资格外，另规定在符合一定前提的条件下可以通过检核的方法获得行医资格。《医师法》确立了中、西医拥有平等的地位和诊疗权利，体现了中、西医并重的理论。可以看出，从《中医条例》到《医师法》的出台，最终确立了近代中医师执业地位的合法性。

1943 年 11 月南京国民政府卫生署公布了《医士暂行条例》，作为对医师制度的补充。"医士"是指无须通过医师考试，亦无须满足特定条件并通过西医、中医的检核，只须经卫生署审核即可开展诊疗服务的专业人士。由此形成了以医师为主、医士为辅的医疗模式，但"医士"不享有与"医师"同等权利，即"医士"不得使用"西医之器械、药品和注射疗法"。

2. 中药立法　1929 年 1 月南京国民政府卫生部公布了《药师暂行条例》，对药师资格、认证程序、业务范围、违法处罚等作了具体规定，这一条例成为我国历史上第一个关于药师的专门法规。1943 年国民政府将《药师暂行条例》修订为《药剂师法》，对药剂师的资格、执业和教育作了更全面的规定，从此药剂师成为专门职业。

1929 年 8 月，南京国民政府公布了《管理药商规则》，以规范药商营业行为，对中、西药商的批发、销诊、制药、调剂进行监管，但里面规定"中药商不得兼售西药"等条款引起社会激烈反对。1930 年 1 月南京国民政府卫生部解释此条款仅限"各种药之原料"，"至于各种成药，不须医师指示即可服用者，无论中西药商皆可兼售，自不在禁止之列"。

1930 年 4 月，南京国民政府卫生部公布了《管理成药规则》，对各类成药加以规范。这是我国近代第一部由中央政府颁行的成药管理法规，强调"专责管理"和"合法化验"。《管理成药规则》中规定药商须将成药的名称、原料、用法、效能、仿单等连同样品呈送卫生部查验，核准后发给许可证，并须将药品的主要原料标示于包装方准销售，成药广告及仿单不得有虚伪夸张等语，并规定成药不得移入麻醉品等。

三、中医药典籍的传承发展

民国时期，传统的大型综合性本草著作渐渐淡出历史舞台，中医药辞典代替综合性本草著作，承担起总结中医药学知识的任务。据统计，民国时期编纂的中医药辞典共计 28 种，又以中药辞典居多，达 15 种（表 2-2）。

表 2-2　民国时期编纂出版的中药词典

出版时间	名称	出版时间	名称
1930 年	《中华药典》	1934 年	《中华新药物学大辞典》
1930 年	《国药字典》	1935 年	《新医药辞典》
1930 年	《中药大辞典》	1935 年	《实用药性辞典》
1931 年	《辞典本草》	1935 年	《标准药性大字典》
1931 年	《中国药物新字典》	1937 年	《药物辞典》
1933 年	《药性字典》	1937 年	《药性辞源》
1934 年	《中国药学大辞典》	1943 年	《中西药典》
1934 年	《应用药物辞典》		

1930 年由国民政府内政部卫生署组织编纂出版的《中华药典》是近代中国的第一部药典。但是《中华药典》以《美国药典》为蓝本,忽视了中药的收载,缺乏中国药典应有的特色。但是,后期编纂的中药辞典逐步完善和更新了中药学的相关内容,将原本零散的中药学知识进行系统化地归纳总结,收录进入中药辞典中。与传统本草著作相比,近代中药辞典具有如下特点:①建立索引便于读者检索和查找所需的内容;②通过系统化梳理,使每一药物的相关内容集中在同一词条下,独立成章;③将传统本草著作中性味、归经、功效、主治等内容,按条目设置进行分门别类,有序排列;④将新兴的生药学、药理学等内容纳入中药学体系,补充药物有效成分、生理效应等当时最新的研究成果。

第三节　中华人民共和国成立后中医药监管发展历程

中华人民共和国成立后中医药监管发展历程,是指 1949 年以后的中医药监管发展史。中华人民共和国成立后,国家积极扶持中医药事业,制定了相关的法律法规来规范中医药事业。1982 年《中华人民共和国宪法》从法律层面上确立了中医药的法律地位,为我国中医药法治建设和中医药事业的健康发展提供了根本的法律保障,随后制定的一系列中医药相关的专门法律法规,更加促进了中医药事业的持续稳定发展。

一、中医药监管体制的发展变化

中华人民共和国成立后,中医药监管发展历史几经波折,随着中医药理论的发展与完善,中医药监管体系得到了重视,监管制度也在不断地进化完善,其布局更加科学化、合理化、规范化。

（一）中医药监管体制的建立与形成（1949—1977）

1949 年 11 月卫生部成立,统管全国卫生工作,其中中医管理由卫生部医政司医政处中医科专门负责,药品管理由卫生部医政司药政处专门负责。1950年4月药典委员会正式成立,以加强化药和中药药品质量的监督管理。1953年卫生部将中医科改制为中医处,后改为中医司,同时将药政处改制为药政司。1957年卫生部药政司改制为药政管理局,并在各省、自治区、直辖市卫生厅局相应地设立药政管理处,并在地、市、县设立药政机构或专职的药政人员,以统一履行药品监督管理的职能。

（二）中医药监管体制的变化与调整（1978—1997）

改革开放拉开了计划经济向市场经济过渡的帷幕,政企合一的医药监管模式已不能适应医药行业的发展需求,亟须建立独立的政府机构进行医药监管。1978年国务院成立国家医药管理总局,作为全国医药行业主管部门。1986年12月,国务院组建国家中医管理局,为国务院直属机构,由卫生部代管。1988年5月,国务院常务会议决定成立国家中医药管理局,并把中药管理职能由国家医药管理局划归国家中医药管理局,中国药材公司也成为国家中医药管理局直属单位。在国家中医药管理局成立之前,全国范围内没有独立的中医药管理机构,中医工作一直由卫生部管理,中药工作由国家医药管理局管理。中医和中药既处于从属地位,又面临"分家"状态。国家中医药管理局的成立,体现了党和政府对中医药事业发展的高度重视,从此中医药工作由过去的从属地位时期进入自立发展的新时期。

（三）中医药监管体制的改革与完善（1998—2007）

1998年3月国务院机构改革,决定成立国家药品监督管理局,并于1998年4月16日正式挂牌。国家药品监督管理局为国务院直属机构,是国务院主管药品监督的行政执法机构。国家药品监督管理局统一负责药品研制、生产、流通、使用的行政监管和技术监管。这是我国政府第一次建立独立的药品监督机构,标志着我国药品安全监管进入了由政府专职部门监管的模式。2000年开始,我国药监体系开始实行省级以下药品监督垂直管理的体制,各级地方成立职能集中统一的药监机构。2003年国务院在国家药品监督管理局的基础上组建国家食品药品监督管理局。国家食品药品监督管理局是国务院综合监督食品、保健品、化妆品安全管理和主管药品监管的直属机构,负责对中药材、中药饮片、中成药、化学原料药及其制剂、抗生素、生化药品、生物制品等药品的研究、生产、流通、使用进行行政监督和技术监督。

（四）中医药监管体制的进一步深化改革（2008年至今）

2008年3月,国务院机构改革,将国家食品药品监督管理局合并到卫生部,同时取消省级以下垂直管理,改由地方分级管理。2009年7月,全国食品药品监督管理工作座谈会上提出"科学监管"的口号,将监管工作提升到前所未有的高度。2013年3月,国务院机构改革,组建国家食品药品监督管理总局,完成了对食品药品科学监管职责的集中统一化。2018年3月,根据第十三届全国人民代表大会第一次会议审议通过的《国务院机构改革方案》,不再保留国家食品药品监督管理总局,将其纳入国家市场监督管理总局。国家市场监督管理总局下设国家药品监督管理局（National Medical Products Administration, NMPA）,主要负责药品（含中药、民族药）、医疗器械和化妆品安全监督管理、标准管理、注册管理、质量管理、上市后风险管理等。药品监管实行分级制度,药品监管机构只设到省一级,药品经营销售等行为的监管由市县市场监管部门统一承担。由此看出,在党和国家的重视发展下,我国的中医药监管制度以及相应的机构设立逐步完善,越来越精准化、科学化、规范化。

二、中医药监管法规体系的发展变化

中华人民共和国成立后,中医药立法几经起落,在中华人民共和国成立初期得到了一定的发展,中间曾出现一段时间的停滞,十一届三中全会后加快了中医药立法进程,初步确立了建设有中国特色社会主义的中医药法律法规体系。国家制定了一系列促进中医药发展的相关法律法规,全国各省、自治区、直辖市相继出台了中医药发展条例。现行中医药行政法规、部门规章以及地方性法规的发布和实施,为中医药立法提供了比较丰富的理论基础和实践经验。

(一)早期阶段(1949—1977)

早期阶段的中医药法规条例,主要包括 1951 年颁布的《中医师暂行条例》《中医师暂行条例实施细则》《中医诊所管理暂行条例》《中医诊所管理暂行条例实施细则》和1952 年颁布的《医师、中医师、牙医师、药师考试暂行办法》。这些条例存在着部分要求与中医药客观实际不符的难题,因此 1956 年开始相继废除了上述卫生条例。1953 年卫生部发行了第一部《中华人民共和国药典》(简称《中国药典》),《中国药典》是一部具有法律性质的国家药品标准。

(二)中期阶段(1978—1999)

十一届三中全会后,国民经济开始恢复发展,中医药立法开始重新起步并逐步发展。1982 年颁布《中华人民共和国宪法》,明确规定“国家发展医药卫生事业,发展现代医药和我国传统医药”,至此中医药的法律地位从根本上被确立,这为推动中医药的发展及中医药法律体系的建立提供了根本的法律依据和保障。1984 年《中华人民共和国药品管理法》(简称《药品管理法》)颁布实施,这是我国第一部有关药品研发、生产、经营、使用和流通管理的基本法律,首次从法律层面清晰地将中药纳入药品进行管理,标志着我国药品监管工作正式开始进入法治化的新阶段。后续《药品管理法》分别于 2001 年 2 月、2013 年 12 月、2015 年 4 月、2019 年 8 月进行了修订和修正。1987 年 10 月国务院发布《野生药材资源保护管理条例》,对药用野生药材资源进行保护管理。1988 年 12 月国务院颁布《医疗用毒性药品管理办法》,规定凡加工炮制毒性中药,必须按照《中华人民共和国药典》或者省、自治区、直辖市卫生行政部门制定的炮制规范中相关规定进行。1989年 1 月《中华人民共和国药品管理法实施条例》(简称《药品管理法实施条例》)颁布实施,进一步细化了《药品管理法》各章节内容的具体实施方法,增强了《药品管理法》的可操作性。后续《药品管理法实施条例》分别更新为 2002 年版、2016 年修订版、2019 年修订版、2022 年修订草案征求意见稿。1989 年 1 月国家中医药管理局发布《中医医疗机构管理办法(试行)》,规定了开办中医医疗机构必须具备的基本条件以及中医医疗机构的社会职责。

1992 年 10 月国务院发布《中药品种保护条例》,该条例规定了中药品种的保护目的、保护范围、保护方法和保护的监督管理机关。受保护的中药品种可分为一级、二级,中药一级保护品种的保护期限分别为 30 年、20 年、10 年,中药二级保护品种的保护期限为 7 年。1992 年 12 月国家医药管理局发布《药品行政保护条例》。1994 年国务院颁布《医疗机构管理条例》及《医疗机构管理条例实施细则》。1999 年 5 月《中华人民共和国执业医师法》实施,规定国家实行医师资格考试和执业注册制度,该法推动了医师队伍走向规范化建设。

(三)发展阶段(2000 年至今)

2000 年国家药品监督管理局发布《中药注射剂指纹图谱研究技术要求(暂行)》,要求全面提高已上市的中药注射剂的安全性与质量可控性,实现对中药注射剂生产加工的全过程质量控制。2002 年国家推行《中药材生产质量管理规范(试行)》(Good Agricultural Practices for Chinese Crude Drugs, GAP)认证,以达到从生产源头控制中药饮片、中成药的产品质量的目的。2003 年国务院颁布《中华人民共和国中医药条例》,强调要继承和发展中医药学,保障和促进中医药事业发展。2004 年国家推行《药品生产质量管理规范》(Good Manufacturing Practice, GMP)认证,主要为规范药品生产质量管理,最大限度地降低药品生产过程中污染、交叉污染以及混淆、差错等风险,确保持续稳定地生产出符合预定用途和注册要求的药品。2009 年国务院印发《关于扶持和促进中医药事业发展的若干意见》,首次全面系统地阐明了党和国家对发展中医药事业的方针政策,明确了推进中医药医疗、保健、教育、科研、产业、文化全面发展的发展思路。2015 年国务院办公厅印发《中医药健康服务发展规划(2015—2020 年)》,这是我国第一个关于中医药健康服务发展的国家级规划。2016 年国务院印发《中医药发展战略规划纲要(2016—2030 年)》,提出到 2020 年实现人人基本享有中医药服务,中医药产业成为国民经济重要支柱之一,到 2030 年实现中医药服务领域全覆盖,中医药健康服务能力对经济社会发展做出更大贡献。

2016 年 12 月,《中华人民共和国中医药法》(简称《中医药法》)颁布,第一次从法律层面明确了中医药的重要地位、发展方针和扶持措施。《中医药法》涵盖了中医药服务、中医药保护与发展、中医药人才培养、中医药科学研究、中医药传承与文化传播以及保障措施、法律责任等多个方面,为中医药事业发展提供了法律保障。《中医药法》第二十九条规定,国家鼓励和支持中药新药的研制和生产。第三十条规定,生产符合国家规定条件的来源于古代经典名方的中药复方制剂,在申请药品批准文号时,可以仅提供非临床安全性研究资料,具体管理办法由国务院药品监督管理部门会同中医药主管部门制定。第三十一条规定,国家鼓励医疗机构根据本医疗机构临床用药需要配制和使用中药制剂,支持应用传统工艺配制中药制剂,支持以中药制剂为基础研制中药新药。第三十二条规定,医疗机构配制的中药制剂品种,应当依法取得制剂批准文号。但是,仅应用传统工艺配制的中药制剂品种,向医疗机构所在地省、自治区、直辖市人民政府药品监督管理部门备案后即可配制,不需要取得制剂批准文号。

2017 年 10 月,中共中央办公厅、国务院办公厅印发了《关于深化审评审批制度改革鼓励药品医疗器械创新的意见》,旨在促进药品医疗器械产业结构调整和技术创新,提高产业竞争力,满足公众临床需要。第十三条规定,支持中药传承和创新。建立完善符合中药特点的注册管理制度和技术评价体系,处理好保持中药传统优势与现代药品研发要求的关系。中药创新药,应突出疗效新的特点;中药改良型新药,应体现临床应用优势;

经典名方类中药,按照简化标准审评审批;天然药物,按照现代医学标准审评审批。提高中药临床研究能力,中药注册申请需提交上市价值和资源评估材料,突出以临床价值为导向,促进资源可持续利用。鼓励运用现代科学技术研究开发传统中成药,鼓励发挥中药传统剂型优势研制中药新药,加强中药质量控制。

2019年10月,《中共中央　国务院关于促进中医药传承创新发展的意见》发布,提出健全中医药服务体系、发挥中医药在维护和促进人民健康中的独特作用、大力推动中药质量提升和产业高质量发展、加强中医药人才队伍建设、促进中医药传承与开放创新发展、改革完善中医药管理体制机制这六大任务,为新时代传承创新发展中医药事业指明了方向。2020年12月,国家药品监督管理局发布《国家药监局关于促进中药传承创新发展的实施意见》,进一步落实《中共中央　国务院关于促进中医药传承创新发展的意见》决策部署,结合药品监管工作实际开展相关工作,促进中药传承创新发展,以健全符合中药特点的审评审批体系,强化中药质量安全监管,推进中药监管体系和监管能力现代化。

2020年6月,全国人民代表大会常务委员会发布《中华人民共和国基本医疗卫生与健康促进法》,提出国家大力发展中医药事业,坚持中西医并重、传承与创新相结合,发挥中医药在医疗卫生与健康事业中的独特作用。2021年1月,国务院办公厅印发《关于加快中医药特色发展的若干政策措施》,强调要夯实中医药人才基础,增强中医药发展动力,完善中西医结合制度,实施中医药发展重大工程,提高中医药发展效益,营造中医药发展良好环境。

2022年3月,《中华人民共和国医师法》(简称《医师法》)施行,同时废止《中华人民共和国执业医师法》。《医师法》对中医医师资格做了相关的明确要求,第十一条规定以师承方式学习中医满3年,或者经多年实践医术确有专长的,经县级以上人民政府卫生健康主管部门委托的中医药专业组织或者医疗卫生机构考核合格并推荐,可以参加中医医师资格考试。以师承方式学习中医或者经多年实践,医术确有专长的,由至少二名中医医师推荐,经省级人民政府中医药主管部门组织实践技能和效果考核合格后,即可取得中医医师资格及相应的资格证书。第十四条规定中医、中西医结合医师可以在医疗机构中的中医科、中西医结合科或者其他临床科室按照注册的执业类别、执业范围执业。

2022年6月,国家药品监督管理局发布《国家药监局关于成立中药管理战略决策专家咨询委员会的通知》,决定成立由两院院士、国医大师、资深专家组成的中药管理战略决策专家咨询委员会,旨在进一步构建完善符合中药特点的审评审批体系,保障和促进中药监管工作重大决策的科学性、权威性。2022年7月,首次国家中药科学监管大会在北京召开。

2022年12月国家药品监督管理局综合司公开征求《中药品种保护条例(修订草案征求意见稿)》意见,鼓励以临床价值为导向研制开发中药品种,对显著提高质量或者提升临床价值优势,彰显中药特色的中药品种实行保护。《中药品种保护条例(修订草案征求意见稿)》将中药品种保护分为三级,一级保护给予10年市场独占,二级保护给予5年市场独占,一级、二级保护同时给予中药品种保护专用标识,三级保护仅给予5年中药品种保护专用标识。同时取消延长保护期制度,以促进中药品种的创新以及已上市品种的持续提高,避免"一保永逸"。《中药品种保护条例(修订草案征求意见稿)》还新增了与基本药物、保险衔接的内容:"国家基本药物目录的遴选,优先考虑中药保护品种。国家支持将中药保护品种纳入诊疗指南和临床路径。医疗机构优先采购并在临床中优先使用获得中药品种保护证书的中成药""医保目录的调整优先支持一级、二级中药保护品种"。

2023年1月,国家药品监督管理局以2023年1号文件发布《关于进一步加强中药科学监管促进中药传承创新发展的若干措施》,围绕中药全产业链质量管理、全过程审评审批加速、全生命周期产品服务、全球化监管合作、全方位监管科学创新,纵深推进中国式现代化药品监管实践和具有中国特色的中药科学监管体系建设。

2023年2月,国家药品监督管理局发布《中药注册管理专门规定》。《中药注册管理专门规定》共11章82条,与新修订的《药品管理法》和《药品注册管理办法》有机衔接,在药品注册管理通用性规定的基础上,进一步对中药研制相关要求进行细化,加强了中药新药研制与注册管理。

三、中药生产流通环节的监督管理

(一)中药材

中华人民共和国成立初期国家实行计划专营管理,由中国药材公司对中药进行统购统销管理。中国药材公司行使中央管理权,各省、自治区、直辖市也相应地设立了省药材公司负责药材采购、供应,地、市设二级站,县设三级站,县以下的委托基层供销合作社代理。有关部门发布中药材生产种植计划,并根据供需安排药材的调拨计划和市场供应,由此构成以中央、省、二级、三级站实行中国药材公司为主导的三级垂直管理模式。同时,按照国家统一计划和分级管理的原则,将中药材商品分为一类、二类、三类品种,均属于计划管理的范畴。其中列为一类、二类中药材品种由中国药材公司管理,三类中药材品种由各省、自治区、直辖市药材公司根据当地所产的药材确定管理范围。同时,为解决因流通不畅出现的不同地区中药材积压或脱销的难题,中国药材公司在每年春、秋季节召开全国性中药材交流会,调节中药材产销平衡,调剂余缺,互通有无,以保证中药材品种的市场供应。各省、自治区、直辖市也根据情况召开地区性中药材交流会。

随着改革开放的推进,我国从计划经济转向市场经济,统购统销的中药材经营模式已经不适应中药产业化的发展。根据国家"政企分开"的精神,中国药材公司开始由行业管理向现代企业经营转变。1984年《国务院批转国家体改委、商业部、农牧渔业部关于进一步做好农村商品流通工作的报告》提出,放宽中药材的管理政策,将现行管理的中药材派购品种由30种减为24种,分两种类型进行管理,其他药材全部放开,自由购销。1991年《国务院关于进一步搞活农产品流通的通知》中提出,适当缩小指令性计划管理,完善指导性计划管理,更多地发挥市场机制的作用。这使得全国掀起了建立中药材市场的高潮,出现了116个自发的中药材交易市场。经过一系列整顿和淘汰,最终在全国设立17个集中的中药材专业市场。这17个中药材专业市场分布为:安徽亳州中药材市场、河北省安国中药材专业市场、成都荷花池药材专业市场、河南省禹州中药材专业市场、江西樟树中药材市场、广州清平中药材市场、山东鄄城县舜王城药材市场、重庆市解放路药材专业市场、哈尔滨三棵树药材专业市场、兰州黄河中药材专业市场、西安万寿路中药材专业市场、湖北省蕲州中药材专业市场、湖南岳阳花板桥中药材市场、湖南省邵东市廉桥中药材专业市场、广西玉林中药材专业市场、广东省普宁中药材专业市场和云南省昆明菊花园中药材市场。

1996年至今，传统中药材市场转型升级，中药材市场逐步向中药材种植基地移动，中药材生产的机械化程度亦提高。2002年国家颁布实施《中药材生产质量管理规范（试行）》（简称 GAP），并于 2002年6月1日起在全国范围内试行 GAP 认证。2022年3月，国家药品监督管理局、农业农村部、国家林业和草原局、国家中医药管理局联合发布了新版中药材 GAP 及其公告。新版 GAP 共十四章一百四十四条，对中药材质量管理、基地选址、种植与养殖、采收与产地加工、包装、放行与储运、质量检验等方面进行了详细的规定，旨在推进中药材规范化生产，强化中药材质量控制，促进中药高质量发展。

（二）中药饮片

1956年国家实行公私合营制度之前，各大中药店自行将中药材加工制成中药饮片，实行自制自售。但中药饮片的切制厚度、炙炒温度等炮制工艺，大多凭借老药工的经验。1984年我国第一部《药品管理法》颁布实施，中药店自行制备中药饮片正式告别历史舞台。《药品管理法》（1984年版）规定"中药饮片必须按照国家药物原则炮制；国家药物原则没有规定的，必须按照省、自治区、直辖市人民政府药物监督管理部门制定的炮制规范进行炮制，否则不得出厂。省、自治区、直辖市人民政府药物监督管理部门制定的炮制规范，应当报国务院药物监督管理部门备案"。随着《药品管理法》的多次修订，对中药饮片的要求也在不断地更新。《药品管理法》（2019年版）规定"实施审批管理的中药材、中药饮片品种目录由国务院药品监督管理部门会同国务院中医药主管部门制定""中药饮片生产企业履行药品上市许可持有人的相关义务，对中药饮片生产、销售实行全过程管理，建立中药饮片追溯体系，保证中药饮片的安全、有效、可追溯"。

2016年12月，《中医药法》颁布，提出国家保护中药饮片传统炮制技术和工艺，支持应用传统工艺炮制中药饮片，鼓励运用现代科学技术开展中药饮片炮制技术研究。第二十八条明确规定医疗机构炮制中药饮片要实行备案制，医疗机构应当遵守中药饮片炮制的有关规定，对其炮制的中药饮片的质量负责，保证药品安全。

（三）中成药

旧时老药铺多是前店后厂，遵古操作，自制丸散膏丹，这样生产的中成药没有统一标准。1953年卫生部发行了第一部《中国药典》，全书收载中西药药品标准 513个，由此中成药药品标准逐步建立起来。中成药生产也形成了独立的加工产业。1973年国务院就中成药生产质量等问题下达了 121号文件，明确提出了中成药生产企业需要对生产设施陈旧、作坊式的中药厂进行全面的技术改造的任务。根据 121号文件，中药厂新建了厂房，完善了供电、供水系统，加设了空气调节、净化系统，引进了现代化的工业机械设备和先进的工艺工程技术，大大提高了中成药的生产效率，保证了中成药产品的质量。1979年国务院批转卫生部、国家医药管理总局等8个部委《关于在全国开展整顿药厂工作的报告》，提出了整顿药厂的十四条原则，开展了药品品种的全面清理工作。

对于中成药品种的审批，最初由各省级卫生行政部门和卫生部负责审批。1998年药品监督管理体制改革后，由国家药品监督管理局对药品研制、生产、经营、使用等环节实行全链条监督管理。国家药品监督管理局修订《新药审批办法》,起草发布《新药保护和技术转让的规定》《仿制药审批办法》《药品生产质量管理规范》《药品经营质量管理规范》(Good Supply Practice, GSP)、《药物非临床研究质量管理规范》(Good Laboratory Practice, GLP)、《药物临床试验质量管理规范》(Good Clinical Practice, GCP)等有关药品分类管理、流通监督、特殊药品管理的行政规章。2019 年 12 月《药品管理法》(2019 年版)开始施行,提出强化动态监管,取消 GMP 和 GSP 认证。GMP 和 GSP 认证的取消,并不意味着药品生产质量监管的放松,而是以动态和全过程的监管取代之前的静态监管,将事前审批转变为事中事后监管的状态。

（吴　莎）

思考：

简述中药监管发展不同阶段的代表性法规。

参考文献

[1] 刘侠 . 谈我国古代的中医药管理[J]. 中国卫生事业管理,1998(3):161-162.

[2] 何敏,曹瑛 . 从《周礼》看中国古代的医事制度[J]. 辽宁中医药大学学报,2006(5):26-27.

[3] 蒋蓓妮 . 秦汉医事法律制度述论[D]. 上海:华东政法大学,2009.

[4] 周一谋 . 唐代的医事制度与医学教育[J]. 中医药文化,1991(1):19-20.

[5] 梁峻 . 北宋"翰林医官院"的创设及其评价[J]. 中医教育,1999(5):46-47.

[6] 裴莹,郭义 . 中国古代中医法规考[J]. 中华中医药学刊,2008(2):352-353.

[7] 刘聪 . 清朝医药法制研究[D]. 北京:中国中医科学院,2008.

[8] 韩培,胡运权 . 中药监管体制和机制创新的理论基础与政策建议[J]. 中国软科学,2007(11):73-82.

[9] 卢华语 . 中国古代的药材造假贩假及社会应对[J]. 社会科学战线,2012(9):98-102.

[10] 胡希俊 . 浅议我国古代医学教育[J]. 西北医学教育,2004,12(4):262-264.

[11] 叶太生,刘萍 . 中国本草典籍源流考[J]. 中华中医药杂志,2018,33(9):4039-4042.

[12] 秦芳 . 我国中医药的历史沿革与发展综述[J]. 中国民族民间医药,2012,21(8):12-20.

[13] 田丽娟,黄泰康 . 我国近现代药事管理体制的演变与发展[J]. 中国药业,2005(12):14-15.

[14] 赵敏,张剑雪 . 近代以来我国中医药立法的历史变迁及启示[J]. 医学与法学,2016,8(4):12-19.

[15] 谭琛铧 . 民国时期医药监管法制研究[D]. 广州:华南理工大学,2016.

[16] 陈光明 . 中国卫生法规史料选编:1912—1949.9[M]. 上海:上海医科大学出版社,1996:682-684.

[17] 樊波,梁峻,袁国铭 . 民国时期医师、医士制度研究[J]. 中医杂志,2011,52(10):818-820.

[18] 芦笛 . 民国时期药商和普通药品管理法规的制定与推行[J]. 近代中国,2017(00):77-102.

[19] 李楠,万芳 . 民国时期中药辞典的编纂及其对中药学发展的影响[J]. 北京中医药大学学报,2013,36(9):586-588.

[20] 胡敏,陈文,蒋虹丽,乔楠 . 我国药品监管体系发展和改革历程[J]. 中国卫生经济,2009,28(8):71-74.

[21] 朱建平 . 新中国中医药发展 70 年[J]. 中医药文化,2019,14(6):14-22.

［22］于语和,王媛媛.中医药立法的历史考察［J］.中国法治文化,2016(9):30-33.

［23］李慧,牟蓉.我国中药相关政策法规的发展现状与解析［J］.中医药管理杂志,2019,27(11):5-8.

［24］陈滢滢,庞震苗,郭健炜,等.我国中医药立法历程简述［J］.中国医药科学,2020,10(8):283-286.

［25］赵林.中药材和中药饮片若干监管政策规制问题的探讨［J］.中国食品药品监管,2019(10):52-67.

［26］李美英,李先元.我国中药饮片管理法规标准体系［J］.中国食品药品监管,2021(6):32-39.

［27］祁永飞,包晗,王玉琨.中成药质量监管问题和原因分析及对策探讨［J］.中国医药工业杂志,2018,49(1):119-123.

第三章 药品监管科学与国家战略

药品监管科学（regulatory science）是近年来发展形成的前沿学科，不仅研究制定药品的监管政策、监管法规的构建方法、产品创新技术策略以及各类创新产品的标准等，而且研发评估新药安全性、有效性、质量等方面的新技术、新方法和新工具。药品监管科学作为一门交叉学科，应用领域和研究范围极为广泛，而对监管科学的多重定义则反映了学术界和监管机构的不同视角和理解。

第一节 美国药品监管科学战略

美国食品药品监督管理局（Food and Drug Administration，FDA）把监管科学定义为研发新工具、新标准和新方法，以评估 FDA 监管产品的安全性、有效性、质量和性能的科学。监管科学为监管机构服务，致力于解决监管中的前沿科学问题、发挥创新精神、融合多学科和知识创新。随着科技进步和基础科学研究能力迅速发展带来的深刻的产业变化，美国 FDA 为应对由此引发的一系列公共卫生方面的挑战，在药品监管科学方面开始了系统的设计和探索。随着美国 FDA 作为药品监管机构的职责和定位的不断明晰，监管科学的理念形成和实践发展也在不断成熟。

一、美国药品监管科学的形成与发展

FDA 负责确保食品、药品、医疗设备、生物制品（如疫苗、血液制品、细胞和基因治疗产品）、化妆品和其他消费品以及动物食品药品的安全性，另外自 2009 年以来还负责监管烟草制品的生产、销售和分销。FDA 通过助力加快创新来促进公共卫生发展，为国家提供安全有效的药品和医疗设备，确保食品供应安全，同时帮助美国人民获得使用医疗产品和消费食品所需的准确且科学的信息，以改善和保护人民健康。

现代产品开发和全球化的挑战凸显了推进现代化监管科学以配合基础及应用科学技术进步的重要性。FDA 监管的公共卫生产品日益复杂，一方面不断扩大的全球经济需要 FDA 评估和管理在全球各个地方产生的大量监管数据、产品等相关的风险，另一方面新药、生物制品和医疗器械在研发、制造和评估方面也越来越具有挑战。为充分发挥科学技术进步改善公众健康的潜力，FDA 必须能够在改进现代化产品和开发工具方面发挥重要作用，并对越来越多地涉及新技术的产品风险和获益做出合理的监管决策。为应对这些挑战，FDA 制订了监管科学战略计划（strategic plan for regulatory science），通过开发新工具、新标准和新方法来评估 FDA 监管产品的安全性、有效性、质量和性能。这项工作建立在《推进公共卫生监管科学》（Advancing Regulatory Science for Public Health）白皮书以及 FDA 战略重点（strategic priorities）的基础上，确定了监管科学研究能力建设的

优先领域,这对于监管科学战略计划的持续发展以及公共卫生和安全至关重要。FDA 将通过应用知识库、实验室、科学计算能力和专业知识来实现监管科学战略计划,同时利用资源与政府、学术界的国内和国际合作伙伴开展合作,确保其监管科学战略计划中侧重于已确定的优先事项,同时结合各中心的特点和方法,定期重新审视这些优先事项,并寻求公众意见,以应对科学和创新领域的各种变化、机遇和挑战。

(一)美国药品监管科学的形成

1970 年美国将联邦机构的不同组织联合起来,成立了美国国家环境保护局(Environmental Protection Agency, EPA),发现某些法律授权到期或不再适用,须不断修订,监管机构意识到适用于本机构的法规制定依据尚不充分,各机构必须根据尚不完整的科学信息作出决策。"监管科学"一词在此期间被提出,旨在满足监管机构的科学需求。1985 年监管科学研究所成立,在科学与监管体系之间进行科学研究。1991 年 FDA 使用"监管科学"这一概念并用于医药产品的监管,使监管科学得到重视,并将其确定为 FDA 在 21 世纪重点推动的学科。

尽管用于医学研究的资源和创新的科学方法显著增加,但药物研发过程仍然缺乏效率,并没有持续地为患者带来新的治疗方法。美国 FDA 认识到这些挑战,推出了多项举措,通过开发和使用新的科学工具和方法来促进创新,以实现产品开发路径的现代化。关键路径计划(Critical Path Initiative, CPI)提出了监管科学的任务包括提升安全性和有效性评价、审评审批产品及已上市产品的监管能力;促进监管路径现代化,及时构建新的监管路径;将医药产品的研发、审评审批和生产等转换成为更科学的方式。该计划始于2004 年 FDA 发布的具有里程碑意义的报告《医疗产品开发关键道路上的挑战和机遇》(Challenge and Opportunity on the Critical Path to New Medical Products),指出了科学发现和转化为创新医学治疗之间差距日益扩大的原因,对医疗产品开发日益增加的难度和不可预测性敲响了警钟,助力促进国际对科学现代化的努力,使科学和技术工具现代化,利用信息技术来评估和预测医疗产品的安全性、有效性和可制造性,通过监管科学来开发和评估 FDA 监管的产品。随后 FDA 陆续发布了一系列报告,分析了现阶段面临的科学发展、挑战和取得的成果。

2010 年,FDA 在《推进公共卫生监管科学》的报告中首次提出了监管科学的基本架构,自此 FDA 的监管科学从分析阶段转变为战略形成阶段。2011 年美国 FDA 时任局长于 Science 杂志撰写社论,系统地阐述了推进监管科学的重要性;2011 年 8 月,FDA 发布了《推进监管科学的战略规划》(Advancing Regulatory Science at FDA: A Strategic Plan),其对监管科学的愿景为:"FDA 将推动监管科学发展,以加快创新速度,改善监管决策并为有需要的人提供产品。随着 FDA 与各方合作伙伴一起保护和促进我们国家和全球社会的健康,21 世纪的监管科学将成为动力。"同时明确了监管科学的定义为"开发新工具、标准和方法以审评 FDA 监管产品的安全性、有效性、质量和性能的科学。"

(二)关键路径计划启动背景

2004 年,美国 FDA 启动了关键路径计划(Critical Path Initiative, CPI),该项目旨在改善药物和医疗器械研发过程中的证据质量及临床使用结果。FDA 的使命是保护和促进公众健康,致力于监管产品现代化项目。对于药物、生物制品和医疗器械意味着在促进科学创新转化为商业产品的同时需确保合理的产品安全。这两个目标持续紧张的关系导致人们认为 FDA 的要求阻碍了创新，但同时也有人认为 FDA 的标准过低。关键路径计划的观点是，发展过程中的科学进步是解决这些冲突的最佳方式，使大多数群体满意，并使公众受益。CPI 启动的背景如下：

1. 对药物研发的期望越来越高　1962 年，美国国会对《联邦食品、药品和化妆品法案》（Federal Food，Drug，and Cosmetic Act）的修正案首次提出了一项要求，即药品在上市前必须经过科学证明是有效的。在 20 世纪 60 年代至 80 年代，药物研发人员、学术界和监管机构致力于开发和完善设计、实施和分析随机对照临床试验的方法，以产生所需的证据，引入了众多药物治疗的重要进展（如心血管治疗、精神病药物、抗感染药物和癌症治疗）。然而，药物研发项目中产生的证据仍然有限。例如，剂量效应信息通常很少，研究中的女性成员很少，缺乏长期用药的数据，没有对肝或肾功能不全患者等亚组进行评估，也没有药物与药物相互作用的数据。直到 20 世纪 80 年代中期至 90 年代，FDA 等监管机构在大多数药物研发项目中都会获得更多的信息，但新上市药物的性能仍存在很大的不确定性，长期使用的数据非常有限，还没有预测罕见、灾难性的副作用的技术，参与临床试验的患者不能完全反映临床实践中的全部人群或治疗情况。新的安全问题往往只有在药物进入市场后才被发现。然而，积极的营销技术导致新药迅速进入临床并广泛使用，但随着问题不断显现和被认识，人们呼吁在药物上市前进行更大规模的试验和更长的患者暴露时间。此外，医疗实践中定义了疾病的多个亚组和疾病阶段，对应多种治疗选择。然而，药物研发设计很少考虑适合不同的患者群体最优的治疗方案。

2. 制药业发展的问题　尽管对药物研发的投资不断增加，但成功率并未持续增高。2004 年全球新分子实体（New Molecular Entity，NME）的引入量是 20 年来的新低；在过去 10 年中美国 NME 新药的申请提交率也同样呈下降趋势。据估计候选药物临床失败率高达 70%~90%，成功获批上市的 NME 所需投资已上升到约 8 亿美元。药物研发成本高昂，可能会阻碍对创新性强、风险高以及市场预期较小的药物研发。此外，新药的市场独占期政策带来了快速的市场占有率，也意味着在上市后发现药物问题时，大量患者已暴露于药物治疗。

一方面是公众对药物治疗确定获益的社会需求增加，另一方面是制药业的创新存在困难，鉴于当时多种疾病有效治疗药物的选择有限，由此带来的并发问题更加严重。FDA 肩负着保护和促进健康的双重职责，负责实施政策以确保新产品的获益大于风险，同时促进创新改善健康，因此推动了关键路径计划的诞生。

（三）关键路径计划

2004 年，FDA 发布了题为《医疗产品开发关键道路上的挑战和机遇》白皮书，承认多种因素导致药物研发状况堪忧，但应特别注意的问题是药物研发科学滞后。药物研发的概念是从基础研究到一系列研发步骤再到商业化产品的过程。白皮书将"关键路径"（critical path）定义为从确定候选药物到最终上市批准的过程。在市场化过程中，产品要经过一系列评估，以预测其安全性和有效性，并实现大规模生产。尽管在过去 30 年中对基础生物医学科学进行了大量投资，但药物研发的科学发展停滞不前。用于药物发现和先导物优化的科学工具通常不用于临床前和临床开发。相反，传统的经验评估被用于动物和人用测试。在多数情况下,研发人员只能使用 20 世纪的工具和概念来评估 21 世纪的候选产品。FDA 分析造成这种情况的原因是即使没有去解决科学发展带来 这些问题,也不会有人被问责。美国国立卫生研究院(National Institutes of Health, NIH) 专注于创新的生物医学科学,而不是药物研发中的应用科学;学术界也是更关注于基础 科学;制药行业关注研发创新产品。美国 FDA 作为监管机构,没有承担任何责任,也无 资金支持。此外,药物研发所需的科学通常是综合性的"大科学",需要多个学科和部 门合作,评价该科学的发展与"转化科学"(translational science)相关。转化科学,也被 称为实验医学(experimental medicine),或者在药物研发的情况下简称为"临床药理学" (clinical pharmacology),涉及将科学创新从实验室转化到早期临床研究,这一过程的改进 是实现药物研发现代化的重要步骤。

这份报告就基础生物医学研究的大量投资与向 FDA 和全球监管机构提交的新药产 品数量之间的巨大差距,提供了令人警醒的统计数据,并敲响了警钟。关键路径倡议是 "FDA 的国家战略,旨在改变 FDA 监管产品的开发、评估、制造和使用方式"。为了让患 者获得医疗进步带来的益处,药物研发人员必须沿着从药物发现或设计到商业营销的多 维关键路径前进。为了促进研发人员在关键路径上正确前行,必须开发更好的科学工具 和流程,提高临床前和临床试验研究的效率,包括安全性评价、试验设计、终点开发和分 析的新方法。

(四)关键路径机遇清单

2004 年《医疗产品开发关键道路上的挑战和机遇》白皮书在药物和医疗设备研发人 员、科学家和患者团体中引发了大量讨论和辩论。经过广泛多方协商,FDA 于 2006 年发 布了《关键路径机遇清单》(Critical Path Opportunities List),列举了药物研发过程中科学 改进的主要领域:生物标志物的开发和利用;临床试验方法和流程的现代化;积极应用 生物信息学,包括疾病建模和试验模拟;以及制造技术的改进。医疗产品研发人员应从 科学技术的三个维度,即安全性、有效性和商业化开展研究和评价,设计和规划产品的关 键路径。表 3-1 是在关键路径不同阶段、不同维度完成研发工作的高度概括。其中许多 研发工作非常复杂,并非适用于全部产品。首先需要制订候选药物的研发计划。成功的 候选药物必须完成一系列安全性和有效性评估,并且必须能够进行大规模商业化生产。 在 5 000~10 000 个能进入研发阶段评估的化合物中,只有一个能完成全部路径的候选 药物。

表 3-1 药物研发关键路径中三维度协同工作

维度	关键路径阶段			
	原型药物设计 或发现	非临床研发	临床研发	FDA 受理审评
安全性	材料选择和构效关系	体外实验和动物实验	临床试验和动物实验	产品安全性监测
有效性	体外和计算机模型评估	体外实验和动物实验	临床试验有效性评估	产品有效性监测
商业化	实体设计	小规模生产	扩大规模生产 精确规格	批量生产

《关键路径机遇清单》分为六个主题：开发更好的审评工具、简化临床试验、生物信息学、21世纪的商业化生产、开发满足公共健康紧迫需要的产品、特定风险人群（儿童），并将各个主题中的具体机遇分类列出。《关键路径机遇清单》涉及76个独立项目，如果完成则可以改进产品开发和后续使用。

1. 开发更好的审评工具　开发更好的审评工具主要是指开发新的生物标志物和疾病模型，以改善临床试验和临床治疗。新的生物标志物被确定为科学工作的最高优先事项。基因组学、蛋白质组学和代谢组学技术，以及先进的成像技术，在发现能够在分子水平上反映健康或疾病状态的新生物标志物方面具有巨大的前景。新的生物标志物可以改善诊断，确定可能有不同的反应的疾病亚群，定义药物分子靶标的个体变异性，并提供对治疗反应的早期监测。体外诊断和成像技术都有望提供有关疾病亚群的额外信息。例如，基因表达测定被用于补充肿瘤的组织学和临床评估，评估肿瘤复发的可能性和辅助治疗的必要性；遗传或影像学标志物可能有助于区分通过临床症状诊断的精神类疾病的生物学分类的亚群；有些类型的生物标志物可用于预测治疗反应，药物曲妥珠单抗和伊马替尼都是应用这一策略的成功案例。在癌症以外的疾病中，由遗传多态性造成的个体间药物靶标异质性可能很重要；使用生物标志物按疾病类型或反应概率对患者进行分类，可降低差异性和增加治疗效果。如果将生物标志物纳入临床实践，也可以减少临床变异性。

减少药物暴露的个体间差异是减少疗效差异性的另一种策略。FDA批准了某些药物代谢酶遗传多态性测定。许多市售药物受到遗传基因多态性代谢的影响在治疗人群中暴露量范围非常宽泛，可以通过基因检测来指导剂量的调整从而提高这些药物的安全性和有效性。

FDA牵头建立了生物标志物资格的概念，确定生物标志物在特定背景下的临床意义。例如，基因检测可能有资格识别疾病的亚型，以便进行临床试验招募。鉴定所需的数据量取决于预期用途，大多数用途需要的数据远远少于建立疗效替代终点所需的数据。

由于新生物标志物的开发和鉴定将使得多方受益，因此成立了联盟。例如，NIH生物标志物联盟（http://www.biomarkersconsortium.org），由NIH、FDA和医疗保险和医疗补助服务中心（Centers for Medicare & Medicaid Services, CMS）以及私立组织药品制造商贸易组织——美国药品研究和制造商协会（Pharmaceutical Research and Manufacturers of America, PhRMA）和美国全球生物技术工业组织（Biotechnology Industry Organization, BIO）建立，该联盟现拥有多个工业界、学术界和患者群体成员。

2. 简化临床试验　关键路径倡议的临床试验现代化部分包括：建立临床试验数据及其管理的标准；全自动化的试验过程和数据管理；完善临床试验质量管理体系；FDA临床试验过程的监管现代化。临床试验标准组织临床数据交换标准联盟（Clinical Data Interchange Standards Consortium, CDISC）（http://www.cdisc.org）在数据标准化方面取得了重大进展。FDA与美国国家癌症研究所（National Cancer Institute, NCI）合作，采用CDISC标准进行监管提交申请。此外，FDA还与NIH合作协调和简化各种研究者报告要求。FDA一直在对临床试验进行现代化监管，举行公开会议，并发布了指南和法规草案。

3. 生物信息学　当前医疗产品开发过程中最大的科学缺陷之一，是在数据生成方面投入了大量资金,但未能充分利用数据并将其转化为决策模型。根据关键路径倡议,应利用现代信息化手段将数据应用起来。例如,FDA联合合作伙伴为数字心电图(electrocardiogram, ECG)记录制定了标准,并要求提交的ECG数据采用该格式;同时建立了心电图数据库,与杜克大学进行整体数据分析合作。数据的另一重要用途是结合对生物标志物、临床结局和各种干预措施效应相关信息,构建疾病进展定量模型。随后可将模型用于试验模拟,以便更好地设计试验和开展临床疗效评估等工作。诸如此类的定量方法在未来产品研发和评估中具有巨大潜力。

4. 21世纪的商业化生产 在药物研发中,许多药物制造过程存在效率低、浪费和忽视现代过程控制技术等问题。在生物制品、设备、药物、纳米技术方面的新科学技术能够改善上述问题。因此,FDA希望通过其21世纪的商业化生产引领这些新科学技术。

5. 开发满足公共健康紧迫需要的产品 主要包含两部分内容。其一是通过改进抗菌产品检测、筛查捐献的血液和组织两种方法实现快速鉴定病原体。其二是通过3种实验模型(用于测试生物恐怖主义对策的动物模型、用于疫苗测试的新型小动物模型、新的组织模型)建立更完善的疾病预测模型。

6. 特定风险人群(儿童) 首先,儿科产品测试通常从成人用药经验中推断并确定测试的剂量和给药方案,因此需要在儿科试验设计中寻找更好的外推方法和最佳实践方式。其次,对于青少年抑郁症在遗传/生理基础方面的研究进展甚微,需要对抑郁症亚型进行更好的临床定义和分类诊断,并了解青少年在药物代谢和治疗反应方面的差异。另外,开发动物模型来评估母体疫苗接种对婴儿的安全性结果、通过制订新的临床方案加速开发适用于青少年糖尿病的新疗法也是儿科产品创新的方向。

(五)关键路径的参与者

推进CPI愿景所需的专业知识和资源非常广泛。2004年FDA呼吁合作后,建立了高校科研人员与FDA合作研究项目,并在2006年《关键路径机遇清单》项目中取得了重大进展。亚利桑那大学、杜克大学、麻省理工学院和加州大学旧金山分校创建的投资项目已开始产生效益。

关键路径研究所(Critical Path Institute, C-Path)是亚利桑那大学和FDA于2005年创建的一家私营非营利组织(http://www.C-Path.org),致力于支持关键路径倡议,由私人基金会承诺提供1 000万美元,为期五年的资金支持。另一家与FDA建立公私合作关系的是杜克大学,其临床试验转型计划(Clinical Trials Transformation Initiative, CTTI)旨在提高临床试验的质量和效率。

C-Path于2006年3月成立第一个联盟,即预测安全测试联盟(Predictive Safety Testing Consortium, PSTC)。加入PSTC的全球制药公司可分享其用于肾毒性、肝毒性、血管损伤和致癌性测试的临床前方法和数据。PSTC联盟中一家公司开发的预测药物毒性的方法可以通过另一家公司进行的实验得到验证,诸如此类交叉验证的方法有望最终为FDA发布的监管指南提供科学依据。

C-Path项目的目标是将新的先进技术整合到医疗产品开发中,特别是那些加速创新诊断测试和治疗途径的技术(表3-2)。例如,C-Path与FDA和犹他大学合作的项目改善了用于华法林剂量选择的基因检测,为开发药物和基因检测提供了科学的依据和途径,以提高药物的安全性和有效性。C-Path的分子测定和靶向治疗(Molecular Assays and

Targeted Therapeutics，MATT）项目，由 FDA、NCI 和 CMS 合作进行，目标是为药物、诊断、影像和其他技术的综合开发制定更快速有效的流程，通过多项协同工作来帮助癌症患者。C-Path 的孤儿药疾病模型注册处（Disease Model Registry，DMR）解决了药物研发后期失败率上升的问题。该项目总体目标是评估可提高对疾病自然史理解的方法和技术，从而确定信息量更大且成功机会更高的临床试验设计和方法。

表 3-2　C-Path 研究的项目

发展差距	C-Path 过程	C-Path 项目	可交付成果
整个行业采用的技术方法不一致	创建共享和验证方法的联盟和流程	预测安全测试联盟	FDA 新的指南改进和加速临床前安全性测试，提高新药的安全性
药物、设备和诊断分别开发。新的癌症药物只有 10%~20% 的有效性	创建跨行业和跨机构（FDA/NIH/CMS）合作，以评估多种技术	NCI、FDA 和工业界的肺癌诊断验证临床试验	预测肺癌反应的试验，更改药物说明书，建立未来药物 / 诊断产品的模型
药物和诊断分别开发。华法林副作用每年花费约 10 亿美元，只有一半（200 万）需要华法林的患者接受治疗	创建跨行业和跨机构（FDA/NIH/CMS）合作，以评估多种技术	基于基因信息的华法林给药，NHLBI、FDA 和工业界的临床试验	减少不良事件，增加华法林疗效预测，修改华法林说明书——推荐基因测试，建立未来药物遗传学临床试验的模型
临床试验失败率高	创建罕见病孤儿药基金会联盟	建立疾病模型登记系统（尼曼 - 皮克病、裂谷热、肾上腺肿瘤等）	基于疾病模型的临床试验设计模板，降低药物研发失败率

参与医疗产品研发的各方人员均已认识到流程改进的价值和需求，关键路径计划的未来越来越稳健。C-Path 作为中立的第三方，制药行业从业者和 FDA 成员可作为科学家工作，而不会受到作为监管机构和被监管者等角色的约束。同样，行业科学家发现与竞争对手分享知识和经验是非常有益的。因此，关键路径的工作很可能会无限期地继续。

NIH 也越来越多地参与关键路径项目。NCI 通过肿瘤生物标志物资格认证计划（Oncology Biomarker Qualification Initiative，OBQI）与 FDA 合作。美国国家心脏、肺和血液研究所一直在与 FDA 合作，协调华法林基因检测的研究。

（六）关键路径计划的成果报告

2004—2010 年，FDA 陆续发布了关键路径计划一系列报告，分析了现阶段面临的科学发展、挑战和取得的成果。关键路径计划已成为促使 FDA 推动创新的主要动力。2008 年，美国国会开始拨款资助该计划，分别资助 FDA 下属各中心和局长办公室的关键路径计划办公室。

2009 年发布《关键路径倡议成果报告》，展示了 FDA 在包括生物标志物及监管科学工具开发、临床试验现代化、确保产品安全性 3 个重要方面取得的成就，以及多个具体领域如临床试验转型计划、新毒理学工具、临床研究者培训课程、肝毒性知识库、上市后电子安全监测、有助于治疗乳腺癌的新生物标志物、ArrayTrack 基因组学工具等方面取得的进展。2010 年关键路径计划项目均向国会提交成果报告，2011 年向国会提交的报告议题集中在改善罕见和被忽视疾病的预防、诊断和治疗方面（表 3-3）。监管科学的进步将提供更好的工具、标准、测定方法、疾病模型，有助于产品研发的现代化，基于科学的途径以提高 FDA 监管产品的效率、可预测性、能力和质量，并支持 FDA 监管产品进入市场后的安全监测。关键路径项目将不断重新配置或开发，以解决这些科学优先领域问题，集中整合内部和外部合作项目，进一步推进 FDA 监管科学的发展。

表 3-3　关键路径计划发布的报告

- CPI 提交给国会的报告：改善罕见和被忽视疾病的预防、诊断和治疗（Improving the Prevention, Diagnosis and Treatment of Rare and Neglected Diseases；FDA Report to Congress）
- 向国会提交的关于 2010 年成就的关键路径报告（Critical Path Report to Congress on Achievements in 2010）
- 关键路径 2009 年主要成就报告（Critical Path Report on Key Achievements in 2009）
- 关键路径 2008 年年度报告（Critical Path Annual Report 2008）
- 2008 年 FDA 的哨兵倡议报告（FDA's Sentinel Initiative Report 2008）
- 2007 年期间启动的关键路径机遇（Critical Path Opportunities Initiated During 2007）
- 仿制药的关键路径机遇（Critical Path Opportunities for Generic Drugs）
- 2006 年期间启动的关键路径机遇（Critical Path Opportunities Initiated During 2006）
- 2006 年关键路径机遇报告（Critical Path Opportunities Report 2006）
- 2006 年 3 月关键路径机遇列表（Critical Path Opportunities List）
- 2004 年 3 月挑战与机遇报告（Challenges and Opportunities Report）

二、美国药品监管科学战略规划

（一）《推进公共卫生监管科学》白皮书

在关键路径计划等取得重大成就的基础上，FDA 于 2011 年 8 月发布了《推进监管科学战略规划》（Advancing Regulatory Science at FDA：A Strategic Plan）。《推进监管科学战略规划》提出了从 8 个领域来推进监管科学的发展，对医药产品开发和评价中用到的科学技术进行彻底的现代化改革，并计划通过构建关键路径模式（critical path model），转变医疗产品的开发、评估、制造和应用等方面的监管理念。8 个优先领域分别为：

1. 促进毒理学现代化以加强产品安全性　①开发不良反应预测模型；②识别和评价可用于非临床和临床评估的生物标志物和临床终点；③开发计算方法和计算模型及其应用；④评价基因治疗安全性的新模型。

2. 推动临床评价和个体化医疗的创新，以改善产品开发和患者治疗效果　①开发和完善临床试验设计、临床终点和方法；②应用现有和未来的临床试验数据，开发疾病进展的定量模型和测量方法；③识别和认定生物标志物，研究临床终点；④提高生物标志物分析方法的准确性和一致性；⑤研发虚拟患者生理模型。

3. 支持改善产品生产和质量的新方法　①能够开发和评估新的和改进的制造方法；②开发新的分析方法；③降低产品微生物污染风险。

4. 新兴技术评估的应用　①鼓励创新医疗产品开发,同时开发新的评价工具和方法;②开发新疗法的评价工具;③确保安全有效的治疗创新;④协调新兴技术产品领域的监管科学。

5. 通过信息科学,整合、研究多样化数据以改善健康结局　①加强信息技术基础设施发展和数据挖掘;②产品生命周期、风险评估和用途开发和应用模拟模型;③分析大规模临床试验和非临床研究数据集;④将 FDA 监管卷宗中的知识整合到数据库,促进预测毒理学模型开发和模型验证;⑤开发新的数据源以及创新的分析方法和途径。

6. 实施以预防为主的食品安全体系,以保障公众健康　该领域并非应用于药品,因此并未在该规划中进行论述。但该规划中优先事项的编号将与监管科学战略计划中的编号一致。

7. 加快制定医疗对策,以抵御美国和全球健康与安全的威胁　①开发、表征和认定用于医疗对策(medical countermeasures,MCMs)开发的动物模型;②更新评估 MCMs 产品安全性、有效性和质量的工具;③开发和认定表征疾病或症状的生物标志物;④加强紧急沟通。

8. 加强发展社会和行为科学,以帮助消费者和专业人员在选择产品时作出知情决策　①了解受众人群;②加强与受众人群的沟通交流,提高对信息渠道的理解;③确保受众理解;④评价关于监管产品沟通的有效性。

除去第 6 项之外的优先领域均与药品有关,都是 FDA 需要采取新的或者强化的监管科学研究措施的领域,对推进 FDA 的监管使命至关重要。在该战略规划中,科学的优先领域对于监管科学研究必不可少。同时不难看出,其不限于单一的产品或研究,是通过提供满足跨领域需求的机遇促进监管科学所带来的与健康产品相关的开发收益。同时,FDA 对每个优先领域都阐述了其实施意义、未来实施策略和对公共健康的影响。2013 年,FDA 增加了第 9 项监管科学优先领域,加强全球产品安全网,旨在提高全球食品安全能力的伙伴关系、实施 FDA 良好的临床实践检查和国外培训计划、参与世界银行全球食品安全基金等。

（二）医药产品监管科学的战略和实施计划

2013 年,FDA 发布《推进医药产品监管科学的战略和实施计划》(Strategy and Implementation Plan for Advancing Regulatory Science for Medical Products)白皮书(以下简称"监管科学战略实施计划"),旨在使 FDA 更好地满足当代公共健康需求,并做好充分准备以迎接未来的挑战和机遇。监管科学战略实施计划回应了《食品药品监督管理局安全与创新法案》(Food and Drug Administration Safety and Innovation Act,FDASIA)(公法112—144)第 1124 节的要求。该文件的内容结构基于法案 1124(b)的 5 项要求,包括5 部分:监管科学和决策的愿景、监管科学的优先事项和挑战、推进监管科学解决优先事项和差距、采纳药品监管科学的进展以及衡量推进监管科学的进展。

（三）监管科学的优先事项和挑战

1. 药品监管科学的优先事项　基于已确定存在的问题,监管科学战略计划明确了监管科学的 8 个优先领域。在首席科学家办公室的战略领导和支持下,FDA 负责人通过产品审批的 3 个中心,即药物评价与研究中心(Center for Drug Evaluation and Research,

CDER）、生物制品评价与研究中心（Center for Biologics Evaluation and Research, CBER）、医疗器械与放射健康中心（Center for Devices and Radiological Health, CDRH），以及国家毒理学研究中心、孤儿药开发办公室、组合产品办公室、反恐与新兴威胁办公室，应用相关专业知识，落实与其使命相关的优先领域内的实施战略。

8个优先领域通常会延伸到多个产品领域，监管科学研究的过程和成果将带来多方面的益处。FDA推进监管科学战略实施计划旨在满足当今的公共健康需求，做好充分准备迎接未来的挑战和机遇，促进科学革命并将科学成果转化为产品，持续助力国家安全健康。

2. 药品监管科学的挑战 FDA监管科学系列内容的复杂性正在迅速增长，这在很大程度上是由于评估基于快速发展的科学技术的新一代产品所带来的科学挑战。更为复杂的是经济全球化不断扩大，要求FDA对在全球各地产出的大量监管数据、产品和产品成分相关的风险进行评估和管理。新药、生物制品以及医疗器械的研发、生产和评估也越来越复杂。药品可能含有一系列复杂的成分、辅料，来源于全球不断变化的商品市场，而且往往来源不确定。此外，信息技术能力的提高有助于FDA利用机构内外部大量数据资源进行监管决策。

现代产品研发和全球化所面临的挑战突出表明了推进监管科学的现代化和进步，以及与基础和应用科学技术的进步相匹配的极端重要性。监管科学战略实施计划详细列出了监管科学需要发展的领域，增加了与FDASIA授权的用户付费计划（PDUFA、GDUFA、BsUFA和MDUFA）中概述的新计划、新期望相关的挑战。

（四）监管科学的决策及愿景

药品监管科学的作用是开发必要的知识、方法、标准和工具，以提高监管决策的确定性、一致性，促进基础科学发现转化为切实可用的药品。其基本目标是确保被证明安全、有效的药品的可及性，这些药品的生产坚持一贯的高质量，并接受上市后监测，确保其在实际使用过程中的安全性。监管决策必须以可用的最佳科学证据为依据，并以公正透明的论证为支撑；支持这些决策的科学必须不断进步，以适应监管的产品种类的变化、对健康和疾病研究的深入进步、新兴技术以及新的法定要求和政策；还应积极主动预测未来的公共健康挑战，并为之做好准备。

1. 监管决策框架 FDA的监管决策是在法律、科学和政策的框架内运行的。监管决策框架由法律提供，法律定义了广泛的监管要求、目标、权限和边界；监管决策框架也由法规提供，法规提供了与法律要求一致的更具体的要求和程序。由于法律法规往往无法规定紧跟科学快速发展步伐的详细要求，因此它们通常建立一般标准，而不强制规定最适用于法律实施的科学方法。科学尽可能地确定与监管决策密切相关的客观事实。对基本事实达成一致意见后，就更有可能就这些事实的科学解释或者含义达成共识；这反过来又可以促进更一致、更客观的监管决策。政策又会带来其他的问题，包括资源限制、新出现的公共健康需求，以及一项行动或者决定可能产生的影响，在某些情况下，还要考虑历史先例。例如，在决定是否允许一家公司的药品继续上市时，除合规问题外，不仅要考虑到法律和科学，还要考虑该产品是否有令人信服的公共健康需求、该产品是否有其他来源以及与合规问题相关的风险是否能够得到管控。

2. 药品全生命周期的监管科学 FDA通过使用科学标准来评估药品在整个生命周

期中的安全性、有效性和质量。当产品研发过程中出现严重问题时,通过提请科学界注意或者通过开展合作进行相关研究,帮助解决问题。在临床试验期间,科学家对试验设计和临床终点提供重要的科学反馈,并对安全性、有效性和产品质量方面新出现的数据进行持续审查。当收到药品上市申请时,将根据既定的科学标准对申请人提交的数据进行评估。药品上市后,根据不良事件报告等信息进一步评估产品的安全性。简而言之,监管科学推动了FDA在药品整个生命周期中的决策,并与科学界合作,制定产品研发和产品审评中使用的临床和技术标准。

3. 推动监管科学向前发展　FDA的监管决策依赖于拥有可用的最佳科学,以减少不确定性,提高所批准药品安全有效的可能性。然而,"可用的最佳科学"可能不足以保证作出的每一项监管决策的确定性。在对现有产品的科学知识和对如何最好地监管这些产品的理解方面,不可避免地存在着巨大的差距。长期存在的挑战(比如怎样更好地预测产品在实际应用场景中的安全性和有效性)一直是监管科学持续努力的焦点。在现有科学差距的基础上,不断发展的产品类型、新的治疗适应证、更新的评估工具或者不断提升的法律法规要求都会带来不确定性。

审评人员在多项监管申请的审评过程中,在支持性数据的数量和质量、数据分析方法以及对结果的科学解释上感到受限。审评人员可能不知道或者无法获得对产品安全性和质量进行优化评估所需的所有信息、知识或者方法。科学是特定监管要求或者新技术的基础,随着科学的不断发展和完善,通过分析海量申请文件或者研究数据所得的知识可以促进法规的实施或者应用,并可通过指南、修订的标准传达给行业。新知识也被纳入内部培训要求,以及审评审批程序和标准等。监管科学的发展带来了科学观点的趋同,相应地提高了所提交材料的科学质量和监管评估的一致性和客观性。知识的增加减少了不确定性,从而使这一过程对申请提交者和审评者来说都更高效和可预测。

通过建立标准物质、检测盒、方法和数据的提交标准,也提高了监管决策的效率和一致性。例如,对分析测试结果的一致性解释需要的方法,不仅能够准确地测量预期终点,而且能够可靠地跨实验室和随时间推移进行测量。同样,通过为数据定义明确的标准和对这些数据所代表的内容进行标准定义,可以使审评所提交文件所需的、对大量数据的操作和分析更加高效和一致。

填补药品研发和审评方面的知识空白,应对新兴生物医学科学进步以改善公众健康相关的挑战,积极的监管科学研究是至关重要的。监管科学研究的目标是获得可用的最佳科学数据、知识、方法和工具,减少监管决策的不确定性,提升监管决策的一致性。

三、美国药品监管科学战略实施

FDA实施药品监管科学战略计划,推进优先事项和解决差距的方法大致可分为两类:内部监管科学活动和外部监管科学活动。内部监管科学活动包括内部研究、科学工作组、资助项目,外部监管科学活动包括与政府、学术界、行业以及非营利实体的合作伙伴进行广泛的科学交流和合作。

美国监管科学之所以能顺利推进,主要在于其强大的监管科学文化和基础设施,将其重点落在政府机构的伙伴关系、员工培训和专业发展、直接资助机制和公私伙伴合作关系。FDA积极推动与其他政府机构的合作,例如FDA与NIH合作推动监管科学研究项目的申报,以支持监管科学学科的发展,NIH每年制订课程计划促进监管科学人才的培养。FDA强调对员工的培养及员工的专业发展,定期邀请学术机构为员工提供内部课程学习机会,组织研讨会,并鼓励工作人员参加学术活动。此外,FDA还设立了专项奖学金计划,以吸引来自学术界、企业和政府机构的年轻科学家来此学习。为了支持监管科学研究项目的发展,FDA建立了直接资助机制,为该领域的重要项目提供资金,并协助其发展。下属专员办公室的关键路径项目办公室会直接向某些监管科学研究项目提供捐赠,或与项目方签订合作协议或合同,以推动项目的进展。

（一）内部监管科学活动

FDA科学家可以查看多种药品的研发计划、监管提交材料和上市后的行动,这使得他们能够洞察到药品研发、审评审批和上市后监测中存在的科学障碍。通过基于实验室的监管科学研究和数据驱动的监管科学研究,FDA已成功解决了一些障碍。利用竞争性的内部资助项目,FDA为审评人员和实验室科学家提供了专注解决确定的优先事项和科学问题的机会。这种宽广的视野和专注的解决方案,有助于提高药品研发和监管的效率和可预测性。

1. 基于实验室的研究　基于实验室的研究项目迫切需要跟上技术发展的步伐,开发科学的问题解决方案,并保持最高水平准备状态以迅速响应受FDA所监管产品的公共卫生突发事件。例如,便携式药物成分筛选技术,可迅速高通量筛选药品,只将被怀疑受到污染的样本送到区域实验室即可进行进一步检测;基于单核细胞系的检测方法,监测促炎性细胞因子的释放,可用快速、廉价的方式筛选具有非必要免疫原性的新型佐剂,促进安全有效的疫苗快速开发。

2. 基于监管数据分析的研究　FDA审评员分析监管数据,为临床前试验和临床试验设计、终点和分析,上市后安全性,产品生产和质量等方面的政策和监管决策提供信息。除了开发新知识、新工具、新方法、新标准外,FDA还利用对这些数据的分析以及来自外部合作伙伴的额外数据,为具有较大影响范围的公共健康疗法开发新的监管路径。例如,加速对丙型肝炎治疗的评估。丙型肝炎治疗的临床试验的主要终点是基于在随访24周时对患者血清中的病毒进行的检测,但FDA科学家分析了18个临床试验的数据,发现在随访12周和24周时的测量结果在多种病毒基因型和治疗方案的大型人群数据库中是一致的。基于这项工作,现在可以用12周时病毒从血清中清除的程度来预测患者对治疗的反应。在治疗过程中提前对患者反应进行评估,有助于加速对丙型肝炎新疗法的评估,并改善对治疗无效患者的管理。

（二）竞争性的内部资助项目

为了最大限度地增加对内部监管科学项目的投资,FDA及其相关药品中心利用很多竞争性的内部资助项目,为审评人员和实验室科学家提供竞争性的机会,来解决确定的优先事项。这些项目包括妇女健康研究办公室行动计划、由中心管理的关键路径计划和医疗对策行动计划。

1. 妇女健康研究办公室行动计划　FDA的妇女健康办公室(Office of Women's Health, OWH)于1994年制订了其研究和发展计划,以解决当前科学知识方面的差距,鼓励新的研究方向,并为妇女健康制定更优化的标准。到目前为止,OWH已经资助了妇女健康研究的多个领域,包括癌症、艾滋病、骨质疏松症、膳食补充剂、二噁英和性别分析的统计方法。

改进药物对心脏复极作用的评估。与男性相比,女性发生药物引起的严重心律失常(QTc延长和尖端扭转型室性心动过速)的风险更大。对其中一种药物不良反应(QTc延长)的潜在风险进行调查是目前药品审批的一项监管要求。

提高女性在医疗器械临床试验中的代表性。OWH提供资金支持和技术帮助,使FDA得以与来自其内部的、行业的和学术界的不同工作组召开了两次重要会议,深入了解提高现有性别数据质量和一致性的策略,并最终在2011年12月发布了《医疗器械临床试验研究中性别差异的评估》指南草案。该指南概述了FDA对特定性别患者登记、数据分析和医疗器械研究信息报告的期望,并将有力地促进女性未来的健康福利(特别是在心脏病、植入和假体开发等领域)。

2. 关键路径计划　关键路径计划是FDA推动药品研发、评估、生产方法创新的战略。该计划于2004年3月启动,旨在解决瓶颈问题,缩小生物医学科学技术领域新发现的数量与提交FDA审批的新医疗方法数量之间的差距。2007年《食品和药物管理局修正法案》(Food and Drug Administration Amendments Act,FDAAA)授权FDA资助支持激励药品研发新工具的开发。相关FDA药品中心为有前景的项目提案提供资金支持,这些提案为药品研发和公共健康带来了实实在在的利益。

对肺癌的治疗进行更好的评估。计算机断层成像(CT)越来越多地被用来评估肺癌治疗的效果,尤其是检测肿瘤大小。FDA已建立公开的肿瘤结节CT图像数据库,研究人员可利用该数据库评估CT设备的参数设置如何影响肿瘤体积的测量结果。这项工作有望帮助医疗器械生产者开发软件,使CT能够更加准确地估算肿瘤大小,从而在医生们开发更有效的肺癌治疗方法时,帮助他们更好地评估其治疗方案是否有效。

评估转运蛋白介导的潜在的药物相互作用的数据库。随着研究的深入,科学家对膜转运蛋白的研究有了很大的突破,膜转运蛋白可将多种分子转运进或者转运出细胞或者细胞的内部区隔,在药物处置和反应中起着重要的作用。FDA审评员与旧金山加利福尼亚大学的科学家合作,建立了评估转运蛋白介导的潜在的药物相互作用的公共数据库,审评员可以访问该数据库,确定膜转运蛋白对药物安全性或者有效性的可能影响,以便于对药物进行审评。

3. 医疗对策行动计划　2010年8月FDA发起了医疗对策(MCMs)行动计划,其目标是通过建立明确的监管路径,促进MCMs产品发展;建立有效的监管政策和机制,及时获取可用的MCMs产品;推进MCMs产品监管科学,以创建支持监管决策所需的数据。MCMs产品指应对突发公共卫生事件所需的药品、疫苗和医疗器械(包括诊断测试、器械和用具),包括预防和应对炭疽、天花、放射性/核制剂、流感大流行,以及其他新出现疾病的产品。

例如,FDA为改进流感疫苗做出了努力。佐剂是添加到疫苗中的用于增强或者提高免疫反应的成分。FDA研究人员在临床中使用一种新型的、廉价的水包油佐剂的流感疫苗并分析临床样本中的免疫反应,发现佐剂提高了抗体反应的强度、持续时间、多样性以及抗体结合强度。对公共健康而言,这项研究的重要意义是,佐剂的加入可以降低疫苗制剂中使用的抗原(引发免疫反应的疫苗成分)的浓度,或者在免疫计划中接种较少量的疫苗即可。这有效地增加了疫苗的相对供应量,使FDA能够更好地应对流感大暴发的威胁。

确保国家抗病毒药物的供应。奥司他韦是一种用于治疗流感的常用抗病毒药物,是公共卫生部门常用储备药物。FDA 的科学家测试了奥司他韦片剂的耐湿、耐热能力,发现泡罩包装胶囊的保存时间是瓶装胶囊的两倍。这些研究结果提供了提高药物储存和运输能力的方法,以确保流行病发生时药品的可及性。

(三)对外科学交流与合作

此前确定的监管科学优先事项和差距,FDA 无法独自解决,或者说,事实上任何一个组织都无法独自解决。严峻的挑战往往需要采取创造性的方法来汇集和共享数据、专业知识和资源,以维护合作伙伴的利益和投资,同时开发新的、可用的公共知识以推动创新。

FDA 科学家利用多种机制积极参与和外部机构及专家的科学交流与合作,如公私合作伙伴关系汇集了来自产业界、学术界、患者团体和政府等众多利益相关者的力量,对 FDA 的工作进行了补充。FDA 相关药品中心提供了多种技术转让协议,包括合作研发授权协议、材料转让协议和合作研究协议等。当相关药品中心有具体的监管科学需求,而这些需求无法在内部或者通过合作来解决时,可以采用发布合同或者拨款,对合适的外部专业知识、设施加以利用。

1. 公私合作伙伴关系　根据美国国会在 2007 年《食品和药物管理局修正法案》(FDAAA)中的授权,公私合作伙伴关系(public-private-partnership,PPP)使 FDA、产业界和学术界之间的合作得以实现。这些 PPP 机构由非营利的、中立的第三方管理,以开发"创新的、协作的研究、教育和推广项目,旨在促进药品创新,加速药品研发、生产和转化治疗,提高药品安全性"(《联邦食品、药品和化妆品法案》第 566 节)。FDA 与十几家 PPP 机构合作,应对从确定预后和安全性生物标志物到完善临床试验设计,再到开发和试验新的患者报告结果等方面的产品研发挑战。例如,患者报告结局(patient-reported outcome,PRO)联盟、结核病药物治疗关键路径(Critical Path to TB Drug Regimens,CPTR)联盟、医疗器械创新联盟(Medical Device Innovation Cosortium,MDIC)、里根 - 乌达尔基金会等。

2. 直接资助机制　FDA 没有内部专业知识或者设施来解决某些特定的监管科学挑战,但其规模还不适合开展 PPP,这种情况下,可针对特定需求采用签订合同或者拨款的形式直接资助。例如,开发新的生物等效性方法、发展毒理学和生物标志物开发的创新方法等。FDA 的直接资助机制主要分为内部补助计划(Intramural Grant Programs,IGP)和外部资助机制(Extramural Funding Mechanisms,EFM)。

3. 成果交流　FDA 审评员和实验室科学家积极参与解决药品监管科学发展的障碍,并通过各种合作机制与众多合作伙伴开展合作。FDA 监管科学工作的成果通过科学出版物、摘要和报告等传递给科学界,也为多份同行评审的科学出版物、综述、评论、监管概述、摘要和报告做出了贡献。

4. 监管科学与创新卓越中心　FDA 通过监管科学与创新卓越中心(Centers of Excellence in Regulatory Science and Innovation,CERSI)进行区域合作,以支持监管科学研究、相关人员的培训和科学交流及监管科学专业的发展。CERSI 是 FDA 与学术机构之间开展的合作项目,不仅通过创新性研究、培训和科学交流来促进监管科学不断发展,且同时研究新方法以助力 FDA 监管产品的安全性和有效性。2011 年,FDA 与马里兰大学和乔治敦大学签署合作协议,建立 CERSI。CERSI 开发了监管科学硕士项目,并为大学的研究人员和 FDA 工作人员提供专业进修机会。研究主题包括药物与药物的相互作用、新兴医疗器械的评估、安全用药、建模和生物信息学以及临床数据资源共享有关问题。

目前,CERSI 包括马里兰大学 CERSI、加州大学旧金山分校与斯坦福大学联合 CERSI、约翰·霍普金斯大学 CERSI 和耶鲁大学与梅奥诊所联合 CERSI。加州大学旧金山分校、斯坦福大学与 FDA 将共同研究的重心放在监管科学的创新研究、教育、推广和科学交流等项目。梅奥诊所、约翰·霍普金斯大学与 FDA 合作的方向主要是创建基础架构以支持和加强 FDA 监管科学战略计划中多个领域发展,包括激励临床评估创新和通过个性化医疗改善患者治疗结果等加强社会科学和行为科学研究,使用信息科学以改善患者的健康状况。耶鲁大学和梅奥诊所联合 CERSI 定期收集真实世界数据,同其他数据库、其他临床试验的数据结合,为监管提供依据。

(四)FDA 监管科学与创新办公室

在 FDA 首席科学家办公室(Office of the Chief Scientist,OCS)的战略领导下,监管科学与创新办公室(Office of Regulatory Science and Innovation,ORSI)为 FDA 下属的医疗产品中心提供管理支持。FDA 下属的医疗产品中心,包括药物评价与研究中心(CDER)、生物制品评价与研究中心(CBER)、医疗器械和放射健康中心(CDRH)和国家毒理研究中心(NCTR),采取实施监管流程、政策和改进内部组织机构的措施,来应对和协调创新产品的监管挑战。ORSI 的愿景是通过最佳科学实践与创造性合作加速创新,以改善和促进公共卫生,其任务是在战略领导、协作、协调和基础设施开发方面提供服务和创新,确保 FDA 继续拥有强大的监管科学基础。主要职能包括:支持高质量的协作性科学活动,以解决有关 FDA 监管产品的重要公共卫生和监管问题;支持核心科学能力和基础设施建设;促进产品开发和评估中创新技术的开发和使用;通过支持 FDA 内外部高质量同行评审的科学研究计划,解决科学和公共卫生优先事项;支持科学推广和研究合作活动,通过吸引其他机构、全球监管合作伙伴、学术界、创新者和消费者来推进 FDA 的使命;寻求 FDA 项目、利益相关者和外部顾问的意见,以帮助确定符合 FDA 的科学需求和优先事项。

四、美国药品监管科学战略计划的进展

目前,FDA 医疗产品监管科学应用进展包括以监管为目的评估和调整新科学,并将新科学应用于监管过程中。《FDA 技术现代化行动计划》(FDA's Technology Modernization Action Plan,TMAP)中指出 FDA 开发、集成新的数据标准,以及用于数据接收、分析、评估和可视化的计算机硬件和软件工具,以促进复杂数据的高效、有效和一致的审查。在监管科学战略计划的实施推进下,FDA 启动了新兴技术计划、新药创新科学和技术方法试点计划、科学策略计划、分步实时申请审评试点计划、非处方药新提案等监管新方法;开发了智能评价和结构化申请、新型人工智能安全监控工具、罕见疾病治疗催化器等监管新工具。同时,FDA 推进科研基础设施建设,尤其是加强对关键技术的投资,以准备对创新医疗产品进行监管评估并加强对现有许可产品的评估,现有科学成果包括高通量测序、高分辨率核磁共振和质谱、多色流式细胞术等关键核心技术。

（一）药品监管科学战略实施的评估

在推进和应用监管科学的同时进行衡量评估,也是监管科学发展的特点。FDA通过内部监管科学活动和外部交流与合作衡量推进监管科学的指标。内部监管科学活动解决优先领域的研究重点和不足之处。同时,监管科学取得重大进展都需要资源、专业知识、信息技术,这是任何单个组织都无法提供的,所以FDA采用多种机制来促使不同的利益相关者参与以解决法规科学知识差距的合作项目,其指标为枚举和描述科学活动以提高法规科学的优先级,并解决其与外部组织合作而产生的空白。

FDA主要采取三种衡量监管科学效果的指标,包括评估科学培训和专业发展、是否将新科学融入监管过程中以及建设基础设施评估的新兴科技。例如,2008年,FDA启动哨点行动;2014年,从迷你哨点试验阶段逐渐过渡到完整的哨点系统(sentinel system),监测受其监管产品安全性的国家电子系统;2019年,FDA发布了《哨点系统五年战略规划》,主要方向在于增强和扩展哨点系统的基础(即数据、基础架构、运营、技术),利用数据科学和信号检测方面的先进技术来增强哨点系统的安全分析功能,再利用哨点系统加速访问和更广泛地使用真实世界数据生成真实世界证据,最后扩大前哨系统的利益相关者生态系统,以追求国家资源的协调。

FDA监管科学的发展落实到相关的监管活动中,例如,生物制品的安全性、效力和有效性的各种快速发展的技术和科学问题,需要了解相关生物学科基础研究的新发展,开展上述领域相关的监管科学研究是FDA对生物制品进行有效监管审查的能力的基础。CBER的科学家开展包括过敏原、血液、细胞和基因治疗以及疫苗的研究等项目,拓宽了FDA人员对生物制品的了解,并为监管审查提供了坚实的科学基础。例如,儿科研究和以儿童为中心的监管科学研究改善了儿科医疗产品研发,确保儿科患者能够获得安全有效的医疗产品,同时保护和促进所有儿童的健康,增强和支持儿童护理实践和营养,保护儿童免受烟草制品的有害影响。

（二）不断发展的 FDA 监管科学研究计划

FDA于2021年发布了《推进监管科学:监管科学重点领域报告》(Advancing Regulatory Science at FDA: Focus Areas of Regulatory Science)(FARS报告),并于2022年进行了更新。FARS报告传达了FDA监管科学研究活动的重要性和影响,并确定了需要持续或新投入的跨学科领域。FARS报告中提供的研究实例凸显了FDA对其监管产品不断发展的科学技术的响应。

2021年FARS报告确定了FDA认为需要内部科学家和外部利益相关者继续投入和创新的22个跨领域重点项目,包含多个跨中心或办公室的监管科学项目。2021年FARS报告包括FDA在2020年确定的3项战略举措,以及FDA由于新型冠状病毒感染疫情确定为关键监管科学需求的第4项举措。每个FARS都包括两部分:讨论其对FDA的重要性,以及与支持FDA使命的重点领域相关的当前的研究实例列表。

1. 通过创新增加选择和竞争　利用创新来促进选择和竞争的主题多数来自FDA新兴科学工作组的工作,该工作组确定可能会影响将来进入FDA的产品的新科学趋势。其关注领域包括个体化治疗和精准医学、复杂的创新试验设计、从3D打印到人工智能控制的生产方法等先进制造技术、通过使用创新的定量方法和建模来简化复杂药物仿制替代产品的批准路径等。

2. 释放数据的力量 该主题围绕FDA监管工作中可以发挥的数据力量。FDA的哨兵系统以及生物有效性和安全性系统是FDA当前正在使用的主动监督系统示例。FDA的数字健康卓越中心发挥了重要作用。FDA还在利用人工智能和机器学习技术来支持其活动,同时也在探索人工智能与各种数据的结合,从而可以更全面、更快捷地分析临床试验结果。可穿戴设备和应用程序等数字健康技术也属于这一领域。真实世界证据也是以数据为中心的重点领域,这在临床试验和上市后审查中的重要性日益增加。

3. 赋予患者和消费者权利 患者报告结局已成为FDA审评过程中越来越重要的一部分。FDA与患者团体、学术界和专业组织持续合作,寻求拓宽将患者及照顾人员报告结局纳入监管决策的方式。赋予患者和消费者权利的另一方面是为个人提供最佳信息,以便他们做出有关FDA监管产品的明智决定。

4. 公共卫生应急准备和响应 公共卫生应急准备中会涉及一些监管考虑因素,例如,快速开发医疗对策和减少病原体污染的技术。另外,还涉及与非大流行有关的公共卫生准备,以解决阿片类药物危机、持续存在的严重耐药性问题、食品安全以及确保配药产品质量的问题。

FARS报告中介绍了FDA可用于开展监管科学研究工作的资金来源、研究能力和工具。FDA强烈建议在报告所列的重点领域工作的利益相关者仔细阅读该报告及包含的示例,以确定是否存在与FDA合作的机会,确保FDA及时掌握不断变化的监管科学需求。

5. 监管科学研究计划的更新发展 2022年FARS更新报告概述了FDA已确定的需要持续定向投资的主题。FARS报告更新的关键目的是强调定期交流FDA跨领域监管科学研究活动的重要性和影响。由于FDA旨在保持领先于不断变化的监管需求,因此FDA审查了2021年报告中的每个重点领域,并提供了对报告中突出显示的示例的重要更新。保持及时定期更新的能力确保了FARS包括FDA监管科学的最新主题和实例,以保证FDA履行监管职责。

(三)推动国际合作

在药品监管科学方面,为推动监管科学的发展和国际交流合作,FDA自2011年发起年度性国际会议"监管科学全球峰会"(Global Summit on Regulatory Science, GSRS)。每届峰会召开前组建全球监管科学委员会,邀请来自世界医药业主要国家的监管科学家和行政管理部门的技术专家担任委员。GSRS峰会为全球医药创新产品的监管政策制定者、前沿科学家、转化医学以及医药尖端科技创业者提供了一个协同创新平台。

科学技术正在迅速发展,给美国和全球卫生带来了前所未有的挑战和机遇。FDA在保护和促进国家健康方面发挥着关键作用。FDA监管产品的关键责任需要应用最佳的可用科学来跟上科技进步的步伐,作出决策并采取行动,既支持创新,又保护和促进公众健康。FDA监管科学战略规划确定了关键的优先领域和活动。成功实施监管科学战略,使该机构能够完成当前的监管使命,同时也为未来的新挑战做好准备。

美国药品监管科学的国家战略体现了实现监管人才现代化、基础设施现代化、标准工具和方法现代化的方向、目标和措施。药品监管科学规划作为国家战略的实施,在理念、法律变革、组织变革与广泛合作等方面都产生了极其深远的影响。

第二节 欧盟药品监管科学战略

欧洲药品监管体系有别于其他各个国家和地区的药品监管体系,是一个由欧洲药品管理局(European Medicines Agency, EMA)、欧盟委员会(European Commission, EC)和欧洲经济区成员国和地区的 50 余个国家主管当局组成的合作药品监管网络。EMA 是欧盟药品监管的最高权威机构,负责和协调欧盟国家医药产品的评估和监管。EC 对药品在全欧盟范围上市进行批准许可,也收集和评估药品获益及风险信息。欧洲药品质量管理局(European Directorate for the Quality of Medicines & HealthCare, EDQM)负责药品质量、药品安全使用、假冒药品的风险防范管理,以及按照供应对药品进行分类等有关程序和政策的起草工作。EMA 人用药委员会(Committee Medicinal Products for Human Use, CHMP)承担着欧盟药物警戒的任务。

EMA 致力于通过完善药品法规来保障和促进欧洲 5 亿多人口的健康,其宗旨是创建能够支持创新和开发满足人类、动物健康需求的药品监管环境。科学技术的进步促进了诊疗方法的进步,也给 EMA 实施药品监管带来了巨大挑战。2008 年,EMA 通过公私合作的创新药物倡议,明确监管科学在推动关键领域发展方面的作用,实施监管科学战略。欧盟药品监管的特点是分机构强化立法监管,在药品监管理念、监管技术、监管人员等方面有其独特的特点,其监管科学战略发展一般 5 年为一期,围绕着药品风险监管、欧洲网络战略、先进医疗产品研发等方面开展。2018 年 12 月,为更好地提升以患者为中心的医疗保健,EMA 认为监管机构应当大力促进科学和技术创新的应用转化,发布了《2025 监管科学战略思考》(Regulatory Science to 2025: Strategic Reflection),指出 EMA 应当参与研究活动,特别是旨在促进医药产品质量、有效性和安全性评估的监管科学。欧盟监管科学战略重点是大力推进监管科学研究,加大细胞与基因疗法、大数据及人工智能等领域的机遇。经过广泛讨论、意见征集和分析,EMA 于 2020 年正式发布了《2025 监管科学战略》(Regulatory Science Strategy to 2025)。

一、欧盟药品监管科学发展历程

20 世纪 60 年代"反应停"事件之后,欧洲各国更加注重药品安全监管。欧洲各国通过立法、建立药物警戒体系等对药品的质量、安全、有效性 3 个方面进行严格的监督与管理,并在欧盟成立以后相应建立了较为完善的上市后药品安全监管体系。欧盟药品监管立法体系有欧盟和成员国两个方面。成员国首先对有关事项达成条约,再由 EC 进行立法。欧盟的药品管理法是以药品质量、安全以及有效性等原则为基础,从药品研发到使用的各个环节,将药品安全监管纳入日常管理工作中。成员国主管当局负责监督各自领域内获得上市许可药品的生产和使用,有义务持续监管其管辖领域内上市销售药品的安全性、上市药物警戒,并在必要时采取适当的行动保证药品的安全使用,维护公众健康。

(一)欧盟药品监管科学的背景及概况

EMA 于 1995 年开始运行,通过确保欧盟市场上提供的所有药品安全、有效和高质量,保护欧盟成员国以及欧洲经济区国家的公众健康。EMA 愿景是促进监管科学发展,使患者在不断发展的卫生医疗技术中获得安全有效的药物治疗,从而实现保护人类健康的使命。EMA 积极引导和参与欧盟区监管科学的发展,包括其委员会和工作组组织药品监管科学各相关方共同参与的科学研讨会及各类会议;为研究项目委员会和学术社会委员会提供专家指导;参与和支持卓越研究网络的建立;参与其他欧洲或国际卫生机构包括欧洲疾病预防控制中心(European Centre for Disease Prevention and Control, ECDC)、WHO、FDA 等的研究活动,发布药物评估的文献综述和数据库研究结果,基于内部数据分析促进药物研发和改进药物监管和评估,开展科学咨询等为监管政策提供咨询意见,以及为制定创新药物倡议(Innovative Medicines Initiative, IMI 或 InnoMed)战略研究议程,开展人用药物产品收益与风险评估监管科学研究等。例如,EMA 构建了临床试验对于监管科学的反馈机制,以临床试验结果引导相关标准及评价方法的开发和应用。近年来,EMA 加强了与监管网络以外的利益相关方的互动、与制药行业的对话,以及与消费者和医疗保健专业人员的交流。

EMA 作为欧盟区的药品监管机构,致力于构建能够持续支持药品创新研发的监管环境,高度重视科学对药品监管的支撑和促进作用。欧盟药品监管面临的一系列挑战,如药物创新和研发成本激增,欧洲资本流出,人口老龄化增加药品消耗量,药物供应链日益复杂化、某些地区出现药品短缺问题,细胞治疗、基因诊断、药械组合、新型临床试验设计、真实世界证据,以及大数据和人工智能等新兴科技的监管挑战,使 EMA 深刻意识到需要有最新的工具跟上科学技术的进步,确保对突破性的、更复杂的疗法进行合理评估,因此积极参与并促进了欧盟监管科学的发展。

1. 药品安全风险监管　　在监管理念上,加强风险监管,关注药品安全性是欧盟药品监管的特点之一。为此,通过长期建设,欧盟建立了较为完善的药品风险监管体制,确保公众能够安全有效地使用药品,最大限度地降低欧盟区药品使用风险。

欧盟药品风险监管机制主要由药品不良反应自发报告和药品定期安全更新报告等部分组成。药品不良反应自发报告是主要的早期预警系统,以获得上市药品未被发现的不良反应。EMA 建立了欧盟范围内的不良反应信息数据库,为个别安全报告的交换和信息查找提供支持,并且开发和使用更多的数据来源,形成电子报告系统的不良反应报告,阐明公众因不良反应受危害的比例和紧急程度等。药品定期安全更新报告是对药品安全信息的重要分析,针对所有严重不良反应和未列出的非严重不良反应、药品禁忌证等,定期进行信息更新。这些报告可以提示药品的安全信号,更新正在出现的或紧急的药品安全事件信息,为产品进行全方位的安全评价提供依据。药品安全风险监管旨在识别药品风险,明确安全范围,最大限度地降低药品临床使用风险并保护公众健康。

2. 先进疗法产品的开发评估　　先进疗法产品(advanced therapy medicinal products, ATMPs)是以基因治疗、体细胞治疗或组织工程为基础的新型人用药品,对其评价需要具备前沿的医学知识和技术。ATMPs 的开发评估是药品监管科学研究的重要内容,欧盟及其各国非常重视前沿药物研究,对鼓励创新和新药发展有很大的推动作用。通过监管科学研究,可以鼓励生物技术产品研发和生物类似药的发展。欧盟国家在生物技术产品的开发、评价和注册监管方面发展迅速。

3. EMA 与科研院所的合作发展　　EMA 注重与学术界、学术社团和研究团体进行合作发展。例如,建立了欧洲药物流行病学和药物警戒中心网络(European Network of Centres for Pharmacoepidemiology and Pharmacovigilance, ENCePP),发布了关于药物流行病学与药物警戒的研究方法标准指导手册,为药物流行病学和药物警戒的调查研究提供现有主要方法的指导;建立了欧洲儿科研究网络(European Network of Paediatric Research at the European Medicines Agency, Enpr-EMA),提供儿童药物的质量信息,提高儿童用药的安全性和有效性;帮助招募患者进入临床试验;实现网络和利益相关者之间的协作,避免不必要的重复研究;促进欧盟委员会框架计划申请。

由于EMA未设置具有研究功能的部门,因此特别注重与大学、科研院所合作模式的构建并鼓励建立监管科学研究中心。以丹麦为例,哥本哈根大学建立了监管科学哥本哈根中心,设立了相应的硕士点,并设置了相关的博士生、博士后课程,以及召开专业研讨会及交流会。

4. 开展监管科学项目 EMA开展了多项监管科学相关的项目。例如,针对某些罕见病药物不足或者缺失的问题,推出了优先药物计划以满足药物研发需求。开展临床试验信息系统(Clinical Trials Information System, CTIS)的开发测试,通过临床试验信息系统,各成员国的临床试验申请方和专家可以充分发挥其在试验授权、监督、安全报告和配合行动方面的作用,公众也能够通过平台获取有关临床试验的信息。为改善先进疗法产品ATMPs的监管环境,2017年EMA与欧盟委员会下属的健康与食品安全理事会发起精简程序,调整生产需求,组织利益相关方交流行动计划。为确保患者用药安全,不定期举办公开听证会。公开听证会由其安全委员会、药物警戒风险评估委员会建立,是EMA现有的与患者和医疗保健专业人员进行药物评估渠道的有益补充。通过听取公众对药物安全性的看法和经验,使其参与药品监督。

(二)欧盟创新药物倡议

医疗产品生产率的下降不仅限于全球范围内的美国制药公司,还影响到许多其他国家。美国通过CPI改善医疗产品开发和审批流程,在全球范围内产生有利的连锁反应。与CPI并行,欧盟委员会启动了创新药物倡议(Innovative Medicines Initiative, IMI或InnoMed)(https://www.imi.europa.eu/),明确监管科学在推动关键领域发展方面的作用,实施监管科学战略。

1. IMI起源 IMI起源于欧洲创新药物技术平台(European Technology Platforms, ETP),该平台得到了欧盟委员会第6个研究框架计划(FP6)的支持。ETP由制药行业牵头,项目从2005年持续到2009年,通过制定战略研究议程以促进欧洲的药物研发,并通过证明在阿尔茨海默病和药物安全两个关键领域合作方法的有效性,为IMI奠定了基础。

2007年,欧盟委员会发布了关于创建IMI的提案,这是以欧盟委员会为代表的欧洲共同体与欧洲制药工业和协会联合会(European Federation of Pharmaceutical Industries and Associations, EFPIA)之间的公私伙伴关系(public-private partnership, PPP)。该提案适用欧盟条约(现为《欧洲联盟运作条约》第187条)中的条款,允许欧盟设立联合企业,"以有效执行联盟研究、技术开发和示范计划"。在欧洲议会和成员国讨论之后,2007年12月批准了创建IMI的立法。

IMI通过解决安全性、疗效、知识管理以及教育和培训问题,加快开发安全有效的药物。该计划的总体目标是显著提高药物研发过程的效率和有效性,创新药物计划,长期目标是制药行业生产更有效、更安全的创新药物。

2. IMI 项目一期建设（IMI 1） 该项目一期"IMI 1"在 2008—2013 年期间预算 20 亿欧元，是目前全球最大的生命科学 PPP。预算的一半来自欧盟的第 7 框架计划（FP7），其余的则来自 EFPIA 及其成员公司的实物捐助。EFPIA 公司不通过 IMI 获得任何欧盟资金；欧盟的资金支持大学、研究中心、中小企业和中型公司、患者团体和监管机构的参与。IMI 1 于 2008 年 5 月发起了第一次提案征集，首批项目于 2009 年启动。IMI 提案征集建立了完善的机制和规则，并定期发起。至 2013 年底共发布了 11 项提案征集，开展了 59 个项目，并投入了全部 20 亿欧元的预算。多个项目专注于特定的健康问题，例如神经系统疾病（阿尔茨海默病、精神分裂症、抑郁症、慢性疼痛和孤独症）、糖尿病、肺部疾病、肿瘤、炎症和感染、结核病和肥胖症等；另外还专注于药物研发中更广泛的挑战，如药物和疫苗安全、知识管理、化学药物生产的可持续性、干细胞在药物发现中的应用、药物在体内的行为、创建欧洲新药发现平台、抗生素耐药性等。除了研究项目外，IMI 还支持了一些教育和培训项目。

3. IMI 项目二期建设（IMI 2） 该项目二期"IMI 2"建立在 IMI1 成功的基础上。独立专家对 IMI 1 项目进行的详细分析表明，这些项目正在多个领域产生显著的社会经济影响。IMI 1 项目的成功促使欧盟委员会和 EFPIA 采取措施，在"地平线 2020"①（Horizon 2020）计划下继续开展 IMI 项目。"IMI 2"于 2014 年上半年获得欧洲议会和成员国的批准，于 2014 年 7 月正式启动。IMI 2 运行时间为 2014—2020 年，总预算达 3.276 亿欧元。预算的一半来自欧盟的"地平线 2020"计划，其余大部分来自 EFPIA 及其成员公司。IMI 2 仍然专注于患者和社会的需求，并提供工具和资源以加快急需治疗的开发。此外，IMI 现在还更加重视加速患者获得新疗法。

4. 监管机构参与 IMI 项目 IMI 项目涵盖了整个医学研究和药物研发过程，从了解疾病的原因，到药物发现，再到患者获得创新药物治疗。IMI 项目中获得的科学知识与监管机构、卫生技术评估（Health Technology Assessment，HTA）机构和消费者直接相关。例如，PROTECT 项目专注于评估药物的益处和风险，并以多种方式对监管实践产生了影响。PROTECT 是一个欧洲协作项目，旨在开发药物流行病学和药物警戒方面的创新方法，运行 5 年以上，总资金约为 2 000 万欧元。PROTECT 目前用于研究药物警戒和药物流行病学方法的局限性，以加强对在欧洲上市的药物的获益风险平衡的监测。该项目旨在专门的工作项目中开发和验证一套创新工具和方法，包括直接从药品消费者处收集数据的现代通信工具；用于早期和主动检测信号的改进工具；药物流行病学研究的设计、实施和分析框架；持续获益风险监测的方法，特别是显示获益风险概况的图形方法。

另外，WEB-RADR 开发了应用程序来帮助收集不良反应报告；GetReal 为将真实世界证据整合到药物研发中提供了工具和指导；ADAPT-SMART 正在创建一个多方利益相关者平台，用于讨论"患者的药物适应性途径"（Medicines Adaptive Pathways to Patients，MAPPs）。IMI 更多的项目正在开发具有潜在监管影响的工具和方法，例如评估药物安全

---

① "地平线 2020"（Horizon 2020）是欧盟 2014—2020 年的研究和创新资助计划，预算近 80 亿欧元。所有新闻、活动、计划详情、项目列表等均可在存档的"地平线 2020"网站上找到（https://wayback.archive-it.org/12090/20220124075100/https://ec.europa.eu/programmes/horizon2020/），但网站已不再更新。该计划现已被"地平线欧洲"（Horizon Europe）接替（https://research-and-innovation.ec.europa.eu/funding/funding-opportunities/funding-programmes-and-open-calls/horizon-europe_en）。

性或有效性的测试和措施,或替代临床试验设计。

每隔几年,IMI 会与 EMA、FDA 合作组织一次监管科学峰会,以审查正在进行的 IMI 项目结果的监管相关性;获得监管机构对未来 IMI 征集主题的意见;并讨论哪些研究问题可以通过像 IMI 这样的 PPP 来解决。这些会议是讨论合作的价值、科学的发展及其对监管科学的影响的重要机会。

(三)EMA 科学委员会和工作组

根据新的欧盟立法,EMA 职权范围不断扩大。除评估人用药和兽药的职责外,EMA 还负责在罕见疾病药物、草药、儿童药物和先进疗法药物等专业领域开发产品。由于承担这些责任需要不同领域的专业知识,因此 EMA 针对各个相关领域成立了专门的委员会以支持相关领域的科学决策。例如,CHMP 负责人用药品授权的相关程序;PRAC 负责评估和监测人用药品安全性;CVMP 负责兽药产品相关授权;COMP 负责推荐罕见病药物的孤儿药指定;HMPC 负责汇编和评估有关草药物质、制剂和组合的科学数据,以支持欧洲市场的协调统一;CAT 负责评估质量、安全和功效的 ATMPs,促进该领域科学发展;PDCO 负责针对儿童药物的活动,并通过提供科学知识和确定儿科需求,以支持欧盟此类药物的发展。

随着 2000 年 COMP 的成立,EMA 向患者和医疗保健专业人员敞开了大门。如今,他们的代表作为正式成员参加了大多数 EMA 科学委员会,在评估药物的风险和获益方面发挥着越来越重要的作用。2014 年,患者首次在 CHMP 内讨论了药物的获益风险评估。2012 年 PRAC 成立,EMA 开始在监测整个欧洲的药物安全方面发挥更重要的作用。

2020 年由于英国脱欧,EMA 总部迁至阿姆斯特丹,EMA 进行了名为"面向未来"的机构改革行动,提出了包括成立 4 个新的工作组的新架构,以聚集在"高影响力领域"的专家,例如数字化转型、监管科学与创新。目前 7 个 EMA 科学委员会和 30 多个工作组通过数千名欧洲科学专家的资源,为药品监管提供科学专业知识。

(四)欧洲监管科学与创新计划

监管科学是对药品安全性、有效性和质量进行客观评估的基础,对监管决策过程至关重要。具体而言,监管科学必须为药品监管机构提供知识,以应用创新研究和新的方法学工具,客观确定与使用新药品相关的益处和风险。在细胞疗法、药物 - 器械组合、预测毒理学和人工智能等领域,最具挑战性的监管问题往往来自发展最快、竞争最激烈的科学学科。因此,监管科学必须保持在最前沿,以使日益复杂的科学技术创新,安全迅速地转化为有效、高质量的医疗产品,保护和促进公众健康,这同时也是药品监管机构的主要作用。为了实现这些目标,监管机构必须了解相关科学的基本原理及其在医药产品审查和批准过程中的应用,并能判断出可能影响其核心业务的科学创新关键领域。

欧洲药品管理局、欧洲药品监管网络和学术研究中心共同协作,建立了新的监管科学和创新平台,称为欧洲监管科学与创新计划(Regulatory Science and Innovation Programme for Europe, ReScIPE)。该平台长期致力于监管科学战略领域的基础研究,快速解决新出现的监管科学问题。ReScIPE 将促进监管科学领域的研究重点,包括创新研究、监管工具开发、教育和科学交流,以及致力于生产安全、有效、可负担和高质量医疗产品。不言而喻,ReScIPE 与欧洲制药、生物技术和高科技行业的合作尤其重要。ReScIPE

计划与 EMA、欧洲药品监管网络（European Medicines Regulatory Network，EMRN）和学术界之间合作开发监管培训模块，并在新兴创新领域进行深入研究。此外，ReScIPE 将推动数据共享文化，促进开放科学的利益相关互惠互利。

（五）欧盟药品监管网络战略

欧盟的药品监管体系基于欧洲经济区（European Economic Area，EEA）成员国国家主管当局与 EMA、EC 密切合作的监管网络。EMRN 也是 EMA 工作和成功的基石。该机构在网络的核心运作，协调和支持多个国家主管部门之间的互动。成员国当局提供数以千计的欧洲专家参与 EMA 的科学委员会、工作组和其他团体。EMRN 科学家和学术界之间的研究合作，有助于解决快速发展的监管科学问题，并将创新成果有效地转化为监管工具和流程。监管网络还包括欧盟委员会，其在欧洲体系中的主要作用是根据 EMA 提供的科学建议，做出具有约束力的决定。通过密切合作，EMRN 确保安全、有效和高质量的药物在整个欧盟得到授权，并确保向患者、医疗保健专业人员和公民提供充分和一致的药物信息。

1. EMRN 机制的优势　EMRN 的运行机制使得多个成员国能够集中资源并协调工作，以高效和有效地监管药品。通过确保一致的标准和使用最佳可用的专业知识，为患者、医疗保健专业人员、行业和政府提供决策。通过集中授权程序减轻行政负担，帮助药品更快到达患者手中，加快如药物安全等重要问题的信息交流。

2. 汇集专业知识　EMRN 使 EMA 能够接触到来自欧盟各地的专家，从而使其能够汇集欧盟最先进的药品监管科学专业知识。参与欧盟药品监管的专家的多样性促进了致力于药品监管最高标准的科学家之间的知识、想法和最佳实践的交流。

这些欧洲专家担任 EMA 科学委员会、工作组或支持其成员的评估小组的成员。他们可以由成员国或 EMA 提名，并由国家主管当局提供信息。EMRN 负责维护着一份公开的欧洲专家名单，其中包含可以参与 EMA 工作的所有专家的详细信息。只有在 EMA 评估了他们的利益申报后，专家才能参与相应工作。

3. 多国评估团队　EMA 及其监管网络合作伙伴运行一项计划，使跨国团队能够评估人用药和兽药的应用，目的是能调动最优秀的药物评估专业知识。自 2013 年以来，EMA 一直鼓励组建多国评估团队来进行初始上市许可申请，该概念使得评估团队可纳入成员国专家，有助于优化整个监管网络的资源使用，并鼓励科学专业知识的跨境传播。从 2017 年 9 月起，跨国团队还可以评估某些授权后申请，以扩展现有的营销授权。

4. 汇集信息　EMA 和成员国当局依赖于标准、流程和信息技术（IT）系统，这些系统允许重要的药物信息在欧洲国家之间共享并共同分析。部分数据由成员国提供，并由 EMA 集中管理。这种支持就包括药物引起的疑似不良反应、临床试验监管、药品生产制造和营销以及药物安全监测方面等问题的信息交换，同时有助于减少重复工作，支持在整个欧盟范围内对药品进行高效和有效的监管。

（六）欧盟创新网络

1. 概述　药品机构负责人（Heads of Medicines Agencies，HMA）是由各成员国药品监管机构首脑组成的网络，其主要活动包括：解决关键的战略问题，如信息交换、IT 发展和最佳实践的分享；集中于欧盟药品监管系统的发展、协调和一致性；确保网络内的资源得到高效的使用；协调互认程序和分权程序。HMA 的战略目标之一是促进药物研发中的研究和采用创新方法。这有助于及时向患者提供安全、有效的创新药物。优先创新被列入 HMA 长期工作计划，欧盟创新网络（EU Innovation Network, EU-IN）在其中发挥着至关重要的作用。为了确保患者及时获得新药，欧洲负责提供能够支持创新的监管环境。HMA 和 EMRN 通过促进整个监管网络，特别是国家主管部门与学术界的合作，支持创新方法的开发。

2011 年以来，欧盟监管机构的创新办公室一直与 EMA 的创新任务组（Innovation Task Force, ITF）就新兴疗法和技术相关事宜进行非正式合作。EU-IN 成立于 2015 年，旨在加强国家主管部门（national competent authority, NCA）与 EMA 在新兴疗法和技术相关监管事务上的合作。其目标是通过减少早期监管支持方面的差距，提供平台分享良好实践，并加强与创新人员的沟通交流，促进创新药物和相关技术的发展。EU-IN 由来自国家主管部门内的创新办公室和 EMA ITF 的代表组成。

EU-IN 得到了 HMA 和 EMA 的联合授权，发布了 EU-IN 的任务（2020 年更新）。EU-IN 的目的是改善目前在成员国和欧盟层面上对药品开发商的监管支持，助推和吸引创新者。例如，通过讨论案例研究分享经验和知识，以确定新兴创新的挑战，并在适当的时候邀请创新领域的领先专家。通过与其他相关团体，如临床试验促进小组（Clinical Trials Facilitation Group, CTFG）、科学咨询工作组（Scientific Advice Working Party, SAWP）、HTA 机构的合作，为巩固欧盟在创新疗法和技术监管方面的专家观点做出贡献，实施的具体举措为提高对创新者的认识并加强对他们的支持。同时支持欧盟网络培训中心（EU Network Training Centre, EU-NTC），确定监管网络的培训需求。通过分享最佳实践，促进在其他监管机构建立创新办公室。通过前景扫描计划，确定可能需要 EMRN 提供监管指导和支持的新趋势。EU-IN 在内部及欧盟的层面上进行知识和实践经验共享以及为创新者提供支持。

2. 加强监管科学学术界的培训　欧盟资助的关于加强监管科学学术界培训（Strengthening Training of Academia in Regulatory Science, STARS）项目的协调和支持行动（Coordination and Support Action, CSA）是 18 个欧洲国家主管部门（NCA/EU-IN 成员）、4 个联合国家和 EMA 之间的合作。STARS 项目旨在接触学术界的医学创新者，弥合监管知识差距，并加强学术界与监管机构之间的对话（https://www.csa-stars.eu/）。STARS 项目开发了一个在线的综合清单，为帮助欧洲药物研发人员找到 NCA、公共平台和私人公司提供支持服务。STARS 启动了 3 项试点项目，旨在将已确定的培训方案最佳范例转让给其他欧洲经济区国家，建立新的支持活动以缩小通过对临床研究中心、研究团体、资助机构和 NCA 进行系统调查而确定的监管知识和支持方面的差距，以及实施综合课程和培训。该项目提出了确保学术研究可持续支持的建议，并根据对需求的全面分析提出了额外的支持机制。STARS 的目标是补充、协调和统一成员国之间和欧洲层面的监管工作，以支持健康相关的学术研究以造福患者。

STARS 项目开展了多项活动，都是旨在改进监管科学知识和提高医学基础研究的成功率。STARS 联盟正在开发监管知识、要求和事务方面的培训和教育课程。所有这些活动都得到了沟通和宣传战略的支持，例如利益相关者研讨会和全球会议。STARS 项目的成果和见解将被纳入 STARS 共同战略，这是加强监管科学的主要路径，旨在改善科学建议和协议援助的支持并优化其结果。

3. 主管当局参与外部资助的项目　EU-IN 的任务之一是促进主管当局参与和合作相关的外部资助项目。EU-IN 为研究人员和项目团队准备了关于主管当局考虑参与医药产品有关的外部资助研究项目情况的指南,该指南还概述了在要求主管当局参与此类项目时应向其提供的信息。此外,还应考虑个别主管当局就此类请求可能采取的任何现有立场/指导。

4. 同步国家科学建议　2022 年,EU-IN 已经启动了同步国家科学咨询(Simultaneous National Scientific Advice,SNSA)试点的第二阶段。SNSA 用于申请人希望同时从多个 NCA 获得国家科学建议的情况,这种形式旨在提高此类咨询意见的质量和一致性。在获得 HMA 的批准后,SNSA 试点的第二阶段将持续 2 年,直到 2024 年底。第二阶段采用优化程序,旨在使申请人和主管当局的利益最大化。

结合加速欧盟临床试验项目(EU Accelerated Clinical Trials Project,ACT-EU)倡议,SNSA 试点在第二阶段将特别关注科学建议,以促进欧洲境内的临床试验开展。SNSA 将促进申请人从计划进行临床试验的成员国(member states,MS)的 NCA 获得与临床试验相关的科学建议。在 SNSA 试点期间获得的经验将用于进一步发展流程并提供与临床试验相关的建议,作为 ACT 欧盟优先行动 7(ACT EU PA7)的一部分。

在 SNSA 试点的第一阶段的成功基础上,第二阶段优化了程序,同时保持了与 SNSA 相关的关键原则。该试点向不同背景的制药公司申请人开放,同时大力鼓励中小企业参与,特别邀请学术研究中心和医院加入。在每个 SNSA 程序中,参与的各个 NCA 将预先讨论其对申请人提出的问题的观点,以便在与申请人举行联合会议前最大限度地保持一致。如仍有不同立场,将在联合会议上向申请人解释,并随后在合并会议纪要中加以总结,以便于在申请人同意后进一步考虑和采取适当的后续行动。

优化的 SNSA 试点流程将继续补充和提供国家科学建议与 EMA 集中的欧洲科学咨询程序之间的桥梁,并支持 ACT-EU 倡议和 CTCG 的目标。

5. 前景展望计划　前景展望(horizon scanning)作为 EU-IN 任务的一部分,正在开展前景扫描识别新兴趋势,旨在确定欧洲药品监管网络需要与其他利益相关者合作采取行动的领域。前景展望系统在识别、过滤和优先考虑对健康、成本、社会和医疗保健系统具有可预测的重大影响的新兴医疗技术,以便告知政策制定者、消费者和医疗保健提供者以促进其及早使用。该计划有助于科学技术领域的发展,包括针对肿瘤、糖尿病等传统疾病领域的治疗方法,也涉及基因治疗和再生药物、个性化药物、对于特殊人群治疗的新方法和新技术等;此外,也可以促进监管科学工具的开发,包括多种可适应性开发途径、HTA 机构与消费支付者之间的合作活动、临床与非临床研究方法、风险和利益评估工具和大数据与电子健康系统。

二、欧盟药品监管科学战略 2025

近年来,随着监管科学研究的不断深入,EMA 不断召开不同层次的会议和研讨会讨论监管科学的发展。2020 年,EMA 正式发布《EMA 监管科学 2025:战略思考》,旨在推进 EMA 在未来五到十年的监管科学工作,战略目标是建立更具适应性的监管体系鼓励创新。

(一)《EMA 至 2025 年监管科学战略》的制定

监管药品的机构需要对药品发展的加速变化做出回应,确保监管科学和监管机构的专业知识保持所需的高标准。监管机构还应促进将创新转化为以患者为中心的药品获取。为了实现这一目标,EMA 与其科学委员会、利益相关者和欧盟监管伙伴进行了广泛的外联、分析和磋商。2017 年,EMA 就开始为制定监管科学战略做准备,对监管科学包含的 60 个科学领域进行了全面观察和基础评估。随后为了验证之前的内部发现,EMA 与主要利益相关者群体的外部专家和意见领袖进行了 55 次半结构化访谈和 15 次公开访谈,并使用开放编码和主编码对访谈材料进行了分析,形成了监管科学战略目标草案的基础,每个目标包括一系列核心建议和基本行动。

监管机构需要有最佳的工具来跟上未来科学和技术进步的步伐,并确保对开创性的、更复杂的疗法进行合理评估。在前期准备工作的基础上,2018 年 EMA 的科学领导和科学协调委员会对监管科学战略总体目标、建议和行动进行了审议和细化,初步形成了《EMA 至 2025 年监管科学战略规划(征求意见稿)》(Draft EMA Regulatory Science to 2025-Strategic Reflection)。EMA 在规划的征求意见稿中对监管科学未来的战略目标做了简要的规划,确定了在人用药物方面主要的 5 个战略目标,包括促进科技和医药发展相融合、推动大量证据的产生来提高评估的科学质量、与医疗保健系统合作以提高以患者为中心的药物可及性、应对新出现的健康威胁和治疗可及性挑战、促进和利用监管科学的创新。在每个战略目标下,该规划给出了相关的核心建议及基于每条核心建议所进行的基本行动。EMA 计划通过实现这 5 个战略目标,为现代药品研发提供指导意见,促进监管科学最优化,并审慎评估基于新科技的创新疗法和诊断的风险获益情况。

自发布《EMA 至 2025 年监管科学战略规划(征求意见稿)》以来,EMA 对监管科学进行了一系列公众咨询与研讨。EMA 在 2018 年 11 月和 12 月举办了两场人用药和兽药的多方利益相关者研讨会,参与方包括患者代表、医疗专家、学术机构、HTA 机构、支付机构、行业协会和监管机构,旨在征集关于《EMA 监管科学 2025:战略思考》中所涵盖的关键领域的初步想法。会议上,与会者共同探讨了 EMA 各科学委员会和工作组面临的关键性监管科学挑战和解决办法,了解了当前拟订战略目标和核心建议的进程,着重讨论了与各利益相关方有关的工作内容及其特别关注的领域,以便在公众咨询期间征求意见。

2019 年,EMA 启动了对该征求意见稿为期 6 个月的公众咨询。通过使用在线调查工具获取响应,获得定性和定量反馈。这一阶段共收到 150 份征求意见答复。通过对定性结果进行框架分析,定量结果排序和描述性统计,初步分析了收集的意见数据,确定核心建议的优先级。随后 EMA 再次举办多方利益相关者研讨会,分享了征询意见的分析结果和关键信息,讨论了监管科学战略规划中核心建议的优先次序,收集了关于这些优先事项及其实施的反馈意见,确定了实施关键核心建议的具体行动。总体排名前 5 位的核心举措分别为:促进临床试验创新,促进高质量真实世界数据在决策中的使用,加强患者在证据产生过程中的相关性,促进 HTA 机构对创新药物的准备和下游决策,支持精准医疗、生物标志物和组学的发展。此外,扩大利益风险评估和沟通,促进将先进治疗药物实际应用到患者治疗中,为医疗产品的评估创建综合评估途径等,也是亟须实现的措施。

经过与利益相关者和欧盟监管合作伙伴 3 年的共同设计,基于前期公众意见征询和研讨会的反馈及结果分析,2020 年 3 月 31 日 EMA 正式发布《EMA 至 2025 年监管科学战略》,文件包括 9 个部分:EMA 局长 Guido Rasi 教授所作的前言、人用药发展愿景、兽药发展愿景、监管框架简介、战略思考、人用药监管科学的 5 个战略目标、兽药监管科学的 4

个战略目标、共同协作——国际监管科学合作以及缩略词表。

（二）监管科学战略目标及主要内容

《EMA 至 2025 年监管科学战略》是一项在未来 5~10 年内推进 EMA 参与监管科学的计划，涵盖了人用药和兽药。该战略旨在建立一个更具适应性的监管体系，鼓励人用药和兽药的创新。在该监管科学战略简介中，监管科学被定义为应用于医药产品的质量、安全和疗效评估的一系列科学学科，为药品整个生命周期的监管决策提供依据，包括基础及应用生物医学和社会科学，并有助于监管标准的制定和监管工具的开发。

EMA 监管科学战略涉及人用药和兽药领域，其中人用药的发展愿景为：强化其保护人类健康的使命，助力推动监管科学和创新，在不断发展的医疗体系中提高患者使用药物的可及性。为此，EMA 提出了 5 个战略目标，每个战略目标都关联着一整套核心建议和支撑行动。

1. 目标一：促进科学技术在药物研发中的融合　将最新的科学和技术知识融入药物研发中，要求 EMA 与学术机构、研究中心、基础设施单位等加强合作，同时确保这一理念已经融入监管机构和研发机构各个阶段的沟通交流中。

在维持和发展现有机制的基础上，EMA 针对目标一提出的核心建议包括：①支持精准医学、生物标志物和组学的发展；②支持将先进治疗药物产品（ATMPs）转化为患者治疗；③推广和投资优先药物计划（PRIME 计划[①]）；④促进新制造技术的实施应用；⑤为医疗器械、体外诊断和边缘产品的评估创建综合评估路径；⑥发展对纳米技术和药物新材料的理解和监管对策；⑦在发展过程中提供多样化并整合监管建议。

2. 目标二：推动协同证据生成，提高评估的科学质量　第二个战略目标的意义是为监管机构和 HTA 机构/支付方提供更好的证据，以支持监管评估和决策，从而确保患者在免受"风险大于获益药物"影响的前提下，获得更多、更及时的有益治疗。另外，该战略目标还致力解决儿童、罕见病患者和用药负担较重的患者缺乏有效治疗的状况。该目标关注的重点是将数字技术等工具纳入药品制造、研发和临床治疗方案中，这意味着可以从临床前开发、临床试验再到真实世界应用等整个药品生命周期更广泛、高效地收集数据。

目标二的核心建议包括：①利用非临床模型和 3R 原则；②促进临床试验创新；③为新出现的临床数据生成制定监管框架；④扩大效益风险评估和沟通；⑤主动进行特殊人群研究；⑥优化建模、模拟和外推能力；⑦在决策中利用数字技术和人工智能。

3. 目标三：与医疗保健系统合作，促进以患者为中心的药物可及性　患者和医疗机构是药品监管的核心，因此欧盟监管科学战略提出的一个重要战略目标是提高药物可及性。实现这一目标就要求 EMA 在现有框架基础上，将决策链各个层面的利益相关者聚集在一起，特别要将患者和医疗专家包含在内；同时需要开展合作，确保真实世界数据或更广泛的"大数据"能够满足 HTA 机构/支付方在内所有利益相关者的需求。

目标三的核心建议包括：①促进 HTA 机构对创新药物的准备和下游决策；②通过与支付方合作，架起从评估到获取的桥梁；③在证据生成中加强与病人的相关性；④促进决策中高质量的真实世界数据（RWD）使用；⑤发展网络能力和专业合作以参与大数据研

---

① PRIME 计划：2016 年 3 月由 EMA 启动，该计划旨在加强支持目前未满足医疗需求的药物研发，通过与相关药物研发人员增强对话交流，以优化研发计划和加速评估，从而使这些药物能够更早地到达患者手中。

究；⑥在电子格式（ePI）中提供改进的产品信息；⑦促进和支持医疗保健系统中生物类似药的可用性；⑧进一步发展外部参与和沟通，以促进对欧盟监管体系的信任和信心。

4. 目标四：应对新出现的健康威胁和治疗可及性方面的挑战　EMA 需预先做好准备，支持应对公共卫生威胁的全球性举措，包括支持研发新的抗生素和疫苗以应对抗生素耐药性；同时支持疫苗研发、审批和监测的创新方法，采取相关措施促进沟通，以及建立公众对疫苗的认知和信任。治疗可及性方面，由于药品未上市或供应中断所导致的欧盟药品供应不足问题，其原因复杂并且是一个全球性问题，因此解决该问题需要不同层面上的合作，涉及所有利益相关者和国际合作伙伴。另外，可对已获批的、治疗特定适应证的药物进行研究，以确定是否能增加新的适应证。这有可能减少药物研发的时间和成本，为患者提供更多治疗选择。此外，通过体外和/或计算机工具验证复杂仿制药与原研药物的生物等效性，也能够有助于低价药物的供应。

目标四的核心建议包括：①实施 EMA 健康紧急计划，整合资源并完善准备方案；②继续支持新型抗菌药物及其替代产品的开发；③促进全球合作以预测和解决药品供应问题；④支持疫苗开发、批准和授权后监测的创新方法；⑤支持重新调整用途框架的开发和实施。

5. 目标五：在监管科学中促进和利用研究与创新　第五个目标是进一步加强欧盟监管网络和学术机构之间现有的互动，以便随时了解相关的科学创新和研究，并制定解决监管需求和应对挑战的方法，确保监管科学始终处于前沿。预计这一目标将通过与学术研究中心合作建立新的监管科学与创新平台来实现。

目标五的核心建议包括：①与学术界建立网络领导的伙伴关系，在监管科学战略领域开展基础研究；②利用学术界和科学家之间的网络合作，及时解决出现的监管科学研究问题；③识别并获得欧洲和国际上最佳的专业知识；④通过网络及其利益相关方传播和交流知识。

EMA 和 HMA 在监管科学战略计划中确定了共同的挑战、目标和优先事项，为欧洲药品监管网络的工作提供战略指导，更有效地共同应对当前和未来的挑战。EMA 和 HMA 将在其详细的工作计划中将监管科学战略计划中每个领域的战略目标和核心建议转化为具体行动。EMA 监管科学战略将通过 3 个渠道实施。首先是将监管科学战略融入《EMA 至 2025 年监管科学战略》中，然后是将监管科学战略成果纳入 EMA 科学委员会、工作组和参与药物评估团体/小组的年度工作计划或实施计划中，最后是通过拟定的机制激发监管科学相关研究，这需要 EMA 和其他欧洲药品监管网络之间的合作伙伴关系，与国家资助机构和欧洲委员会进行合作提出和发布监管科学研究诉求。

（三）监管科学研究需求计划

监管科学中存在的差距需要得到解决，以改善药品的研发和评估，最终是为了能够获得创新药物，以满足患者需求。2021 年 12 月，EMA 首次发布"监管科学研究需求"（Regulatory Science Research Needs, RSRN）清单，确定了约 100 个课题。这些主题以及倡议本身源于利益相关者磋商，也为制定监管科学战略奠定了基础。EMA 采访了其科学委员会和工作组的主席，以及来自主要利益相关者群体的外部专家和领导者。将人用药和兽药主题分为 4 类，分别为：将科学技术纳入药物研发；生成合作证据，以提高评估的科学质量；与医疗保健系统合作，促进以患者为中心的药物可及性；新出现的健康威胁和

可用性 / 治疗挑战。

RSRN 清单的发布旨在激励研究人员和资助组织考虑在其研究议程中解决这些问题,并与监管机构分享课题的发现和研究结果。该清单将定期更新,增加新的课题和相关研究的参考资料。通过参与监管科学研究需求计划,研究人员和资助者能够他们的发现转化应用于监管实践、药物研发和公共卫生领域。

三、欧盟药品监管科学战略特色

EMA 的成功基于欧洲药品监管网络内的合作,如欧盟委员会、欧洲经济区国家的药品监管机构和 EMA 之间的独特伙伴关系,共同努力促进了知识、想法和最佳实践的交流,以确保药品监管达到最高标准。欧盟监管科学战略面向加入欧盟的欧洲成员国,总体来看 EMA 监管科学战略的重点主要是注重科学、技术和证据,为成员国提供技术支持;围绕监管科学战略,建立平台助力监管科学实施的沟通与协调。

(一)注重行业发展,建立广泛的多方协作和沟通机制

监管科学的参与者不单是监管机构,还包括众多的监管科学服务对象。监管机构的需求和产业组织、学术研究团体、患者团体的需求密不可分,其中包括 HTA 机构、支付方和制药企业。这些利益相关者组成的多元化群体在监管网络的发展中发挥着不同的作用。EMA 在战略制定早期就将多方利益相关者纳入其中进行考虑,在药物研发路径的各个层面与利益相关者开展了广泛的研讨活动,包括医疗专家和患者代表;欧洲研究基础设施网络、科学组织及协会、科学家;监管科学专家,包括 EMA 所有工作组主席及科学咨询组主席;HTA 机构和支付方;行业大、中小企业和行业协会代表等。

例如,IMI 作为广泛的多方利益相关者合作平台已被证明是成功的,它将欧洲的各种制药公司、中小企业、学术合作伙伴、药品监管机构和患者组织团体聚集在一起。药品监管机构作为项目参与者的贡献从 IMI 1 项目的 17% 增加到 IMI 2 项目的 20%,被认为是相当适度的参与。EMA 等组织的人力资源有限,因此他们只能参与有限数量的 IMI 项目,但可以通过项目顾问委员会等其他渠道发挥作用。值得注意的是,许多项目网络在 IMI 项目结束后仍在运行和维护。

EMA 重视各个层面的利益相关者的意见和需求,在战略制定过程中多次举办利益相关方研讨会,对公众建议进行归纳收集和分析,将反馈结果充分纳入战略计划中,并且在战略实施过程中注重与利益相关者的合作交流。

(二)关注新兴技术的应用监管

EMA 监管科学战略注重大数据、人工智能、精准医学、新型制造、新型临床试验设计和合成生物学革命等新兴科技创新的运用,例如建立数字创新实验室,利用数字技术和人工智能提升监管效率和决策水平;同时强调新型医药产品专业知识的学习,以便及时更新相应的监管工具和标准。

(三)推动研发机构与监管机构的交流与互动

EMA 加强药物研发机构和监管机构之间的互动交流,强调改进现有的科学咨询平台,促进药物研发各环节监管建议的多样化和一体化;同时 EMA 积极与学术机构建立合

作机制,共同协作开展监管科学领域的前沿学术研究;通过监管科学研究项目,积极参与监管科学研究人员的职业培训,例如安排人员在监管网络中进行学习培训。

(四)以患者为中心的监管决策

EMA 从广泛的患者群体中获取信息,重视将患者的经验、认识、需求和真实数据带到关于药物监管决策的科学讨论中,并且贯穿于药物的整个监管生命周期。例如制定新的 EMA 患者数据收集指南,将患者情况报告作为药品上市申请的提交材料之一。IMI 项目的开放性也体现在患者群体的纳入,约占 IMI 相关项目的 75%。例如,SAFE-T 项目显著加快了用于预测、检测和监测药物引起的肝、肾和血管系统损伤的生物标志物的鉴定,并得到了来自 EMA 和 FDA 的支持。这些生物标志物现在被工业界用来评估正在开发的药物的安全性。再例如,PRO-Active 项目开发了新的以患者为中心的工具,用于获取慢性阻塞性肺疾病患者的身体活动数据,以帮助他们获得更加个性化的治疗,并提高生活质量。这些患者报告的结果工具初步获得了 EMA 的审查认定。另外,欧洲患者治疗创新学院(European Patients' Academy on Therapeutic Innovation, EUPATI)项目建立了欧洲第一个治疗创新患者学院,为患者提供培训课程、教育材料和在线公共图书馆。它使患者能够更有效地参与新疗法的开发和批准,并做出更有效的贡献,成为药物研发的真正合作伙伴。

(五)注重监管科学实践的科学性和可持续性

EMA 致力于将监管科学转化为更好的工作流程,以便将研究结果应用到法规实施及临床实践的变更,验证、审查或同行评议监管科学项目实施情况,平衡实施时间和科学验证,同时考虑监管科学战略计划实施成果的可转化应用的可能及其执行性。EMA 提供了完整的编写指南程序,通过专家、学者及工作组的不断修改和讨论,以及指南一致性小组的支持,保证监管指南的科学性和持续性。此外,通过使患者全过程参与监管程序,提高监管科学的可持续性。

(六)推动欧盟地区监管科学合作和创新

为推进监管科学的研究和创新,欧洲地区有一些专业行业组织和研究机构,对促进和影响世界各国监管机构管理进程和效率起到了重大推动作用,如英国监管科学创新中心(Centre for Innovation in Regulatory Science, CIRS)和哥本哈根监管科学中心(Copenhagen Centre for Regulatory Science, CORS)。

CIRS 作为中立的第三方机构,拥有自己的专职管理和咨询委员会,同时在美国、欧洲、日本等国家和地区拥有几十家合作公司,参与的监管机构也有近 30 家。CIRS 广泛召开研讨会及监管机构论坛等,并对地方和区域监管环境中重点关注的特定领域开展专题研究,为利益相关方提供了沟通对话的平台。CIRS 的监管审查时报数据库跟踪并收录了国际六大监管机构(美、日、欧、加、澳、瑞士)批准新活性实体的申请和批准日期。

CORS 位于哥本哈根大学健康与医学科学学院。CORS 将监管科学定义为监管决策提供信息、促进和 / 或评估的科学。监管科学适用的医药产品和关注点包括:评估药品法规和监管工具的成效、开发支持监管决策的工具和方法,以及为监管决策提供证据和信息。通过监管科学的研究和教育,CORS 的目标是改善药品监管体系,从而为改善社会健康和可持续的药物创新做出贡献。

(七)国际监管科学合作共享

药物供应链、研发和专业知识全球化决定了开展国际合作的必要性,与欧盟监管网络以外的监管机构开展合作是欧盟监管科学战略的关键。欧盟注重开展国际交流合作,促进国际经验与数据共享,通过与各国际监管机构联合解决问题、资源汇集、能力建设以及监管工具、标准的整合,应对创新带来的监管科学挑战。

为了实现药品供应链和数据的完整性,EMA 在药物生命周期的多个领域实行共享数据和协调标准,包括药品生产质量管理规范(GMP)、临床试验质量管理规范(GCP)、临床试验创新、科学咨询和药物警戒。GMP/GCP 方面的合作不仅仅是承认彼此的检查标准或共享数据,还包括当地监管部门参与检查,以增进相互了解、加强能力建设。另外,EMA 也通过与 WHO 和非欧盟监管机构合作来进行国际范围内的监管能力建设。例如,支持应对传染病暴发、药品短缺或抗生素耐药性等公共卫生领域特定优先事项的相关培训计划,同时确保在一些关键问题上的协调沟通。

EMA 今后深化国际合作的重点是前景展望计划和基于科学的创新。至 2025 年欧盟监管科学战略中考虑的议题与其他监管机构面临的监管挑战相一致,因此通过在监管机构间开放的交流渠道进行意见交流,有助于各方应对和适应药品监管科学的挑战。

第三节 日本药品监管科学战略

日本的药品监管机构全称为医药品及医疗器械综合机构(Pharmaceuticals and Medical Devices Agency, PMDA),是由厚生劳动省(Ministry of Health, Labor and Welfare, MHLW)所管辖的独立行政法人机构,负责所有的药品监管工作,包括议定药品价格、审批药品广告等职能。PMDA 的职能分为审评(review)、上市后安全对策(post-marketing safety measures)和健康损害救助(relief services for adverse health effects)。这三大职能构成了日本的全过程风险管理体系,又被称为"safety triangle",即保障日本医药品和医疗器械安全性和有效性的"安全三角"。

制度建立方面,MHLW 负责检疫、卫生、价格、医保等职能的同时,还负责政策制定。此外,日本借助非政府组织如社团、行业协会等,监督医药行业自律,也是近年来日本药品监管的方式。PMDA 内设跨部门的监管科学小组,负责监管科学案例的策划、监管科学推进部的协调,以及非其他部门或跨部门小组管辖的监管科学案件的对接。日本重视监管科学的发展,以管理药品和医疗器械临床试验申请、新药申请、制定质量管理体系、上市后药物安全性监测评估和行业标准等。

一、日本药品监管科学的形成与发展

(一)日本药品监管科学的起源

1987 年,曾在日本国立医药品食品卫生研究所(National Institutes of Health Sciences,

NIHS）工作的内山美树博士（Mitsuru Uchiyama）首先用日文提出监管科学的概念，并认为这是 NIHS 的一个新的学科分支。1995 年，内山博士在国际期刊《药物技术》（*Pharmaceutical Technology*）杂志上用英文发表了关于监管科学的分析性评论文章，提出监管科学是根据人类健康目标来优化科学技术的科学。内山博士认为，在美国，监管科学是为回答政治问题而产生的科学，而在日本，监管科学主要被用来讨论医药科技研发。

2002 年 7 月，日本通过《药事法》（Pharmaceutical Affairs Law，PAL）的修订事宜。新修订的《日本药事法》于 2005 年生效，适用于所有在日本销售的药品、医疗器械、准药品和化妆品。根据 2001 年内阁会议批准的《特殊公共企业重组和合理化计划》（Reorganization and Rationalization Plan for Special Public Corporations）和《药品和医疗器械法》（Law for the Pharmaceuticals and Medical Devices Agency），MHLW 监管审查部门的职能被分离为 PMDA，于 2004 年 4 月 1 日成立并开始运行，该机构还合并了国家健康科学研究所药品和医疗器械评估中心（Pharmaceuticals and Medical Devices Evaluation Center，PMDEC）、药品安全和研究组织（Organization for Pharmaceutical Safety and Research，OPSR/KIKO）以及日本医疗设备促进会（Japan Association for the Advancement of Medical Equipment，JAAME）的部分职能。PMDA 是具有非公务员身份的法人行政机构。PMDA 旨在确保药品、医疗器械和再生医疗产品的安全性、有效性和质量，保护公众健康。

PMDA 三个方面的核心业务被称为“安全三角”（review、safety、relief），即基于三大职能的全面风险管理。核心业务一是对药品和医疗器械的上市许可申请进行科学审评，包括临床试验等问题的沟通交流和咨询，药品、医疗器械和再生医疗产品的监管审评，组织复审/重新评估，评估 GLP/GCP/上市后研究质量管理规范（GPSP）的合规性，生产工艺和设施的 GMP/QMS 以及良好基因、细胞和组织产品制造规范检查，注册认证机构检查，制定标准（如《日本药典》）等。二是医疗产品上市后的安全性监测和评估，包括接受和确认提交的说明信息（包装说明书），从上市许可持有人（MAHs）或医疗机构收集安全信息并进行分析，对收集到的信息进行科学研究和分析，为 MAHs 提供安全措施的咨询服务，为消费者提供咨询服务，提供关于药物、医疗器械和再生医疗产品的信息和服务等。三是负责向药品不良反应、药品或生物制品感染的患者提供救助补偿，包括药物不良反应的救助服务，生物制品感染的救助服务，向亚急性脊髓视神经神经病患者、人类免疫缺陷病毒阳性和艾滋病患者提供保健津贴，根据《关于通过被丙型肝炎病毒污染的特定纤维蛋白原产品和特定凝血因子Ⅸ产品援助丙型肝炎患者的津贴支付特别措施法》提供财政援助等。

（二）PMDA 与监管科学发展

在 PMDA 成立的早期，公众对其提出了严厉的批评，称其存在缺陷，如药品和医疗器械产品上市许可审查过程中的延误，以及由药源性肝炎问题引出的安全性监管措施不足。尽管 PMDA 是一个肩负重要使命的公共机构，但日本公民和国际社会对它的信任程度不高。然而近几十年来，随着监管科学的发展和监管科学战略计划的实施，日本在新药和仿制药、医疗器械以及再生医疗产品等各方面都取得了令人瞩目的成绩，日本制药企业在全球制药企业中处于领先地位。这些也与日本药品监管科学战略息息相关。

PMDA 将监管科学定义为基于证据精准预测评估和判断，以最优方式将科技成果用于社会和人类需求的科学,这一概念出自 2011 年 8 月内阁批准的"科学技术基础计划"(Basic Program for Science)。经医学研究和开发获得的产品应用于实际用途时,监管科学有助于基于科学角度对产品的质量、功效和安全性进行适当和及时的预测、评估和判断[《医疗战略推进法》(The Act to Promote Healthcare and Medical Strategy)第 13 条第 2 款]。更具体地说,监管科学由两个部分组成。第一部分是评价科学,即准确地预测科技发展的有利和不利的结果。第二部分是优化监管的科学,即满足人们和整个社会的需求。

在保证监管科学原则基础的同时,PMDA 以确保人们能够从创新产品(包括药品、医疗设备和再生医疗产品)中快速受益的方式开展日常运营。近年来日本及时将药品监管纳入最新的科学发展方向,PMDA 现在是 ICH 成员,逐渐重视发展监管科学。日本监管科学围绕着 PMDA 的三项核心职能进行研究,通过合作开设研究生课程,推动监管科学的发展,培养监管科学家。PMDA 在监管科学研究领域有建树的员工可以访问学者的身份在高校任教。PMDA 员工也可去高校攻读监管科学专业的硕士或博士学位,加强在监管科学领域的理论基础学习。高校也会与 PMDA 开展合作,联合培养从事监管科学研究人才。PMDA 监管科学研究与人才交流项目使研究人员在研究机构和 PMDA 之间流动,有利于科技成果转化为现实生产力。

(三)日本科学委员会

2012 年 5 月,日本成立了科学委员会作为讨论药品和医疗器械审评科学性的高级咨询机构,其目标是应对医学创新的进步,并妥善应对先进科学和技术领域的挑战。科学委员会成员由来自医学、药学和工程学等领域的外部专家组成。设立科学委员会的宗旨是,基于 PMDA 的理念,通过增进与学术界、医疗机构的合作和沟通交流,以适当的方式评估具有先进科学技术的产品,以推进监管科学发展,为人们提供安全有效的药物、医疗设备和再生医疗产品,并进一步促进医疗创新。

科学委员会的职责包括:确定要讨论的主要议题,并就个别议题设立小组委员会;遴选小组委员会成员;审阅和确认小组委员会编写的报告草案和其他材料;对有关主题的最新信息进行宣传和培训。小组委员会的职责是负责讨论科学委员会决定的主题,并准备报告草案。

科学委员会加强了 PMDA 与大学、研究机构的科学家的合作与交流,助力 PMDA 将最新的科学知识纳入其服务中,从而改进 PMDA 的审评和安全对策,推进监管科学建设。科学委员会和小组委员会会议独立于 PMDA 审查过程,但由于可以讨论有关单个产品的信息,因此会议以非公开会议形式举行。所有会议材料和会议记录将以日语公开(机密信息除外)。例如,第五届科学委员会会议(2020 年 4 月至 2022 年 3 月)发布的成果文件包括:利用计算机模拟审评审查软件作为医疗设备的注意事项、基于微生物组研究的细菌制剂报告等。科学委员会第一届至第四届(2012 年 5 月至 2020 年 3 月)会议的成果文件也可在 PMDA 网站上找到。

(四)日本监管科学中心

监管科学是监管决策的基础。PMDA 采用基金支持科学研究的方式推进监管科学,能更好地推进医药产品的研发计划,从而整合相关研发的需求,做出推进科技的战略判断。2015 年日本国会颁布《促进医疗产业和医疗技术进步法案》等一系列法律规章,厚生劳动省也相继出台政策和推进先驱者项目,成立医疗研究开发机构。随后,PMDA 联合日本国立医药品食品卫生研究所协同开展监管科学行动。

为了进一步推进监管科学发展,PMDA 于 2018 年 4 月成立了监管科学中心(Center for Regulatory Science, CRS),又称"监管科学指挥中心",致力于解决和简化科学问题,提高审核质量和安全措施,通过提供监管科学的信息,启动与利益相关方的讨论。CRS 由研究促进办公室、电子数据高级评估办公室以及医学信息学和流行病学办公室组成。这些办公室与审查和安全部门合作,改进审查相关服务和安全措施。监管科学中心的主要任务是讨论如何评估新兴技术创新及其潜在影响,如何采用最佳的法规促进电子数据和真实世界数据的利用,积极与学术界合作促进人才培养。

此外,日本建立了药物研发网络合作网。CRS 可以为药物研发网络合作网的企业、研发机构、学术界、产业界提供有关研发路径、产品质量、非临床研究、临床试验的咨询,这同时也让 PMDA 更好地了解研究技术的现况。为了有效促进 PMDA 运营,如提高质量、加快审批检查、加强安全措施等,目前 PMDA 已与学术界(包括广岛大学、庆应义塾、筑波大学、国家神经病学和精神病学中心、东北大学、国家全球卫生与医学中心、国家心血管研究中心、国家儿童健康与发展中心等)达成合作协议。

对监管者而言,在任何领域的工作均需以监管科学为基础,监管必须基于科学的进步,监管部门应与利益相关方共同推进监管科学,监管科学是向患者提供医药产品的工具。通过建设监管科学中心,PMDA 进一步推动了产品和上市后安全措施的发展,同时积极参与全球法规事务以促进医药产品的发展。

(五)日本监管科学组织及研究机构

日本的监管科学组织及研究机构还有日本药学会监管科学部(Division of Regulatory Science, The Pharmaceutical Society of Japan)(公益社团法人)、日本医药品及医疗器械监管科学基金会(Pharmaceutical and Medical Device Regulatory Science Society of Japan)(一般财团法人)、日本监管科学学会(Society for Regulatory Science of Medical Products)。它们通过论坛、出版业务、标准制定以及培训业务等服务于监管科学。

通过大学研究机构、医疗机构和科学委员会间的协作提供监管科学咨询,实现了日本顶级研究人员和 PMDA 审评人员之间的意见交换,同时审评人员可以接触尖端技术,提供研发相关的科学建议。

二、日本监管科学倡议

基于及时向公众提供更有效、更安全的药品和医疗器械的理念,PMDA 积极推动监管科学发展,并与学术界、医疗机构合作促进未来医疗创新。监管科学是 PMDA 的工作基础。随着医疗产品研发、制造和销售日益全球化,PMDA 认为必须加大力度,与外国监管机构以及工业界和学术界密切合作,为日本人民的健康和健康预期寿命做出有意义的贡献,同时也将极大地促进日本和全球的公共卫生事业发展。

(一)日本监管科学倡议的制定目的

《日本振兴战略》(Japan Revitalization Strategy,2013 年 6 月 14 日内阁批准)将医疗

保健行业称为日本在全球最具实力和有望实现全球市场增长的战略领域。《医疗政策推进法》（Act on Promotion of Healthcare Policy）还明确规定，为了在医疗保健领域进行前沿研究和创造新的产业发展，需要进一步扩展海外市场。《医疗政策》（Healthcare Policy，2014 年 7 月 22 日内阁批准）则提到欧洲、美国和亚洲之间的合作活动，需要进一步了解日本的法规标准等体系，并建立国际协调。如上所述，为了更加积极地促进国际监管协调和国际合作需要制定具体战略，参考药品、医疗器械和再生医学产品等产品各自的特点及相关因素，确认中长期愿景和政策优先事项，全球协调框架和合作的现状，在对问题的共同理解的基础上采取协调行动。

2015 年 6 月，日本厚生劳动省发布了《国际药事监管协调策略——监管科学倡议》（International Pharmaceutical Regulatory Harmonization Strategy—Regulatory Science Initiative）。巧合的是，2015 年日本担任 ICH 和国际医疗器械监管论坛（International Medical Device Regulators Forum，IMDRF）主席，还担任亚太经济合作组织生命科学创新论坛监管协调指导委员会（Asia-Pacific Economic Cooperation-Life Sciences Innovation Forum-Regulatory Harmonization Steering Committee，APEC-LSIF-RHSC）的联合主席。这些角色要求日本制药监管部门发挥积极的领导作用。日本为了响应国际社会的期望，建立可展示自身实力领域的发展环境，审批全球一流的创新药物、医疗器械以及再生医学产品，进一步促进监管科学发展。此外，日本将通过向亚洲和其他地区传播关于医疗产品法规和监管科学的知识，积极促进国际协调与合作，以进一步促进消除全球药物／医疗器械发展滞后的现象，促进全球社会的健康和卫生。

此外，监管科学倡议提出的措施将有助于提高日本市场的吸引力，鼓励日本和外国制造商进行投资。扩大优秀产品的出口也将提振日本制药和医疗器械行业，并促进日本国内经济增长。

（二）竞争优势与存在问题

为了更有效地推进日本药品法规方面的国际协调与合作举措，应根据制药、医疗器械和相关行业的竞争优势和问题来考虑需要采取的行动和计划。监管科学倡议中分析了日本制药、医疗器械及相关行业的主要竞争优势和问题。

1. 竞争优势　①日本全民覆盖保险制度确保快速报销保险，该系统极有可能收集临床数据等关键信息；②日本监管机构通过结构改进等方式提高了药品审批的可预测性和速度；③日本的医疗技术和科学处于世界领先水平，为日本成为药品和医疗器械开发的先驱提供了技术基础。另外，日本还有其他优势，例如由于老龄化社会，参与年龄有关医疗产品的研究和研发更有动力。来自日本人口和日本研发的治疗药物的数据可适用于整个亚洲，特别是在亚洲人群中发生率较高的疾病。

2. 存在的问题　日本的市场规模小于美国（美国的全球份额约为 40%，而日本的份额约为 10%）。另外，由于重点医院的规模小于其他国家，因此有必要与众多医疗机构达成协议，才能招募到足够的临床试验参与者。由于这些原因，临床试验的成本很高，导致公司对研发投资的积极性降低。

此外，日本宣传药品法规以及知识技术信息的能力较差，厚生劳动省和 PMDA 的全球行动框架较脆弱，其他国家的政府尚未充分了解日本政府和制药业的需求。

（三）日本成为"世界参照国"所需的行动

针对日本制药、医疗器械及相关行业的竞争优势和问题，日本监管科学倡议提出了四个方面的战略行动计划，目的是将日本建设成为世界参考国（world reference country）。

1. 加强基础设施建设，促进创新药品、医疗设备和再生医学产品的审批领先于世界其他地区，提高日本的可靠性和吸引力　①推进"SAKIGAKE"先行者审评和指定制度以及日本医学研究与发展机构（Agency for Medical Research and Development，AMRD）活动；②利用日本优势促进建设发展。例如，为了解决日本临床开发成本高于其他国家的问题，利用优势领域如疾病登记处数据库、临床创新网络等开发新的临床研发流程和方法；③提高监管审批等流程的可预见性和透明度等，通过大力推广全球层面的监管科学来加强安全性措施。

2. 积极向国际社会传播信息，向全球分享日本的专业知识　计划在3年内，积极向国际社会分享有关日本在监管科学、监管制度等方面的专业知识的信息。例如，建设亚洲制药和医疗器械监管培训中心，与行业团体合作以促进与当地监管机构进行有效对话，与美国和欧洲国家的监管机构交换全球先进的安全信息，加强日本药品法规信息的英文版建设和宣传，在领先的科学期刊和医学会论坛上积极展示监管科学研究成果。

3. 针对每个产品领域明确具体优先事项的战略举措　在药品方面，具体包括：

（1）建立以东南亚国家联盟（Association of Southeast Asian Nations，ASEAN）、中国、韩国等为中心的亚洲地区强有力的伙伴关系：①3年内计划与ASEAN主要国家加强交流，以促进对日本药品法规的理解，旨在实现与欧美相当的药品审批制度，并与中国、韩国等进行政府层面的意见交流；②5年内计划促进ICH及其他指南的实施，以及在亚洲地区开展国际多中心临床试验；③10年内计划在亚洲地区促进审评等方面的合作。

（2）作为日本、美国和欧洲三方联合体成员，在国际协调中发挥主导作用：①牵头讨论关于作为短期举措的国际监管协调框架等议题，日本将在ICH、国际药品监管当局联盟（ICMRA）、经合组织等的活动中发挥核心作用，并制定相应的战略；②5年内计划提升与美国、欧洲等国家或地区审评等方面合作；③10年内计划与美国、欧洲合作在重点地区推广ICH指南的落地实施。

另外，日本监管科学倡议对OTC药物、基因药物、医疗器械、再生医学产品，还有"危险药物"、劣、虚假标签、伪造和假冒（substandard, spurious, falsely labelled, falsified and counterfeit, SSFFC）药物等也推出了相关举措。

4. 以持续一致的方式促进国际监管协调与合作，在国际社会中发挥领导作用　①加强MHLW和PMDA的全球行动框架，在MHLW和PMDA内新设立全球行动单位；②对国际药品监管协调战略定期进行进度控制，并在与业界交换意见的基础上，参照具体进展和最新国际形势进行必要的审查。

三、PMDA国际战略计划

随着科学技术发展、药物和医疗产品生产制造和分销日益全球化，PMDA努力加强与各国监管机构以及产业界、学术界合作，极大地促进日本和全球公共卫生事业发展。通过实施监管科学战略计划，PMDA希望能够有效利用日本的人力资源，提高日本公众的健康效益。

（一）国际战略计划简介

PMDA 通过其第一期计划和第二期中期计划（2004 财年至 2013 财年）极大地缩短了医疗产品的审查周期。PMDA 因这一成就和其他成就在国际上受到高度评价，有望为世界做出更多贡献。随着 MHLW 提出的监管战略倡议，为了响应国内和全球的期望，PMDA 制订并公布了"PMDA 国际战略计划 2015"（PMDA International Strategic Plan 2015），在第三期和第四期中期计划（2014 至 2023 财年）规定的期间内进行。PMDA 努力实施该战略计划，通过有效利用其人力资源、科学知识、电子信息化等方式，使日本和全球的健康利益最大化。

（二）国际战略计划的愿景

"PMDA 国际战略计划 2015"设定了监管科学和决策的三个愿景。愿景一：通过监管创新为世界做出贡献。PMDA 将以监管科学为基础，通过宣传其世界领先的产品审评、安全措施和救助服务的成果，在全球范围内促进公共卫生健康事业发展。愿景二：为其他国家或地区带来最大化的共同健康利益。为了让全球患者更快获得更有效、更安全的医疗产品，PMDA 将与世界各国进行更密切的沟通，以促进监管协调与合作。愿景三：与其他国家或地区共享知识。PMDA 将充分利用积累的知识和经验，通过对伙伴国家或地区提供对建设监管能力至关重要的信息和培训计划，为这些国家或地区的公共卫生做出贡献。对应三个愿景，分别提出了具体战略。

（三）具体战略及相关内容

1. 战略一：带头向全球传播信息

（1）利用创新技术提供咨询、进行产品审查并实施符合全球标准的安全措施：①建立监管科学中心；②促进工业界、政府和学术界之间的讨论（例如专题讨论会）。

（2）积极向全球宣传 PMDA 的知识和经验：①准备总结 PMDA 当前观点的技术文件；②制定利用创新技术的产品评估和安全措施指南；③在关键期刊或会议上主动发布或展示监管科学研究成果。

2. 战略二：促进国际监管协调和全球合作

（1）加快《日本药典》的全球应用：①通过药典讨论组进一步加快《日本药典》与《美国药典》和《欧洲药典》的协调统一；②积极推广《日本药典》作为其他国家或地区的参考药典之一。

（2）加强与海外监管机构的沟通：①扩大日本和美国、欧盟以及其他国家和地区的监管机构在保密安排和专家领域集群下的合作；②对于医疗器械，通过"边做边协调"（HBD）活动，继续与 FDA 进行信息交流；③与国外监管机构合作开发强有力的证据，尤其是针对孤儿药指定产品；④继续与国外监管机构开展人员交流计划，并考虑设立海外办事处。

3. 战略三：提高国际分工检查的效率

（1）生产质量管理规范（GMP）检查：协助制定国际药品检查合作计划（PIC/S）指南和开展培训项目，并促进与作为 PIC/S 成员的外国监管机构的合作。

（2）质量管理体系（QMS）检查：成为医疗器械单一审核程序（MDSAP）试点的正式

成员,为简化质量管理体系检查过程做出贡献。

（3）药物临床试验质量管理规范（GCP）检查:建立沟通渠道,允许美国、欧盟、日本和其他国家就相互利用 GCP 检查结果进行公开讨论。

4. 战略四:积极主动参与协调指南性文件和标准的建设,促进维护共同的健康利益,为国际监管协调活动做贡献

（1）ICH:作为 ICH 创始成员国,不断努力提出和起草参与国所需的统一指南。

（2）IMDRF:牵头制订至 2020 年中期战略行动计划,并努力提出和起草参与国所需的统一准则。

（3）IGDRP:促进日本仿制药法规与国际法规的一致性,并寻求提出国际协调建议。

（4）经济合作与发展组织（Organization for Economic Co-operation and Development,OECD）:作为主席积极领导该组织,努力扩大参与国的范围和技能提升,吸引更多的国家加入。

（5）国际药品监管机构联盟（International Coalition of Medicines Regulatory Authorities,ICMRA）:促进 ICMRA 正式成立,并通过与外国监管机构主管部门和人员合作,促进监管机构的技能提高和多边会议的有效协调。

（6）亚太经济合作组织 - 生命科学创新论坛 - 监管协调指导委员会（Asia-Pacific Economic Cooperation-Life Sciences Innovation Forum-Regulatory Harmonization Steering Committee,APEC-LSIF-RHSC）:通过作为联合主席启动所有项目,促进监管协调,并为 APEC 区域内的监管机构建立培训计划。

（7）国际标准化组织 / 国际电工委员会（International Organization for Standardization,ISO/ International Electrotechnical Commission,IEC）:积极参与国际标准的制定,向 ISO 和 IEC 等标准制定机构提出新课题。

（8）国际化妆品监管合作组织（International Cooperation on Cosmetic Regulation,ICCR）:从技术角度促进化妆品法规的统一。

5. 战略五:向伙伴国家或地区提供建设监管能力至关重要的信息和培训计划

（1）启动"亚洲药品和医疗器械监管事务培训中心"等项目:①建立亚洲药品和医疗器械监管事务培训中心,提供培训,与亚洲和海外监管机构分享 PMDA 在产品审查、安全措施实施和提供救援服务方面积累的知识和经验;②向合作监管机构派遣 PMDA 员工,并进行在职培训;③就 ICH、IMDRF、IGDRP、ICCR、PIC/S 等商定的准则进行培训;④分享亚洲国家及金砖国家所需的知识和信息。

（2）与亚洲和其他国家互动,增进相互理解与合作:①通过双边会议和专题讨论会,加深与 ASEAN 主要国家、韩国、金砖国家等国家的相互理解和信任;②通过提供日本的安全信息和响应伙伴国家的不同需求,为改善亚洲地区的安全措施做出贡献;③在咨询和评审领域进行合作,以促进亚洲地区产品的顺利开发;④通过积极参与 Self-CARER,加强非处方药的国际监管协调与合作。

四、日本监管科学的开展与实施

（一）SAKIGAKE 战略计划

PMDA 成立后 10 年间,审评人员的数量大幅增加,大幅缩短了新药申请的审评周

期。MHLW 于 2009 年启动了未经批准或超说明书药物研发促进计划,以解决未经批准或超说明书使用药物的问题。这些药物在国外已经上市,但在日本却未上市。这些措施在一定程度上改善了日本的药物滞后现象,但仍远远落后于美国和欧盟。MHLW 于 2015 年启动了 SAKIGAKE 战略计划下的 SAKIGAKE 认定体系,其核心战略是 "SAKIGAKE 认证制度" 和 "未获批药物的快速授权计划",旨在促进创新医疗产品的快速批准和应用,在产品生命周期的环节中提前介入,与产业界保持沟通并加快审评,为卫生健康提供更优质的、更好的新医疗产品,引领世界创新技术的实际应用。类似药物研发促进计划,如美国的突破性治疗认定(BTD)和欧盟的优先药物(PRIME)计划分别于 2012 年和 2016 年启动。上述类似体系尽管在标准和优先级上存在一些差异,但共同目标都是通过加强每个地区新医疗产品的开发来改善重病患者的生活质量。

SAKIGAKE 战略计划建立了日本 SAKIGAKE 体系,使日本早于其他国家将创新性药物或医疗器械、再生医疗产品等投入实际应用。据统计,日本 SAKIGAKE 体系在运行后 5 年间共批准了 10 个产品,其中 7 个新活性物质获得全球首批上市申请批准。SAKIGAKE 战略计划成功地促进了肿瘤学、神经学和心血管疾病领域的药物研发。

日本 2020 年 9 月修订了《医药品医疗器械法》,首次载入 SAKIGAKE。具有新作用机制、现有药物的新适应证或针对严重疾病的新型给药系统且疗效显著的创新药物,并计划在日本进行全球首次提交 / 批准(允许在 30 天内同时提交)的药物,有资格获得 SAKIGAKE 认定。

(二)加强对新兴技术产品的信息收集和响应

PMDA 已开始实施前景展望(Horizon Scanning)行动,以加强信息收集并加强对新兴技术产品的响应。前景展望行动是一个系统的过程,用于识别新兴技术和趋势,并评估其对监管体系的潜在影响。这一进程将支持建立适合新兴技术的新监管框架。在国际舞台上,国际药品监管机构联盟(International Coalition of Medicines Regulatory Authorities,ICMRA)将重点放在对创新项目的前景展望上,由成员开会讨论和分享这个问题,日本积极投身其中。PMDA 计划根据 ICMRA 会议的讨论研究前景展望计划的研究方法。通过新兴技术收集的信息将在 CRS 进行筛选,并在科学委员会和多个办公室进行评估,以考虑如何将这些信息用于建立未来的监管框架。

(三)使用电子数据进行深入的评估

在药物研发中,通过各种方法分析临床研究数据,并利用分析结果来提高药物研发过程的效率。针对这种情况,PMDA 已开始对以电子方式提交上市申请的临床研究数据进行收集和利用,从而改善其产品审评和咨询服务。在审评单个产品应用期间,PMDA 审查员将能够自行访问电子数据并可以进行可视化分析,轻松检索个案数据并分析,然后根据分析结果进行讨论和决策。

累积的电子研究数据有望使审评人员能够进行跨产品分析或深度分析,从而开展进一步评估和咨询服务。例如,按治疗类别整合相关信息进行综合审评和咨询沟通;对具体问题进行内部分析,如积极应用建模和模拟(modeling and simulation, M&S)技术审评儿科用药的剂量,评价评估措施和分析技术的性能;利用数据制定相关指南。

（四）医疗信息的利用（MIHARI 项目和 MID-NET）

药物治疗在发挥治疗获益的同时具有发生不良反应的风险。为了确保药物的使用获益最大化且风险最小化，PMDA 从药物流行病学等角度研究和分析上市后药物的质量、有效性和安全性等的信息 / 数据。PMDA 的主要药物流行病学研究计划包括风险评估医疗信息计划（Medical Information for Risk Assessment Initiative，MIHARI），预计可能会提高上市后药物的安全性。MIHARI 旨在利用除医疗机构和制药公司的药物不良反应报告以外的信息来源，监测和评估药物安全性。MIHARI 项目于 2009 年启动，通过二次使用电子医疗数据源［如医疗信息数据库（Medical Information Database Network，MID-NET）］和日本国家索赔数据库建立药物安全监测系统。在项目实施过程中，进行了多次试点研究以获得最佳的分析方法，从而建立了可以主动监测药物不良反应和识别所用药物的系统。目前，安全性方面的审评员可以应用该系统来分析具体药物的问题，有助于实际临床应用中安全性监测和处理，包括药品说明书的修订。在 MIHARI 项目的框架下，PMDA 计划收集和积累各种病例的数据，以便后续更好地应用电子病历。此外，2018年修订的 "GPSP 部长令" 允许上市许可持有人（MAHs）通过使用医疗信息数据库进行上市后数据库调研，为提交复审申请准备数据集。

MID-NET 是医疗数据库网络系统，在 2011—2017 年作为国家项目开发，用于分析来自各种数据源的数据。MID-NET 包含匿名的电子医疗数据，例如合作医院保留的电子病历和索赔数据。MID-NET 于 2018 年 4 月开始全面运营。日本厚生劳动省、PMDA、合作医院以及包括制药公司和研究人员在内的其他用户可以访问 MID-NET。此外，数据库用户的资格由专家审查，以确保该系统的公共利益。最近，药物警戒主要集中在医疗保健专业人员和制药公司报告的药物不良反应（adverse drug reactions，ADR）。除非不良事件被医疗保健专业人员视为疑似 ADR，否则不会启动 ADR 报告。MID-NET 可以让用户能够更定量且科学地评估药物与不良事件之间的因果关系。使用 MID-NET 获得的分析结果用于药物安全性措施的实施，例如修订药物说明书。PMDA 通过上述举措提高药物警戒性，从而有助于增加患者获得更可靠的治疗药物的机会。PMDA 还致力于通过MID-NET 及日本国家健康保险索赔和特定健康检查数据库（全国医保数据库，National Insurance Claims Database，NDB）等资源促进对真实世界数据的利用，旨在构建一个应用安全性分析的数据共享系统，通过分析电子健康数据、保险索赔数据、诊断程序组合数据、实验测试结果等，助力先进医学流行病学分析。

（五）支持和促进研究

PMDA 将跨部门的项目整合成一个框架来制定标准和指南，以解决有关医疗产品的研发和审评问题。在跨部门项目中，由不同办公室的工作人员组成的工作组讨论具体问题，同时也考虑到国际监管协调。2015 年 4 月，PMDA 启动了全面合作计划，以主动解决审评过程中发现的问题和实际应用最先进技术的挑战，此后与多家高质量临床研究机构和科研院所签署了合作协议，并建立基于人员交流（例如从伙伴机构借调的工作人员）的合作和协作框架。

PMDA 每年举办一次介绍监管科学研究的会议，目的是促进对 PMDA 高管和员工进行的监管科学研究项目情况的了解，也是研究人员与公众互动的机会。PMDA 网站还提供了 PMDA 作者发表的各种论文的列表和链接,这些论文不仅涵盖了监管科学研究,还涵盖了 PMDA 的日常活动。

根据促进创新药物、医疗器械、细胞和组织产品发展的倡议,自 2012 财年以来,PMDA 与大学、研究机构之间的人员交流得到了加强。通过这种方式,PMDA 建立了评估创新药物、医疗器械、细胞和组织产品的安全性和有效性的方法,从而制定指导方针,同时培养精通创新技术和监管科学的人才。

如今,日本的药品监管机构被公认为是与美国、欧洲并肩作战的监管机构,其今后的发展方向是在有关国际法规协调的讨论中发挥积极作用,并将为提高亚洲监管机构的标准做出贡献;努力提高以监管科学为基础的业务质量;积极主动地以科学的方法应对新的挑战,为提高日本的公共健康和安全做出贡献。

为适应药品监管的现代化要求,世界各国药品监管机构都在积极推进药品监管科学。美国、欧盟和日本均陆续发布了药品监管科学战略计划,从全局和国家战略的角度规划了监管科学发展的目标、重点和策略等。美国、欧盟及日本监管科学战略计划都围绕着药品安全性、有效性、商业化展开,体现了实现药品监管现代化、基础设施现代化、标准工具和方法现代化的方向、目标和措施,是监管全球化和现代化的动力源。随着全球各国监管科学战略计划的实施,国际合作行动不断加强,监管科学深入发展,必将进一步提高药品监管效率,促进监管创新,助力全球公共卫生事业的发展。

第四节　中国药品监管科学行动计划

一、提出背景

随着中国经济的快速发展和人口老龄化趋势的加剧,公众对药品的需求不断增加。然而,随之而来的是药品安全问题的凸显,引起了中国政府的高度关注。一方面,随着现代医学技术的不断发展,新药的推出速度加快,而一些新药的安全性和有效性尚未得到充分验证,导致一些药品存在安全隐患。另一方面,部分药品在生产、流通、销售等环节存在监管不足的问题,导致一些药品质量不稳定,甚至存在假冒伪劣药品。这些问题严重影响了公众的用药安全,也对中国的药品监管科学建设提出了新的挑战。中国药品监管部门意识到药品监管科学建设的重要性,因此提出了"中国药品监管科学行动计划",以加强药品监管科学研究,提高药品监管能力和水平,保障公众用药安全。同时,该计划也旨在借鉴国际先进药品监管经验,推进中国药品监管制度的现代化建设,加强与国际药品监管科学界的合作,推动全球药品监管科学的发展。

2013 年,国家食品药品监督管理总局科技与标准司在北京召开第一次药品监管科学研究立项会议,中国药品监督管理研究会正式成立。2019 年 4 月 30 日,为全面贯彻落实习近平总书记有关药品安全"四个最严"要求,围绕"创新、质量、效率、体系、能力"主题,推动监管理念制度机制创新,加快推进我国从制药大国向制药强国迈进,国家药品监督管理局启动了中国药品监管科学行动计划,揭开了监管科学创新研究的大幕,监管科学在中国的发展也拥有了清晰的战略计划和具体目标。

中国药品监管科学行动计划以人民为中心,围绕药品监管工作实际需求,旨在加强中国药品监管科学建设,提高药品监管能力和水平,保障公众用药安全,为中国药品监管事业的发展提供强有力的科学支持,具体包括以下几个方面:加强药品监管科学研究,推动药品监管科学建设;提高药品监管水平和能力,保障公众用药安全;借鉴国际先进药品监管经验,推进中国药品监管制度的现代化建设;加强药品监管科学研究的国际合作,推动全球药品监管科学的发展。其主要目标是:①立足我国药品监管工作实际,围绕药品审评审批制度改革创新,紧跟国际监管发展前沿;②通过监管工具、标准、方法等系列创新,经过 3~5 年的努力,制定一批监管政策、审评技术指南规范、检查检验评价技术、技术标准等;③有效解决影响和制约药品创新、质量、效率的突出性问题,加快实现药品治理体系和治理能力现代化。

二、中国药品监管科学行动计划重点项目

（一）首批计划重点项目

药品监管科学行动计划由国家药品监督管理局相关业务司局牵头,会同有关直属单位和部分省药监局,依托高校、科研机构和行业协会开展药品、医疗器械和化妆品的创新性研究。计划明确了 3 项重点任务,包括建设一批药品监管科学研究基地、优先启动一批监管科学重点项目以及推出首批药品审评与监管新制度、新工具、新标准和新方法。同时,设立了首批 9 个行动计划项目:细胞和基因治疗产品技术评价与监管体系研究、纳米类药物安全性评价及质量控制研究、以中医临床为导向的中药安全评价研究、上市后药品的安全性监测和评价方法研究、药械组合产品技术评价研究、人工智能医疗器械安全有效性评价研究、医疗器械新材料监管科学研究、真实世界数据用于医疗器械临床评价的方法学研究以及化妆品安全性评价方法研究。

（二）计划启动后的具体举措

药品监管科学行动计划启动后,在立法层面,为了使监管科学的发展更多地有法可依,《中华人民共和国疫苗管理法》(以下简称《疫苗管理法》)、《药品管理法》等在 1 年内陆续制修订出台,后续还发布了《药品管理法实施条例(修订草案征求意见稿)》,进一步落实改革成果。此外,为了加速审评审批速度,新修订的 2020 版《药品注册管理办法》,对药品注册审批流程和时限、加速上市途径都做出了明确的规定。

在中药监管科学研究方面,将中药审评审批改革的经验做法进一步提炼固化,在《药品管理法实施条例》修订稿中增加"中药注册管理"专节,强化中药监管的法规保障;推动修订《中药品种保护条例》,充分发挥中药保护制度对中药全生命周期监管的正向激励作用;完成了《中药材生产质量管理规范》(中药材 GAP)修订,推进中药材规范化生产,加强中药材质量控制,促进中药高质量发展;颁布了第一批 22 个中药饮片国家炮制规范,以《中国药典》和《国家中药饮片炮制规范》为主体、省级炮制规范为补充的中药饮片标准体系基本建立;为推动中药审评审批制度改革,2023 年 2 月国家药品监督管理局针对中药的特点和药物研制规律发布了《中药注册管理专门规定》,完善了中医药理论、人用经验和临床试验相结合的中药审评证据体系。

在监管科学研究方面,我国药品监管部门积极组织与高校及科研机构开展合作,具体合作项目见表 3-4。

表 3-4　中国药品监管科学高校合作项目

学校 / 科研机构	合作项目	研究领域	主要研究任务
四川大学	国家药监局医疗器械监管科学研究基地	医疗器械	（1）医疗器械科学监管和监管科学创新人才的培养和培训 （2）将以国家医疗器械发展规划中新产品和新技术为重点，以生物材料及植入器械监管科学研究为切入点，逐步扩大建立覆盖整个医疗器械的监管科学体系 （3）设立 3 个主要研究室：新一代生物材料监管科学、药品医疗器械组合产品的界定和评价、大数据人工智能
中国中医科学院	国家药品监督管理局与中国中医科学院合作成立中药监管科学研究中心	中医药	（1）利用自身学科完备、链条完整、国家级研发平台齐全等特色和优势，融合多学科知识体系，提供多方位技术支撑保障，促进中药产业高质量发展 （2）将在破解中药审评与监管难题、推动中药创新的政策研究、加强中药监管科学人才培训工作等多方面开展合作
北京中医药大学	国家药品监督管理局与北京中医药大学共同成立中药监管科学研究院	中医药	（1）构建起完整的中药监管人才培养体系，涵盖中药饮片、中成药、颗粒剂、中药注射剂等各方面 （2）研究构建以数据为核心的中药智慧监管模式、构建中药安全警戒与预警系统、制定中药监管科学关键技术与标准规范、开展中药监管政策与法规研究 （3）通过对中药关键技术和方法、评价技术、质量标准等进行深入研究，指导和完善中药监管技术支撑体系
清华大学	国家药品监督管理局药品审评中心与清华大学医学院开展全面战略合作成立药品审评科学与监管科学研究院	监管科学	（1）搭建审评科学与监管科学研究、学术交流与国际合作平台，重点围绕药物研发与评价开展系统性研究 （2）开设审评科学与监管科学专业，拓宽审评人员执业发展模式，药品审评中心临床审评人员保留执业医师资格，参与清华大学医学院临床实践 （3）双方还将共同组织开展对审评人员的系统培训，联合建立审评科学与监管科学智库；研究院同期成立科学技术委员会，由国内外药品审评专家及活跃于一线的著名专家学者担任委员
	清华大学成立中药研究院	中医药	创建国际领先的中药研究平台，研究院将依托清华大学在多学科交叉领域的学术积累和人才优势，将信息化、数字化方法融入中药传统工艺中，从而运用现代科学技术促进中药理论与实践的发展

学校/科研机构	合作项目	研究领域	主要研究任务
北京大学	北京大学亚太经合组织监管科学卓越中心	监管科学	北京大学亚太经合组织监管科学卓越中心成立（2015），将重点为亚太经合组织成员开展国际多中心临床试验和 GCP 检查领域的能力建设
山东大学	山东大学药品监管科学研究院	监管科学	（1）建设好药品监管科学研究院，与各方携手开展高水平药品监管科学研究 （2）积极申报建设国家药品监督管理局药品监管科学研究基地，努力培养国家急需的复合型药品监管科学研究人才
中国药科大学	国际药事监管科学论坛暨首届教育者峰会	监管科学	国际药事监管教育推行委员会（Committee for International Pharmaceutical Regulatory Science Education Promotion, CIPRSEP）正式成立，首批 7 个成员单位即中国药科大学、复旦大学、北京大学、沈阳药科大学、欧洲药事监管科学协会（TOPRO）、澳门大学、美国南加州大学的药事监管科学专业所在院系签署协议
沈阳药科大学	国家药品监督管理局高级研修学院与沈阳药科大学签署战略合作框架协议	监管科学	药品检查员教育培训、监管科学研究、研究生和博士后培养等
	沈阳药科大学成立沈阳药科大学监管科学研究院	药品、医疗器械	药品、医疗器械监管科学研究以及人才培养等方面

（三）首批重点项目的研究进展

2021 年 4 月，首批行动计划发布 2 年后，9 个重点项目取得积极进展，开始在药品、医疗器械、化妆品领域发挥引领作用，各项目具体举措和阶段性成果如下。

1. 细胞和基因治疗产品技术评价与监管体系研究　细胞和基因治疗产品监管科学项目组从监管体系和技术评价 2 个层面开展研究，对我国细胞和基因治疗产品的研究现状、技术特点、存在的问题、亟待建立的评价体系进行了梳理，调研了国内外细胞和基因治疗产品的临床研究情况，初步掌握了我国细胞治疗产业的发展趋势和主要矛盾。主要矛盾是患者对新疗法的迫切临床需求与质量稳定、安全可控、疗效确切的细胞治疗产品的供给不足之间的矛盾，主要表现在监管体系建设滞后于产业发展速度、临床研究的规范性有待提高、产业链存在较多薄弱环节等方面。

监管体系方面，项目组对国外不同监管政策对产业的影响进行了比较研究，为课题研究做了比较扎实的基础准备。同时，重视利用审评工作发现和解决问题，及时总结经验，针对我国细胞和基因治疗产品监管要求方面存在的空白及时开展研究，探索制定生产和供应链管理、非注册临床研究数据使用、上市后风险控制等方面的要求。在此基础上,继续针对细胞和基因治疗产业化过程中可能遇到的政策问题,提前布局研究,广泛听取业内专家、研发企业和临床机构代表的意见,为相关监管部门提供建议。

技术评价方面,通过加快建设细胞和基因治疗产品的评价标准体系,树立以患者为中心、以临床价值为导向的审评理念,起草了《免疫细胞治疗产品临床试验技术指导原则(试行)》《人源性干细胞及其衍生细胞治疗产品临床试验技术指导原则(征求意见稿)》《溶瘤病毒类药物临床试验设计指导原则(试行)》《基因治疗产品药学研究与评价技术指导原则(征求意见稿)》《基因转导与修饰系统药学研究与评价技术指导原则(征求意见稿)》《免疫细胞治疗产品药学研究与评价技术指导原则(征求意见稿)》《基因治疗产品非临床研究与评价技术指导原则(征求意见稿)》《基因修饰细胞治疗产品非临床研究与评价技术指导原则(试行)》。后续,将根据行业和审评审批工作需要,针对热点治疗技术和疾病领域,继续制定更多技术指导原则,构建并完善细胞和基因治疗产品的技术审评标准体系。

2. 纳米类药物安全性评价及质量控制研究　近年来,国内外纳米技术在疾病诊断、治疗、监测等方面的应用日益广泛,纳米类药物相关产业发展迅猛,新技术、新应用、新成果不断涌现。纳米类药物的研究涉及材料学、制剂学、药代动力学等多个学科,目前研究主要集中在药物纳米粒、载体类纳米药物两大类上。目前全球已有超过60种纳米药物上市,国际药监机构对纳米类药物尚无统一认识,未形成统一监管要求,但总体持谨慎态度。在这种情况下,探索不同类型纳米类药物的非临床安全性评价及质量控制策略,以保证药物安全性及质量稳定性,具有迫切性和急需性。

基于研究涉及的专业方向,项目分为非临床安全性评价、药代动力学及质量控制3个子课题组,围绕纳米类药物的特殊性开展调研,梳理了国外纳米类药物的批准和研发现状,对纳米类药物的质量控制要点与难点、药代动力学研究方法与技术难点、毒理学评价要求与安全性评价策略等问题进行了系统的研究。

由于纳米类药物是新技术药物,在研究过程中,为更科学地引导药物研发,国家药品监督管理局药品审评中心组织起草并发布了《纳米药物质量控制研究技术指导原则(试行)》《纳米药物非临床安全性评价研究技术指导原则(试行)》《纳米药物非临床药代动力学研究技术指导原则(试行)》,以探索建立纳米类药物安全性评价及质量控制的监管标准,将为工业界提供一套科学的评价体系,对于加快实现研究成果向临床应用的转化,促进企业研发和提高申报的规范性,加速质量稳定、临床疗效好、安全性风险可控的纳米类药物上市具有重要意义。

3. 以中医临床为导向的中药安全评价研究　该项目所涉及的"安全评价"是从安全用药的广义角度考虑的。基于课题实施单位的职责,该课题分为3个子课题:中药国家标准制定与监管体系建设——以中药配方颗粒为例、中药相关指导原则制修订研究、中药整体质量控制及安全性检测研究。

中药含挥发油品种的挥发油含量测定、多糖含量高品种的水煎煮转移率低等一直是中药研发的难点问题,为解决这些行业难题,国家药典委员会牵头实施"中药国家标准制定与监管体系建设——以中药配方颗粒为例"课题,借科研之力解决行业共性技术难题。2021年2月10日,《关于结束中药配方颗粒试点工作的公告》发布,决定结束中药配方颗粒试点工作。为在试点结束后实现良好的质量控制,同步发布的《中药配方颗粒质量控制与标准制定技术要求》从基本要求、原辅料、标准汤剂、生产工艺、标准制定、稳定性和标准复核等方面规范了标准研究过程。160 个中药配方颗粒标准的制定工作也已完成,通过中药配方颗粒标准及全过程控制的研究为中药的标准研究、变更管理、过程监管提供科学指导。

为提升中药新药研发质量和效率,2020 年 10 月 12 日,国家药品监督管理局药品审评中心发布了《中药新药用药材质量控制研究技术指导原则(试行)》《中药新药用饮片炮制研究技术指导原则(试行)》《中药新药质量标准研究技术指导原则(试行)》3 个指导原则,分别从中药药材质量控制、饮片炮制以及质量标准研究 3 个方面对中药新药研发给予指导。此外,《已上市中药药学变更研究技术指导原则》已于 2021 年 4 月 2 日发布施行。

为推进"中药整体质量控制及安全性检测研究"子课题,中国食品药品检定研究院(以下简称中检院)构建了中药内源性及外源性有毒有害成分检测平台,建立了用于中药中黄曲霉毒素、赭曲霉毒素的酶免疫检测方法;建立了中药中禁用农药多残留检测方法,提出了植物来源中药材中铅、镉、砷、汞、铜及禁用农药残留的一致性标准;建立了中药内源性毒性成分吡咯里西啶生物碱检测平台,并初步完成了款冬花、紫草、紫菀、一点红、野马追、菊三七、佩兰、茵陈 8 个品种近百批次样品检测。

4. 上市后药品的安全性监测和评价方法研究　该项目聚焦药品安全性监测评价实践中的薄弱环节,以建立上市后药品安全性监测评价新工具、新方法、新标准为目标,从基于真实世界数据上市后药品安全性监测评价的理论、标准、实践 3 个维度展开,体现了监管科学研究的核心任务及目标。

在基于真实世界数据上市后药品监管规范研究方面,建立了真实世界数据安全性研究文献数据库和全球上市后药品安全性监管文献数据库,在积累充足文献资料的基础上,进一步推进课题研究工作,完成真实世界数据在上市后药品安全监管中的适用范围、应用价值、伦理风险研究和质量控制研究,以及我国适用的基于真实世界数据的上市后药品安全性监管决策体系等研究,起草了真实世界数据用于上市后药品的安全性监测和评价的相关指导原则。

在基于真实世界数据上市后药品监管实证研究方面,围绕真实世界数据库、基于真实世界数据的监测评价新方法研究与验证、相关技术指导原则的形成等关键环节和重点问题,开展系列实证研究,已经探索应用药物性肝损伤、肾损伤、严重过敏反应等不良反应和创新药的监测评价新方法,如建立了药物性肝损伤、肾损伤的大数据平台,筛选出相应药物,提出相关上市药品肝损伤风险评价指导原则草案及药源性急性肾损伤循证临床实践指南草案,以抗肿瘤创新药为研究对象,利用主动监测方法开展安全性研究等。此外,还对基于大数据的上市许可持有人药物警戒评估模型进行了探索研究。

5. 药械组合产品技术评价研究　药械组合产品是典型的跨学科产品,既有传统药械组合产品,如药物洗脱支架等,又有创新型组合产品,如数字化药物、组织工程医疗产品等。为科学监管该类产品,国家药品监督管理局将"药械组合产品技术评价研究"纳入第一批监管科学行动计划重点项目。

在研究《关于药械组合产品注册有关事宜的通告》修订工作中,将国家药品监督管理局医疗器械技术审评中心和药品审评中心协同开展联审产品沟通咨询等工作写入修订草案公开征求意见稿，并就如何优化产品联审单和联审资料流转、建立联审协调机制等内容进行沟通，优化两家审评中心的协调机制，加强审评中心与申请人的协同沟通，努力使联审机制更加高效；基于对国际上药械组合产品监管的调研，建议删除通告第六条，拟放开进口药械组合产品所含药品须获我国注册或生产国（地区）批准上市的限制，优化药械组合产品监管要求的国际对接。

在药械组合产品属性界定方面，国家药品监督管理局完善了药械组合产品属性界定工作流程，明确了申请步骤和申报资料要求；推出"药械组合产品属性界定信息系统"，实现了属性界定全过程电子申报和办理；建立了药械组合产品属性界定工作函询联络机制，优化界定流程，提高工作效能；起草了药械组合产品属性界定原则，提高属性界定结果的可预测性和透明度。

随着项目研究的不断深入，药械组合产品指导原则体系也不断完善：起草了药械组合医疗器械注册申报资料撰写指导原则，明确了含药医疗器械的技术审评申报资料要求；研究了起草含药医疗器械药物定性、定量及释放研究指导原则，指导申请人开展含药医疗器械中药物及含量、释放等研究。

6. 人工智能医疗器械安全有效性评价研究　该项目主要有 3 项任务：形成共性技术安全有效性评价规范性文件；针对糖网、肺结节筛查软件等热点产品，形成产品安全有效性评价规范性文件不少于 3 份；完成测评数据库质量研究报告 1 份。

2019 年 7 月，国家药品监督管理局医疗器械技术审评中心发布了《深度学习辅助决策医疗器械软件审评要点》。该审评要点采用基于风险的全生命周期管理方法考虑软件技术审评要求，包括需求分析、数据收集、算法设计、验证与确认、软件更新等内容，涵盖算法性能评估、临床评价、网络与数据安全等要求，明确了非辅助决策软件、传统人工智能软件的要求以及第三方数据库、移动与云计算等考量。

2020 年，为应对新型冠状病毒感染疫情，很多公司迅速推出基于肺部 CT 的肺炎辅助诊断软件。医疗器械技术审评中心快速响应，于 2020 年 3 月制定并发布了《肺炎 CT 影像辅助分诊与评估软件审评要点（试行）》，指导企业申报。热门的 CT 肺结节、糖网 AI 软件均有多个产品进入创新通道或进入审评环节。2020 年 8 月，两款糖网 AI 软件获批上市；2020 年 11 月，一款 CT 肺结节 AI 软件获批上市。

公开的技术审评报告记载了产品审评的关注点、批准注册的考虑以及说明书需要记载的重要注意事项等，在内容的丰富性和对企业的指导性上等同于审评要点。在通用要点基础上，具体产品的审评尺度容易统一，可将审评资源更多地投入产品个性特点上。

7. 医疗器械新材料监管科学研究　该项目针对健康医疗和产业发展急需的新材料、新技术、新原理等创新型医疗器械，关注新材料新技术在转化过程中存在的评价工具、方法，以及标准缺失的问题，结合科研院所、监管科学研究基地前期积累的大量研究数据，有针对性地建立新工具、新方法和新标准。

在新材料风险要素识别及技术评价体系研究方面，以骨再生生物陶瓷诱导材料、可降解金属材料、高强度韧性医用纯钛、定制式医疗器械为抓手，通过组织新材料指导原则研讨会、成立联合科研攻关工作组、实地调研等形式针对 4 个方向的新材料监管新工具、新方法和新标准进行研究，识别了新材料的主要风险，实现新材料的风险精准控制；建立了新材料的技术评价新方法和新标准，起草了多项国家标准、行业标准及团体标准，如

《外科植入物骨诱导磷酸钙生物陶瓷》国家标准、《组织工程医疗器械产品生物活性陶瓷多孔材料中细胞迁移的测量方法》行业标准、《可降解镁合金挤压棒材标准》等多项团体标准；制定骨再生材料植入物注册技术审查指导原则等多项指导原则草案。

在医疗器械新材料监管体系的信息化基础建设研究方面，医疗器械技术审评中心与天津市医疗器械质量监督检验中心、北京大学口腔医院合作完成了骨科植入物数据库和口腔数据库构建，录入并整理汇总了骨科和口腔产品近10年的检测数据。数据库建设准确把握了产品风险点，真正做到了风险精准控制，减少了产品源头性风险、系统性风险，为科学合理设置临床试验要求、改进临床试验设计提供了技术依据。

8. 真实世界数据用于医疗器械临床评价的方法学研究 该项目以临床为导向，探索构建真实世界数据用于医疗器械临床评价的方法学，为医疗器械审评审批制度改革、加速创新产品上市提供新的解决方案。

项目组研究真实世界数据的关键术语和定义、常见数据类型、真实世界数据的优势和局限性等，利用真实世界数据进行医疗器械临床评价的原则要求，撰写完成了《真实世界数据用于医疗器械临床评价技术指导原则（试行）》，已于2020年11月发布。此外，还撰写了《医疗器械真实世界数据常见类型、来源及质量评价调研报告》《真实世界研究常见设计及统计分析调研报告》，为后续导则的制定奠定基础。

项目组在大力推进海南博鳌乐城国际医疗旅游先行区真实世界数据库构建工作的同时，开展海南临床真实世界数据应用试点工作，前后两批共14个产品被列为试点品种，产品覆盖有源、无源、植入、非植入、IVD等多类别，涉及眼、耳鼻喉、消化、泌尿、心血管等多个临床科室，撰写完成的《海南博鳌乐城国际医疗旅游先行区临床急需进口医疗器械临床使用数据收集方案》已于2019年由海南省药监局发布实施，指导医疗器械试点品种的数据收集工作。其中，我国首个使用境内真实世界数据的医疗器械产品"青光眼引流管"已于2020年3月获批上市，2021年1月飞秒激光眼科治疗系统也通过利用海南博鳌乐城获得的真实世界数据辅助临床评价获准注册。同时，真实世界研究类型从单组研究扩展到实效性随机对照试验（P-RCT），有助于探索构建乐城真实世界研究模式。

9. 化妆品安全性评价方法研究 该项目紧紧围绕化妆品安全监管的核心，落实《化妆品监督管理条例》的新要求，从化妆品安全评价和风险评估标准、注册备案管理、不良反应监测和中长期发展规划4个方面开展研究。该项目由国家药品监督管理局化妆品监管司牵头、中检院组织实施，在国家药品监督管理局药品审评中心等12家合作单位的通力协作下，共完成新工具4项、新方法1项、新标准9项、其他成果5项，其中已发布实施2项，形成草案17项。

为把好产品安全源头关，进一步加强化妆品原料管理，中检院修订了《化妆品禁用组分目录》《已使用化妆品原料名称目录》。同时加强风险评估标准体系研究，起草了《化妆品安全评估技术导则（2021年版）》，配套编写出版了《化妆品安全性评价方法及实例》丛书。制定了《化妆品替代方法验证及转移工作规划》等规范性文件；开展了致敏性和刺激性等5项替代方法的研究与验证工作；初步搭建了替代检测方法组合有害结局通路（AOP）的检测策略用于毒性预测和风险评估工作；探索开展计算毒理学方法研究，完成360个化妆品原料的致敏性预测分析。此外，项目组对具有中国特色的植物原料开展深入研究，建立了化妆品中人参和芦荟等常用植物原料的标志性成分检测方法；优先选择具有中国特色的牡丹籽油和沙棘籽油等特色原料制定技术要求。在化妆品注册备案管理体系研究方面,以《化妆品注册备案管理办法》为框架,建立起科学完整、与时俱进、具有全球视野的化妆品注册备案管理体系,全面构建与《化妆品监督管理条例》配套的新一代审评技术体系,建立全国范围内备案质量督查工作机制。同时,围绕纳米技术、发酵技术等重点或创新技术领域,开展多项基础研究和转化应用,开展国际化妆品监管合作组织(ICCR)技术体系的对比研究,参与国际监管交流和技术工作组活动。

随着"互联网+"日渐延伸至各个领域,中检院不断加强"互联网+"在化妆品监管领域的运用,打造全新的化妆品注册备案信息服务平台。首次将数字认证证书引入化妆品资料,搭建资料电子提交技术体系,实现固有数据库、外部数据库、企业自建数据库的融合,建立层级化电子资料目录树,提高"一次性通过率"。梳理具有人工智能属性的数字化审评逻辑,运用高通量比对分析,提高审评效率,降低人为因素差异。

为充分发挥不良反应在化妆品安全监管中的"哨兵"作用,首次明确了化妆品不良反应风险的概念,细化了不良反应风险的具体参考情形以及发现风险的方法和途径,并对风险报告的具体内容提出明确要求,提升风险发现、报告等能力。

10. 第二批重点项目的启动　在首批中国药品监管科学行动计划中9个重点项目取得成效后,为全面贯彻落实《国务院办公厅关于全面加强药品监管能力建设的实施意见》(国办发〔2021〕16号)的要求,国家药品监督管理局全面总结了中国药品监管科学行动计划首批重点项目实施情况后,于2021年6月28日确定并发布了第二批10个重点项目,分别为:中药有效性安全性评价及全过程质量控制研究;干细胞和基因治疗产品评价体系及方法研究;真实世界数据支持中药、罕见病治疗药物、创新和临床急需医疗器械评价方法研究;新发突发传染病诊断及治疗产品评价研究;纳米类创新药物、医疗器械安全性有效性和质量控制评价研究;基于远程传输、柔性电子技术及医用机器人的创新医疗器械评价研究;新型生物材料安全性有效性评价研究;化妆品新原料技术指南研究和化妆品安全监测与分析预警方法研究;恶性肿瘤等常见病、多发病诊疗产品评价新工具、新标准和新方法研究;药品、医疗器械警戒技术和方法研究。

各重点项目的研究内容如表3-5所示。

表 3-5　中国药品监管科学行动计划第二批重点项目研究内容

项目名称	研究内容
中药有效性安全性评价及全过程质量控制研究	围绕加快推进中医药理论、人用经验、临床试验审评证据体系的构建以及中药注册分类的实施,开展中药疗效评价,中药安全性(毒性)数据库构建,中药材、中药饮片、制剂生产等全过程质量控制方法,以及中药材、中药饮片评价方法与质量标准研究,开发符合中药特点的审评审批新工具、新标准、新方法
干细胞和基因治疗产品评价体系及方法研究	在前期研究基础上,结合国际前沿生物技术产品研发进展和监管经验,围绕干细胞和基因治疗产品评价方法及标准、非临床研究与评价策略和技术、质量研究与质量控制评价技术等,深入开发干细胞和基因治疗产品非临床评价方法、临床试验优化设计方法、临床结局等评价新工具、新标准、新方法

项目名称	研究内容
真实世界数据支持中药、罕见病治疗药物、创新和临床急需医疗器械评价方法研究	以鼓励药品医疗器械创新、提高临床评价质量和效率、拓展临床证据来源为目的,围绕应用于中药、罕见病治疗药物审评的真实世界证据技术评价要求,以及应用于医疗器械审评的真实世界数据标准、数据获取系统及监管可用性评价方法等,研究符合中国国情的真实世界数据收集、质量评价、处理和分析标准,形成真实世界证据支持监管决策的评价新工具、新标准、新方法
新发突发传染病诊断及治疗产品评价研究	聚焦防疫抗疫临床急需,针对新发突发传染病病原学与防疫技术体系建设、诊断及治疗产品的研发、评价等,开展新发突发传染病诊断试剂性能评价、治疗和预防药物研发与评价体系研究,形成相关技术规范指南和评价技术标准
纳米类创新药物、医疗器械安全性有效性和质量控制评价研究	在前期研究的基础上,聚焦纳米科技在创新药物、医疗器械等前沿性、交叉性产品中的应用,深入开展纳米类药物安全性有效性和质量控制及评价技术、纳米类医疗器械产品质量控制及评价技术等研究,形成审评技术规范指南和相关标准
基于远程传输、柔性电子技术及医用机器人的创新医疗器械评价研究	聚焦新型高端诊疗设备等前沿性、交叉性产品,开展基于远程/无线传输技术医疗器械产品的安全性有效性评价、基于柔性电子技术的新一代穿戴式和有源植入式医疗器械产品安全性有效性评价、医用机器人检验及评价技术研究,形成检验及评价技术指南和标准规范等
新型生物材料安全性有效性评价研究	针对医疗器械新型生物材料使用过程中的监管与评价问题,围绕生物3D打印等新材料,组织工程类医疗器械产品,创新医用生物材料,重组胶原蛋白、软骨再生材料、骨科口腔抗菌材料等,开展性能评价和安全性有效性评价研究,形成相关指导原则和技术审评体系;开展人工皮肤、角膜替代方法研究,建立基于中国人源细胞的皮肤模型和基于含黑色素皮肤模型的美白功效评价标准等
化妆品新原料技术指南研究和化妆品安全监测与分析预警方法研究	针对我国化妆品新原料质量标准不健全、安全评价技术研究薄弱以及化妆品安全监测评估体系不完善等问题,开展化妆品新原料质量标准、创新技术化妆品新原料关键技术要点、安全评价以及化妆品不良反应判断标准和安全风险分析预警方法等研究,形成我国化妆品新原料质量标准体系发展规划和相关质量标准、创新技术化妆品新原料技术指南和审评指导原则、化妆品风险物质在线筛查平台、化妆品不良反应判断标准等,提高我国化妆品监管的科学性和有效性
恶性肿瘤等常见病、多发病诊疗产品评价新工具、新标准和新方法研究	针对恶性肿瘤等常见病、多发病,开展早期诊断及筛查产品临床评价、模型引导的药物审评技术和标准、以患者为中心的药物临床试验评价体系、连续制造技术实施和技术要求、伴随体外诊断试剂监管标准和方法等新工具、新标准和新方法研究,形成临床评价、药物研发等相关技术指导原则和审评路径
药品、医疗器械警戒技术和方法研究	围绕药物警戒关键技术及工具、有源和高风险植入类无源医疗器械安全性监测与评价技术、上市后中药不良反应监测关键技术等,加强信号识别与预警、验证及风险评估、自动化报告质量评估等关键技术研究;建设药品医疗器械警戒自发报告和主动监测系统,持续提高警戒智能化和现代化监测评价能力

三、中国药品监管科学行动计划成果

通过监管科学行动计划的实施，已形成了以重点项目、监管科学研究基地、重点实验室"三位一体"的支撑体系。

重点科研项目方面，聚焦药品、医疗器械和化妆品领域监管的重点、热点、难点问题，联合国家药品监督管理局监管科学研究基地、重点实验室及国内知名高校和科研机构，启动实施了两批共 19 个监管科学重点项目。通过监管科学重点项目研究，先后形成了一系列药品监管相关新工具、新标准、新方法，为我国药品监管质量和效能的提升提供了重要的技术支持。

监管科学研究基地建设方面，依托国内知名高等院校、科研机构，通过签署战略合作协议、共建、认定等多种方式，分领域建设十余家监管科学研究基地。基地围绕监管科学建设、基础理论、技术创新、成果转化等方面深入推进监管科学工作，其中部分成果为科学监管提供了重要的基础性支撑。

重点实验室认定方面，夯实药品监管科学发展基础，国家药品监督管理局分两批认定了 117 家重点实验室，对"两品一械"形成全覆盖。初步形成了药品监管系统内外共同参与、协调推进的工作格局。鼓励重点实验室发挥自身科研优势，促进监管科学成果转移转化，有力支撑了我国药品监管能力和水平的提升。

推动药品监管国际化方面，持续深化国际交流合作，积极参与相关国际组织工作。我国疫苗监管体系于 2022 年再次通过世界卫生组织疫苗国家监管体系（NRA）评估，有力地提升了我国疫苗产品的国际竞争力。国家药品监督管理局成功地在 2021 年连任 ICH 管委会成员，有力地推动了药品注册技术的提升。深入参与了国际医疗器械监管机构论坛（IMDRF）管委会工作，推动了我国牵头的临床评价工作组"上市后随访研究"指南发布。

这些投入和活动都将为促进监管科学在中国的发展与落实，为之后药品监管指南、文件、法律法规等提供有力的支持。

中国药品监管科学行动计划是中国药品监管部门制定的一项药品监管发展战略，旨在提高中国药品的质量和安全性，并加强与国际药品监管标准的协调。目前为止，已经在各方面取得一定的成果，但仍有进一步提升的空间，具体如下：

（1）计划的执行力度需要加强：尽管中国药品监管科学行动计划已经实施几年，但是从目前的情况来看，一些计划中的措施并没有得到有效的执行。这表明中国在药品监管方面需要进一步加强执行力，确保计划的实施能够取得预期的效果。

（2）加强科技创新是关键：药品监管的科学性和技术性要求非常高，因此，提高科技创新能力是中国药品监管可持续发展的关键。中国需要加强药品研发、临床试验、质量控制等方面的科技创新，提高药品的质量和安全性。

（3）加强与国际接轨：中国药品监管科学行动计划也强调了加强与国际接轨的重要性。在国际药品监管标准不断提高的背景下，中国需要不断提高自己的药品监管水平和能力，加强与国际药品监管标准的协调，以便更好地参与国际药品市场竞争。

（4）重视药品安全宣传教育：药品安全宣传教育是一项长期而重要的工作。中国药

品监管科学行动计划也强调了这一点,建议在此方面加大宣传力度,提高公众对药品安全的认识和意识,加强药品安全的自我管理和监督。

总之,中国药品监管科学行动计划是一个积极的举措,旨在提高中国药品的质量和安全性,加强与国际药品监管标准的协调。但是,在实施计划的过程中,需要注重执行力、科技创新、国际接轨和药品安全宣传教育等方面的工作,确保计划的有效实施和目标的实现。

（何辉 孙搏）

思考：

药品监管科学为什么会成为各国国家战略的一部分?

参考文献

［1］WIED G D, LEUFKENS H G . From molecule to market access：drug regulatory science as an upcoming discipline［J］. Eur J Pharmacol, 2013, 19（1-3）：9-15.

［2］HOWARD P C, TONG W, WEICHOLD F, et al. Global summit on regulatory science 2013［J］. Regul Toxicol Pharmacol, 2014, 70（3）：728-732.

［3］KOJIMA H, KASAMATSU T. Regulatory science-JEMS symposium in 2014［J］. Genes Environ, 2015, 37（1）：12.

［4］KURZ X. Advancing regulatory science, advancing regulatory practice［J］. Pharmacoepidemiol Drug Saf, 2017, 26（6）：722-726.

［5］ROUSE R, ZINEH I, TRAUSS D G. Regulatory science：an underappreciated component of translational research［J］.Trends Pharmacol Sci, 2018, 39（3）：225-229.

［6］ROUSE R, KRUHLAK N, WEAVER J, et al. Translating new science into the drug review process：the US FDA's division of applied regulatory science［J］. Ther Innov Regul Sci, 2018, 52（2）：244-255.

［7］WU F, BILLS E L, EISNER J. Advancing regulatory science through comprehensive, rational risk management［J］. Biomed Instrum Technol, 2019, 53（1）：70-74.

［8］HONIG P, ZHANG L. Regulation and innovation：role of regulatory science in facilitating pharmaceutical innovation［J］. Clin Pharmacol Ther, 2019, 105（4）：778-781.

［9］ANKLAM E, BAHL MI, BALL R, et al. Emerging technologies and their impact on regulatory science［J］. Exp Bio Med, 2022, 247（1）：1-75.

［10］CHIU K, RACZ R, BURKHART K, et al. New science, drug regulation, and emergent public health issues：the work of FDA's division of applied regulatory science［J］. Frontiers in Medicine, 2023, 9：3853.

［11］刘昌孝,程翼宇,范骁辉. 转化研究：从监管科学到科学监管的药物监管科学的发展［J］. 药物评价研究, 2014, 37（5）：385-391.

［12］刘昌孝. 国际药品监管科学发展概况［J］. 药物评价研究, 2017, 40（8）：1029-1043.

［13］唐健元.FDA 的发展历史和监管历程［J］.世界科学技术：中医药现代化, 2017, 19（6）：7.

［14］时君楠，梁钻姬，赖云锋，等.发展和应用监管科学：中国、美国、欧盟和日本的药品监管机构的经验［J］.中国食品药品监管，2020，18（5）：38-55.

［15］沙明泉，李楠楠，夏文静，等.美国 FDA 监管科学研究进展及启示［J］.中国药物警戒，2022，19（10）：1055-1059.

［16］唐健元.美国药品监管启示［M］.北京：中国医药科技出版社，2017.

［17］杨悦.美国药品监管科学研究［M］.北京：中国医药科技出版社，2020.

［18］GOLDMAN M. Reflections on the innovative medicines initiative［J］. Nat Rev Drug Discov, 2011, 10（5）: 321-322.

［19］GOLDMAN M. The innovative medicines initiative: a European response to the innovation challenge［J］. Clin Pharmacol Ther, 2012, 91（3）: 418-425.

［20］GOLDMAN M, SEIGNEURET N, EICHLER H G. The Innovative Medicines Initiative: an engine for regulatory science［J］. Nat Rev Drug Discov, 2015, 14（1）: 1-2.

［21］GALLUZZI S, MARIZZONI M, BABILONI C, et al. Clinical and biomarker profiling of prodromal Alzheimer's disease in workpackage 5 of the Innovative Medicines Initiative PharmaCog project: a 'European ADNI study'［J］. J Intern Med, 2016, 279（6）: 576-591.

［22］FAURE J E, DYLĄG T, NORSTEDT I, et al. The European innovative medicines initiative: progress to date［J］. Pharmaceut Med, 2018, 32: 243-249.

［23］LAVERTY H, MEULIEN P. The Innovative Medicines Initiative: 10 years of public-private collaboration［J］. Frontiers In Medicine, 2019, 6: 275.

［24］HINES P A, JANSSENS R, GONZALEZ-QUEVEDO R, et al. A future for regulatory science in the European Union: the European Medicines Agency's strategy［J］. Nat Rev Drug Discov, 2020, 19（5）: 293-294.

［25］HINES P A, GUY R H, BRAND A, et al. Regulatory science and innovation programme for Europe（ReScIPE）: a proposed model［J］. Br J Clin Pharmacol, 2020, 86（12）: 2530-2534.

［26］HINES P A, GONZALEZ-QUEVEDO R, LAMBERT A I, et al. Regulatory science to 2025: an analysis of stakeholder responses to the European Medicines Agency's Strategy［J］. Frontiers In Medicine, 2020, 7: 508.

［27］RIVERA S C, TORLINSKA B, MARSTON E, et al. Advancing UK regulatory science strategy in the context of global regulation: a stakeholder survey［J］. Ther Innov Regul Sci, 2021, 55: 646-655.

［28］KALLIO M J, STAROKOZHKO V, AGRICOLA E, et al. Translating academic drug discovery into clinical development: a survey of the awareness of regulatory support and requirements among stakeholders in Europe［J］. Clin Pharmacol Ther, 2023, 113（2）: 349-359.

［29］王明珠，李野.欧盟药品风险监督管理体制［J］.中国药物经济学，2007，2（4）：59-61.

［30］田圆圆，董江萍.欧盟前沿药物监管模式的介绍［J］.中国药事，2011，25（10）：1049-1052.

［31］杨菲，邵蓉.中国与欧盟药品质量规制体系比较研究［J］.上海食品药品监管情报研究，2013（2）：1-7.

［32］王芷薇.国外药品监管科学发展实践经验对我国的启示［J］.中国药物经济学，2020，15（6）：24-30.

［33］TANAKA M，IDEI M，SAKAGUCHI H，et al. Achievements and challenges of the Sakigake designation system in Japan［J］. Br J Clin Pharmacol，2021，87（10）：4027-4035.

［34］KONDO H，HATA T，ITO K，et al. The current status of Sakigake designation in Japan，PRIME in the European Union，and breakthrough therapy designation in the United States［J］. Ther Innov Regul Sci，2017，51：51-54.

第四章 中国药品审评审批改革与中药监管科学

第一节 中国药品审评审批改革现状与趋势

一、概述

我国政府对药品的现代化监管开始于 1998 年,之后经历了多次监管机构体制改革。

1998 年 4 月 16 日,根据第九届全国人民代表大会第一次会议审议通过的《关于国务院机构改革方案的决定》,国家医药管理局合并卫生部的药政司,吸收国家中医药管理局的部分职能,组建了副部级的国家药品监督管理局,作为国务院直属机构。新组建的国家药品监督管理局整合了原相关部门的职权,统一行使药品监管职能,依法强制推行 GMP、GSP 认证,并将药品注册纳入国家统一管理,强调监管的药品专属性,开启了迄今为止近 30 年的药品专业监管新征途,是我国政府开始实行药品现代化监管的标志。

2003 年,经国务院批准,在国家药品监督管理局的基础上组建国家食品药品监督管理局。这次机构改革虽并未涉及药品监管职能的巨大变更,但增加了食品监管工作。管辖范围的扩大,使得药品监管任务更加艰巨。同时,对于省级以下药品监督管理机构,实行垂直管理,强化统一监管。确立了"地方政府负总责、监督部门各负其责、企业是第一责任人"的食品药品安全责任总体原则。

2008 年 3 月 15 日,第十一届全国人民代表大会第一次会议审议通过《关于国务院机构改革方案的决定》,决定取消国家食品药品监督管理局作为国务院直属机构的地位,改由卫生部代管。同年,国家将食品药品监督管理机构省级以下垂直管理调整为由地方政府分级管理。

2013 年 3 月 14 日,第十二届全国人民代表大会第一次会议审议通过《关于国务院机构改革和职能转变方案的决定》,组建正部级的国家食品药品监督管理总局,并加挂国务院食品安全委员会办公室牌子,开始逐步构建并完善统一权威的食品药品安全监管机构。正是在这个阶段,针对当时药品审评审批过程和管理中存在的症结,开启并推进了我国最近一次意义深远的药品审评审批制度改革。

2018 年,根据党中央、国务院的统一部署,在构建统一市场监管机构的背景下,考虑到药品监管的特殊性,单独组建国家药品监督管理局,隶属国家市场监督管理总局。药品监管部门只单设到省一级,药品经营销售由市县级市场监管部门统一监管。

药品监管体制结构的每次改革,目的都是合理划分各层级监管部门职责与履职程序,构建统一、权威的药品监管体制,也都是党中央和国家根据不同时期形势任务的变化做出的科学决断,是对药品监管工作的螺旋式加强。药品监管体制结构的变革,必然伴随着具体监管机制及制度的改革。具体到药品审评审批管理领域,在国家食品药品监督管理总局组建成立后,在国家现代化、监管最严化和产业质量的双重逻辑下,针对药品审评审批过程中存在的问题,启动并推进了我国最近一次意义深远的药品审评审批制度改革,以促进产业良性发展和创新,保障药品质量安全,满足公众对药品的可及性。

二、我国药品审评审批制度改革概况

随着药品监管体制的不断完善,我国医药产业快速发展,药品的质量和标准不断提高,较好地满足了公众用药需求,但同时药品审评审批过程中存在的问题也日益突出,注册申报资料质量不高、仿制药重复申报量大、部分仿制药质量与国际先进水平存在差距、临床急需新药上市的审批时间过长等,严重影响了药品创新的积极性,也影响了产业的良性发展和公众用药的可及性。

为妥善解决这些问题,2015 年 8 月,国务院印发《关于改革药品医疗器械审评审批制度的意见》(国发〔2015〕44 号,以下简称 44 号文件),以解决药品注册申请积压为突破口,以问题为导向,以提高质量为目的,提出了解决药品注册申请积压、仿制药质量和疗效一致性评价、建立立卷审查制度、开展临床试验核查、审评信息公开等要求;同时以促进产业转型升级和创新发展为目的,以鼓励创新为核心,提出了优先审评、药品上市许可持有人、适应证团队、项目管理、沟通交流及专家咨询委员会等改革举措。44 号文件的发布实施,被业内视为我国最近一次药品审评审批改革的启动标志。

2017 年 10 月,为了进一步深化审评审批制度改革,中共中央办公厅、国务院办公厅印发了《关于深化审评审批制度改革鼓励药品医疗器械创新的意见》(厅字〔2017〕42 号,以下简称 42 号文件),提出了优化临床试验审批程序、接受境外临床试验数据、加快临床急需药品审评审批、支持罕见病治疗药品研发、实行药品与药用原辅料和包装材料关联审批等改革措施,我国药品审评审批制度改革进入快车道。

2019 年 8 月 26 日第十三届全国人民代表大会常务委员会第十二次会议表决通过第二次修订的《药品管理法》,并确定 2019 年 12 月 1 日开始施行。新修订的《药品管理法》的颁布施行,是近年来药品审评审批改革工作的里程碑事件。这是《药品管理法》自1984 年颁布以来的第二次系统性、结构性的重大修改,将药品领域的改革成果和行之有效的做法上升为法律,为公众健康提供更有力的法治保障。2019 版《药品管理法》的颁布施行,从法律层面固化了前期药品审评审批制度改革成果,为持续推进药品审评审批制度改革夯实了法律基础,标志着我国药品审评审批制度改革进入新阶段。

2020 年 3 月 30 日,《药品注册管理办法》正式发布,并于同年 7 月 1 日开始实施。新修订的《药品注册管理办法》遵循新《药品管理法》,优化了审评审批程序,建立了以审评为主导,检验、核查、监测与评价等为支撑的药品注册管理体系,提高了审评审批效率,减轻了企业压力。该办法推进简政放权、放管结合、优化服务,以公开、公平、公正为原则,以临床价值为导向,鼓励企业药品研制机构研究和创制新药,积极推动仿制药发展。在加快新药好药上市注册的同时,各部门协调合作提升对药品研制和上市后全生命周期的监管能力,形成职责明确、流程清晰、运行规范的监督管理体系。新修订的《药品注册管理办法》是在实操层面对前期药品审评审批制度改革经验和成果的固化,也为新阶段实施药品审评审批制度改革举措奠定了扎实基础。

针对业界关注度比较高的几个方面,国家药品监督管理局药品审评中心(Center for

Drug Evaluation, CDE）按照 44 号文件和 42 号文件，根据国家药品监督管理局统一部署，并结合实际，开展了一系列药品审评改革措施。

（一）提高审评效率，解决注册申请积压

药品注册申请积压问题由来已久。回顾十几年来，每 5~6 年或更长时间就会发生注册申请积压。经分析，出现积压主要有以下两方面原因：①申报量急剧增加。随着医药产业快速发展，申报量也快速增长，从 1998 年的 3 000 余件增长到 2019 年的 7 000~8 000 件。②审评人员过少。改革之前，审评人员一直保持在 100 人左右，已严重不适应产业的发展。

为解决注册申请积压，提高审评效率，CDE 按照 44 号文件实施了一系列解决措施，包括加强审评项目管理、细化审评序列、强化时限管理、成立专项小组、增加审评人员（CDE 审评员的数量从改革前的 100 人左右增加到 2019 年的 700 人左右）、授权分级签发、制修订审评要点、规范技术要求等。

在解决注册申请积压方面，CDE 取得了初步成绩，但仍存在一些问题。例如，审评需要启动的检查数量较大，与核查能力不符；2019 年上半年已达到整体审评任务按时限完成率超过 90%，但未达到各审评序列 90% 以上按时限完成。针对这些问题，CDE 征询业界的建议，提出了下一步的工作思路：①制定《药品审评中启动检查检验工作的标准与程序》，将质量标准复核提前到申报前进行；将部分产品的现场检查放到批准后、上市前进行；检查核查工作由串联改为并联。②在保证整体任务达到 90% 以上按时限审评的基础上，一致性评价、境外已上市临床急需新药和优先审评品种 90% 以上按时限审评。

（二）实行优先审评制度，积极鼓励创新药发展

1. 境外已上市临床急需进口新药审评工作　2018 年 6 月 20 日，国务院常务会议确定，有序加快境外已上市新药在境内上市审批。对治疗罕见病的药品和防治严重危及生命疾病的部分药品简化上市要求，可提交境外取得的全部研究资料等直接申报上市，监管部门分别在 3 个月、6 个月内审结。将进口化学药品上市前注册检验改为上市后监督抽样，不作为进口验放条件。

按照国务院常务会议要求，CDE 梳理了欧洲、美国、日本近十年上市的新药（437个），通过专家遴选和公开征求意见，确定了两批共 74 个临床急需境外已上市新药，并主动联系 74 个品种的生产企业，明确申报程序与资料要求，设立专门审评通道，设专人随到随审，加强项目管理人员对审评员的督导和与企业的沟通交流，缩短审评时间，鼓励其尽快来我国注册。同时，CDE 起草了《接受药品境外临床试验数据的技术指导原则》《临床急需境外新药审评审批工作程序》《临床急需境外新药申报资料要求》等文件。这些措施推出后取得显著成效，明显加快了境外已上市临床急需药品在中国的上市，大大提高了药物的临床可及性。

2. 优先审评工作　按照《关于改革药品医疗器械审评审批制度的意见》提出的要求，国家食品药品监督管理总局（以下简称食药监管总局）发布了《关于解决药品注册申请积压实行优先审评审批的意见》和《关于鼓励药品创新实行优先审评审批的意见》，形成了以"优先审评审批制度"为核心的加快审评政策。同时，CDE 积极对优先审评品种的选择进行研究，有问题咨询专家意见，整个过程做到公平、公开、公正。2015 年 12 月对

社会公开《临床急需儿童用药申请优先审评审批品种评定的基本原则》和第一批《实行优先审评审批的儿童用药注册申请名单》。2015 年 12 月 1 日,CDE 开始接收申请人提交的纸质优先审评申请。2016 年 2 月开通了专门的电子提交通道。

(三)开展一致性评价工作,提高仿制药质量

2015 年 8 月,国务院印发《关于改革药品医疗器械审评审批制度的意见》要求对已上市的仿制药,按照与原研药品质量和疗效一致的原则,分期分批开展评价。2015 年,食药监管总局在中检院设立了仿制药质量与疗效一致性评价办公室(以下简称一致办),开展一致性评价的前期准备工作。2016 年 2 月 6 日,国务院办公厅发布了《关于开展仿制药质量和疗效一致性评价的意见》,提出要通过一致性评价工作提升制药行业的整体水平,保证药品的安全性、有效性,促进产业升级与结构调整,增加国际竞争力。2017 年 8 月 17 日,食药监管总局召开一致性评价专题工作会议,将原设在中检院的一致办、国家药典委员会牵头的参比制剂遴选工作以及制定上市药品目录集等工作全部移交至 CDE。随后,CDE 重点开展了以下几项工作。

1. 建立一致性评价工作程序　2017 年 8 月,食药监管总局发布《关于仿制药质量和疗效一致性评价工作有关事项的公告》,明确了一致性评价受理审评、检查检验的基本流程,确定了一致性评价的正式受理时间。

2. 制定上市药品目录集　2017 年 12 月 29 日,CDE 网站上线启动《中国上市药品目录集》,通过仿制药质量和疗效一致性评价的药品均纳入《中国上市药品目录集》。

3. 推进参比制剂的遴选和采购　CDE 整理形成了《289 目录品种参比制剂基本情况表》并在网站发布。2019 年 3 月 25 日,国家药品监督管理局发布了《关于发布化学仿制药参比制剂遴选与确定程序的公告》。截至 2019 年 9 月底,自开展一致性评价工作以来,已正式发布了 22 批参比制剂目录,共 1 899 个品规,其中包括注射剂参比制剂 402 个品规(141 个品种)。

4. 分类梳理 289 基药品种情况,明确评价方法　CDE 对 289 基药品种逐一进行深入调研,科学区分不同情况,分类处理,分别施策;2018 年 5 月 25 日发布了《可豁免或简化人体生物等效性(BE)试验品种》,涉及 48 个 289 基药品种;形成了《289 基药目录中的国内特有品种评价建议》,并于 2018 年 7 月 31 日在 CDE 网站公开。研究汇总了 289 基药目录品种中建议可调出基药目录以及建议鼓励仿制的品种清单,并报送国家药品监督管理局。

5. 信息公开和沟通交流　开通"仿制药一致性评价专栏",及时向社会公开通过一致性评价的品种说明书、企业研究报告以及生物等效性试验数据。采取多种形式加强指导,通过咨询日、申请人之窗、邮件、电话及公文等形式接受咨询,解答申请人疑惑。

6. 全力推动现场检查、检验工作　组织技术审评专家参与现场检查工作,协助快速推进一致性评价现场检查。

(四)坚持沟通交流在前,落实临床默示许可制度

为了鼓励创新,缩短与发达国家的时间差,《关于深化审评审批制度改革鼓励药品医疗器械创新的意见》指出,优化临床试验审批程序,受理临床试验申请后一定期限内,药品监管部门未给出否定或质疑意见即视为同意,注册申请人可按照提交的方案开展临床

试验。亦即实行临床试验注册申请审评时限默示许可制。

2018 年 7 月 27 日,国家药品监督管理局发布了《关于调整药物临床试验审评审批程序的公告》,提出了 60 日临床审评时限。自实施以来,临床试验注册申请审评速度从平均 16 个月缩短至 2019 年的 60 天。CDE 还起草了《药审中心临床试验默示许可工作程序》,以适应证团队审评模式,加强临床试验注册申请前的沟通交流,尽量在申报前解决申报资料中可能存在的问题;设计了《临床试验通知书》《暂停临床试验通知书》等,完成临床试验默示许可系统建设,外网开设"临床试验通知书查询"专栏,随时更新;明确了临床试验通知书勘误工作流程及要求。

(五)优化审评流程,推进原辅包与制剂共同审评审批制度

2017 年,国家食品药品监督管理总局发布了《关于药品制剂所用原料药、药用辅料和药包材登记和关联审评审批有关事宜的公告》;2019 年国家药品监督管理局发布了《关于进一步完善药品关联审评审批和监管工作有关事宜的公告》,进一步优化了原辅包的审评程序,提高了审评效率。CDE 制定了原辅包与制剂共同审评审批工作流程,上线运行原辅包登记与信息公示平台,关联技术审评系统,保证原辅包任务顺利推进。

截至 2019 年 9 月 30 日,原辅包登记信息公示平台登记原料药 3 547 条,已通过技术审评 983 条;登记药用辅料 1 825 条,已通过技术审评 174 条;登记药包材 4 652 条,已通过技术审评 449 条;合计登记信息 10 024 条,已通过技术审评 1 606 条。

(六)细化工作程序,持续推进《中国上市药品目录集》工作

2017 年 12 月 19 日,食药监管总局发布了《关于发布〈中国上市药品目录集〉的公告》,明确了收录批准上市的创新药、改良型新药、化学药品新注册分类的仿制药以及通过质量和疗效一致性评价药品的具体信息。为更好地推进《中国上市药品目录集》,CDE 成立了专项小组,在 CDE 网站针对目录集框架和首批收录品种公开征求意见,与《关于发布〈中国上市药品目录集〉的公告》同步上线运行了中国上市药品目录集数据库。同时,CDE 内部制定了上市药品目录集收录原则和程序,保证工作顺利推进。

自开展《中国上市药品目录集》工作至 2019 年 9 月 30 日,《中国上市药品目录集》纳入药品 873 个(按品规计)。纳入品种中,有进口原研药品 383 个,通过质量和疗效一致性评价的药品 268 个,按化学药品新注册分类批准的仿制药 92 个,创新药 21 个,其他药品 109 个。

(七)增强服务意识,加强与申请人的沟通交流

沟通交流制度是这轮改革的一项重大举措,以往的咨询、办班培训都是解决一些共性问题,而在创新过程中,往往会出现一些新的困难和问题,通过这样的方式无法解决。所以,CDE 从解决共性问题的咨询,改成个性化一对一服务,以满足创新的需求。2016 年 6 月,食药监管总局发布了第 94 号公告《药物研发与技术审评沟通交流管理办法(试行)》。经过一段时间的试行,进一步细化了沟通交流的内容,规范了三类会议。Ⅰ类会议:为解决药物临床试验过程中遇到的重大安全性问题和突破性治疗药物研发过程中的重大技术问题而召开的会议。Ⅱ类会议:为药物在研发关键阶段而召开的会议,主要包括新药临床试验申请前会议、新药Ⅱ期临床试验结束 / Ⅲ期临床试验启动前会议、新

药上市申请前会议、风险评估和控制会议。Ⅲ类会议：除Ⅰ类和Ⅱ类会议之外的其他会议。

2018年10月，国家药品监督管理局发布第74号公告《药物研发与技术审评沟通交流管理办法》。新办法增加了沟通交流中"形成的共识可作为研发和评价的重要依据"；增加了会议形式，可申请电话会议和视频会议，方便申请人；扩大了沟通交流会议范围，包括创新药物、改良型新药、生物类似药、复杂仿制药以及一致性评价药品；增加了可提出沟通交流的阶段，覆盖药品研发和审评各阶段；可滚动提交会议资料；进一步细化了时限要求：申请需3日内送达适应证团队，适应证团队10日内告知项目管理人是否开会，确定后5日内反馈申请人等。

（八）优化审评审批流程，构建药品审评流程为导向的科学管理体系

2019年，CDE着手优化审评审批流程，构建以药品审评流程为导向的科学管理体系，成立了流程建设的领导小组，在系统梳理当前面临问题的基础上，针对受理、任务分配、专业审评、综合审评、专家咨询、沟通交流、补充资料、检查/检验8个环节，成立8个研究课题小组进行专门研究，旨在探讨审评制度改革存在的问题以及如何改进。

科学管理体系构建工作开展期间，CDE聚焦问题，全面梳理审评审批制度改革的难点、业界和申请人反映的问题，有针对性地提出改革措施。8个子课题排查出风险问题45个，如发布标准、检查检验启动条件、审评标准一致性、审评时限等。科学管理体系构建工作突出流程导向，将每个子系统细化到最小环节，形成"一图一表一规程"，即"审评流程图""审评科学管理一览表""审评标准操作规程"，共细化出93个细小环节，提出了任务标准114个，改革措施90个，保障达标举措228个。以流程为导向的管理体系建设，旨在优化审评审批程序，切实推进药品审评审批制度改革。

三、《中华人民共和国药品管理法》颁布施行

《中华人民共和国药品管理法》（以下简称《药品管理法》）是我国药品监管的基本法律，其于1984年制定，2001年首次全面修订，2013年和2015年两次修正部分条款。经过一次修订和两次修正后的《药品管理法》颁布实施，对于规范药品生产经营活动，加强药品监督管理，保障公众用药安全，促进药品产业发展，发挥了巨大作用。但是，随着社会经济以及药品产业的发展，该版《药品管理法》与党中央、国务院对药品安全的新要求，与人民群众对药品安全的新期待、药品监管工作和产业发展面临的新形势等都存在一定差距，鼓励创新的措施不多，违法行为处罚的力度不够，科学监管手段相对滞后。为适应当前的新要求、新期待、新形势，进一步完善药品安全治理体系，提升药品安全治理能力，十二届、十三届全国人大常委会将《药品管理法》修订纳入五年立法规划，加快推进修订工作。

2018年10月，《药品管理法（修正草案）》提交十三届全国人大常委会第六次会议进行初次审议，并于会后公开征求社会公众意见。审议中，有意见提出现行《药品管理法》自2001年修订以来，没有进行大的修改，建议将历年来药品领域的改革成果和行之有效的做法上升为法律，将修正草案改为修订草案。2019年4月，十三届全国人大常委会第十次会议对《药品管理法（修订草案）》进行审议。2019年8月26日，十三届全国人大常委会第十二次会议进行第三次审议并表决通过。

新修订的《药品管理法》全面贯彻落实党中央有关药品安全"四个最严"要求,明确了保护和促进公众健康的药品管理工作使命,确立了以人民健康为中心,坚持风险管理、全程管控、社会共治的基本原则,要求建立科学、严格的监督管理制度,全面提升药品质量,保障药品的安全、有效、可及。这些充分体现了《药品管理法》的修订,坚持以人为本,坚持问题导向,坚持尊重规律,坚持国际视野,坚持改革创新,坚持科学发展的鲜明立场、根本遵循和基本要求。

（一）鼓励研制创新,保障供应可及

2015 年 8 月国务院印发的 44 号文件和 2017 年 10 月中共中央办公厅、国务院办公厅联合印发的 42 号文件,围绕"创新、质量、效率、体系、能力"五大主题,提出鼓励药物研发创新、开展药品上市许可持有人制度试点、改革临床试验管理、加快上市审评审批等一系列具有历史性、创新性意义的重大改革措施。几年来,药品监管改革创新有力推进,取得显著成效。新修订的《药品管理法》将行之有效的改革措施固化为法律成果,鼓励研制和创新新药,为深入推进药品领域改革奠定了更为坚实的法律基础。

支持以临床价值为导向、对人体疾病具有明确或者特殊疗效的药物创新。鼓励对具有新的治疗机制、治疗严重危及生命的疾病或者罕见病、对人体具有多靶向系统性调节干预功能等的新药研制,鼓励儿童用药品的研制和创新。

建立健全药品审评审批制度。通过一系列措施提高审评审批效率,优化审评审批流程。如建立沟通交流、专家咨询等制度,将临床试验由审批制改为到期默示许可制,对生物等效性试验以及药物临床试验机构实行备案管理。

同时,对临床急需的短缺药品、防治重大传染病和罕见病等疾病的新药、儿童用药品优先审评审批;对治疗严重危及生命且尚无有效治疗手段的疾病以及公共卫生方面急需的药品,可以附带条件批准上市。

社会各界高度关注我国常用药、急（抢）救药短缺问题,新修订的《药品管理法》对"药品储备和供应"做出专章规定,明确国家实行药品储备制度、国家建立药品供求监测体系、国家实行短缺药品清单管理制度、国家实行短缺药品优先审评制度等,多部门共同加强药品供应保障工作。

（二）坚持全程管控,落实各方责任

药品安全关乎公众生命健康,在认真总结国际社会药品管理经验的基础上,新修订的《药品管理法》进一步明确药品安全工作应当遵循"风险管理、全程管控、社会共治"的基本原则,并以实施药品上市许可持有人制度为主线,进一步明确药品全生命周期质量安全责任,坚决守住公共安全底线。

药品上市许可持有人依法对药品研制、生产、经营、使用全过程中的药品安全性、有效性和质量可靠性负责。新修订的《药品管理法》专设第三章"药品上市许可持有人"（以下简称"持有人"）,对持有人的条件、权利、义务、责任等做出了全面系统的规定。

新修订的《药品管理法》强化药品全过程信息要求。从事药品研制、生产、经营、使用活动,应当遵循法律、法规、规章、标准和规范,保证全过程信息真实、准确、完整和可追溯。

对药品研制、生产、流通环节,新修订的《药品管理法》也予以严格管理。规定从事药品研制,应当遵循药物非临床研究质量管理规范、药物临床试验质量管理规范,保障药品研制全过程持续符合法定要求。规定持有人应当建立药品质量保证体系,严格药品上市放行。持有人应当按照国家规定全面评估、验证变更事项对药品安全性、有效性和质量可控性的影响。同时要求持有人应当建立并实施追溯制度,保证药品可追溯。

新修订的《药品管理法》对药品上市后管理也提出了明确要求。规定建立年度报告制度,持有人每年将药品生产销售、上市后研究、风险管理等情况按照规定向药品监管部门报告。同时持有人应当主动开展药品上市后研究,对药品安全性、有效性和质量可控性进行进一步确证,对已识别风险的药品及时采取风险控制措施。给用药者造成损害的,依法承担赔偿责任。

此外,新修订的《药品管理法》还从药物警戒、监督检查、信用管理、应急处置等方面强化了药品全生命周期管理理念的落实,细化完善了药品监管部门的处理措施,提升监管效能。

此次修订还强化了药品安全"社会共治"的理念,强化了地方政府、有关部门、药品行业协会、新闻媒体等各方面的责任,齐心合力共同保障药品安全。

(三)严惩重处违法,落实处罚到人

新修订的《药品管理法》全面加大对违法行为的行政处罚力度,专条规定,违反本法规定,构成犯罪的,依法追究刑事责任,旗帜鲜明地保持对药品安全犯罪行为的高压态势。

提高了财产罚幅度。如对无证生产经营、生产销售假药等违法行为,罚款数额由货值金额的 2~5 倍提高到 15~30 倍,货值金额不足 10 万元的以 10 万元计,也就是最低罚款 150 万元。生产销售劣药违法行为的罚款,也从货值金额的 1~3 倍提高到 10~20 倍。

加大了资格罚力度。对假劣药违法行为责任人的资格罚由 10 年禁业提高到终身禁业,对生产销售假药被吊销许可证的企业,10 年内不受理其相应申请。

增加了自由罚手段。对生产销售假药和生产销售劣药情节严重的,以及伪造编造许可证件、骗取许可证件等情节恶劣的违法行为,可以由公安机关对相关责任人员处 5~15 日的拘留。

对严重违法的企业,新修订的《药品管理法》落实"处罚到人",在对企业依法处罚的同时,对企业法定代表人、主要负责人、直接负责的主管人员和其他责任人员也予以处罚,包括没收违法行为发生期间其所获收入、罚款、一定期限甚至终身禁业等。

新修订的《药品管理法》还完善了民事责任制度。包括明确药品上市许可持有人和药品生产经营企业赔偿责任;规定境外药品上市许可持有人在中国境内的代理人与持有人承担连带责任;实行民事赔偿首负责任制;对生产假劣药或者明知假劣药仍销售使用的,受害人可以要求惩罚性赔偿等。

在大幅提升对违法行为的处罚力度时,新修订的《药品管理法》严格贯彻"过罚相当"的原则,区分一般违法行为和情节严重、造成严重后果的违法行为,重点加大对主观故意或者严重违法行为的惩处力度。

四、《药品注册管理办法》发布实施

2015 年以来,作为药品审评审批制度改革的核心任务,药品审评审批工作改革取得了重大进展。药品审评审批工作的理念和具体审评工作流程都进行了重大调整。药品

审评审批工作中鼓励创新、突出申请人和上市许可持有人责任主体地位,优化审评审批程序、问题和风险导向,加快"好药新药"上市的特征愈发明显。《药品管理法》和《疫苗管理法》修订后,为进一步固化改革成果,依法建立科学、严格的药品监督管理制度,进一步推进药品审评审批改革向纵深推进,《药品注册管理办法》的修订备受社会各界瞩目。

2019年9月、10月和12月国家药品监督管理局相继3次就《药品注册管理办法(修订草案征求意见稿)》,向社会公开征求意见,加上之前几次征求意见的版本,一共公开征求意见6次。可见此次《药品注册管理办法》修订工作的艰巨和复杂,同时也体现了新的国家药品监管机构对此项工作的重视,尤其对此次修订工作可能对公众用药可及和医药产业发展影响的高度重视。

2020年3月30日《药品注册管理办法》正式发布,并于7月1日实施。新修订的《药品注册管理办法》(以下简称《办法》)最终分为10章126条,与原《办法》相比,此次修订突出药品注册管理功能,进一步构建完善审评审批框架体系,进一步明确药品、注册、核查、检验环节以及注册申请人(上市许可持有人)等各部门、各参与主体的职责以及权利义务。同时,与上一版《办法》相比,此版中对审评审批中涉及的具体技术要求不再写入《办法》正文,改由在指导原则等配套文件中体现。这一改变,使整个药品注册管理的制度框架和技术标准体系体现出了更强的稳定性和灵活性。

新修订的《办法》体现了以下特点。

(一)落实新制修订法律的要求

将新制修订的《药品管理法》《中医药法》《疫苗管理法》纳入总则,全面落实法律要求并细化。

根据新修订的《药品管理法》,药品上市许可持有人制度在全国范围内全面推行。《办法》将申请人资质放宽为能够承担相应法律责任的企业或者药品研制机构。持有人转让药品上市许可被列入审批类变更,需要以补充申请的方式进行申报,经批准后可以实施。

药物临床试验项下第二十二条新增对疫苗临床试验开展机构的要求,应当由符合国家药品监督管理局和国家卫生健康委员会规定条件的三级医疗机构或者省级以上疾病预防控制机构实施或者组织实施。重构疫苗监管体系,严格疫苗风险管控。

(二)明确各级监管部门的职责

国家药品监督管理局主管全国药品注册管理工作,负责建立药品注册管理工作体系和制度,制定管理规范,组织药品注册审评审批以及监督管理工作。其中国家药品监督管理局药品审评中心负责药物临床试验申请、药品上市许可申请、补充申请和境外生产药品再注册申请等的审评。

地方药品监督管理部门负责行政区域内境内生产药品再注册申请的受理、审查和审批,药品上市后变更的备案、报告事项管理等。

这一改变,也是在新一轮药品监管机构改革以后,对省级药品监督管理部门的注册管理职责进行的进一步细化和补充,加强了药品的研发监管力量,将对药品研究质量的提高和药品研究环节秩序的进一步规范起到积极促进作用。

（三）优化审评审批流程

做好药品注册审评检查与检验各环节的衔接,提高注册时间的可预期性,减轻企业负担。

1. 明确各项工作时限 对于药品注册审评、注册核查申请、审批类变更补充申请、再注册审查审批等设置了工作时限。药品上市许可申请审评时限设置为200日,在审评时限届满40日前可完成核查工作,行政审批决定应当在20日内做出。明确了各项工作启动和完成的时间点,提高审评审批效率。

2. 优化核查和检验程序 药品核查中心可以协调相关省、自治区、直辖市药品监督管理部门同步实施上市前药品生产质量管理规范检查和药品注册生产现场核查。

申请人已完成药学研究,质量标准和商业规模生产工艺验证后,可以在药品注册申请受理前向中检院或者省、自治区、直辖市药品监督管理部门提出药品注册检验。

从药品注册检验程序的调整情况来看,将有利于创新药在提交注册申请之前与检验部门共同对相应的质量项目、技术指标、检验方法进行沟通,初步确认药品的质量标准。但药品注册申请人也不应认为,注册检验的前置将解决药品注册过程中的所有问题,在提交的注册申请进入药品审评环节后,药品审评人员如发现需要通过检验确定的问题,还是有可能发起补充检验的通知。在注册检查核查中,如果发现有需要检验的问题,也有可能发起抽样和检验。

（四）鼓励创新

增加"药品加快上市注册程序"章节,支持以临床价值为导向的药物创新。设立四个审评加快通道,启用突破性治疗药物程序、附条件批准程序、优先审评审批程序和特别审批程序。对于各个项下符合条件的药物按规定给予药品审评中心交流指导,通过上市后提交补充申请和缩短审评时限等不同的政策支持,加快上市注册。

四个通道的引入,进一步和国际先进做法接轨,同时也有利于对创新药企业关注的优先审评审批制度进行进一步完善。同时,也给"附条件批准"上市提供了制度依据,有利于临床急需药品的加快上市,有利于建立"附条件批准"的统一标准和评价尺度。

（五）强化药品全生命周期监管

新《办法》对药物上市注册的临床试验部分内容做出了更改。药物临床试验应当在具备相应条件并按规定备案的药物临床试验机构开展,化学仿制药生物等效性研究应当报国家药品监督管理局药品审评中心备案。

药品上市后的各项变更设置为审批类变更、备案类变更和报告类变更,对各项变更的纳入范围、实施程序都做出了解释说明,明确药品再注册的审批部门和条件,强调了持有人在临床试验、上市注册和上市后管理等药品全生命周期中需要承担的责任。

国家药品监督管理局建立药品安全信用管理制度,对有不良信用记录的机构增加监督检查频次,并可以按照国家规定实施联合惩戒。依法向社会公布批准上市药品的审评结论和依据,以及监督检查发现的违法违规行为,接受社会监督。

（六）与国际通行规则接轨

国家药品监督管理局成为 ICH 管理委员会成员,对于使用境外研究资料和数据支持的药品注册申请,其来源、研究机构或者实验室条件、质量体系要求及其他管理条件等应当符合 ICH 通行原则,并符合我国药品注册管理的相关要求。

五、我国药品审评审批改革现状及展望

在危机中育新机、于变局中开新局。随着我国药品监管改革进入新阶段,目前,国家药品监督管理局已在深化药品审评审批改革工作中制定并实施了一系列政策法规,将改革的措施制度化、长期化和规范化,有力推进科学监管,切实保障药品产业安全和质量安全。

（一）多举措深化药品监管改革,完善的药品注册管理制度体系初步建成

新修订的《办法》自 2020 年 7 月 1 日开始正式实施,充实了鼓励药物研制和创新的内容,为构建新时期药品注册管理体系打下了坚实基础。在药品注册领域,以《办法》为核心,药品监管部门先后发布了 60 多个配套文件,400 多个技术指导原则,共同构成了药品注册管理"四梁八柱"的制度框架。

2022 年,《药品管理法实施条例》修订工作按计划有序推进,不断加强药品监管制度的顶层设计。《办法》作为药品标准管理的纲领性文件,对于全面加强药品监管能力建设,进一步规范药品标准管理,促进新时代医药产业升级,高质量发展意义重大。《办法》正在公开向行业征求意见,广泛听取意见、修改完善后按程序对外发布。

随着新药研发创新全球化不断提升,新机制、新靶点等"全球新"药物逐渐增多,创新产品对审评能力的挑战和压力已日渐凸显。2022 年,突破性治疗药物程序、附条件批准程序、优先审评审批程序、特别审批程序四条"快速通道"进一步助力药品研发和上市加速。2022 年国家药品监督管理局已开始着手对附条件批准上市申请审评审批工作程序启动修订工作。附条件审评通道要严格标准,严防泛化,要把好的政策用在真正临床急需的产品上。

在加强药品注册管理信息化建设方面,落实"放管服"改革要求,优化营商环境,进一步激发市场主体发展活力,提升药品审评审批效率,为企业提供更加高效便捷的政府服务。药品注册管理信息化建设分为三步走:第一步,发放药品电子注册证书,自 2022 年 11 月 1 日起,所有国家局发放的药品注册证书已全部实行了电子证书;第二步,自 2023 年 1 月 1 日起,国家药品监督管理局层面新受理的注册申请,以及审评过程中补充的资料全部调整成以电子形式进行提交;第三步,加强内部互联互通建设,从技术审评到核查检验,到通用名核准和行政审批,所有药品注册管理工作将全部实现无纸化办公和信息化管理。

此外,国家药品监督管理局正在进行及着手进行的新举措还包括:加强国际交流合作,积极参与 ICH 相关工作,积极转化 ICH 相关指导原则;完善化学原料药再注册管理政策;研究改革放射性药品审评审批管理的意见;完善细化《药品专利纠纷早期解决机制实施办法（试行）》执行标准;加强 GLP 机构管理,对 GLP 的认证程序和要求进行优化等。

未来,国家药品监督管理局将围绕药品科学监管实际需求,努力推进监管科学研究和创新引领,不断形成高水平的新标准、新工具、新方法,提升科学监管能力和水平。

(二)加强合作,推动新药好药上市,切实满足公众健康用药需求

在 2022 年的世界卫生组织对我国疫苗监管体系评估中,我国在上市许可板块、药物临床试验监管板块等领域均获得世界卫生组织专家评估团队的高度评价。

国家药品监督管理局积极参与国际合作与交流,推进监管政策与国际协调和接轨,实现我国药品审评审批标准与监管发达国家的标准协调一致,提升世界卫生组织等国际组织对我国监管流程和监管要求的科学性、合理性认可程度,助力我国新药好药走出国门。

中国持续推进 ICH 的协调和转化实施,为我国新药研发和临床试验研究的标准和规范与国际接轨奠定了基础。

2022 年,国家药品监督管理局全力以赴做好疫情防控常态化条件下的药品和疫苗的审评审批工作。近年来,国家药品监督管理局采取一系列举措加快药品上市注册,一批新药好药加快上市,进一步满足公众健康用药需求。创新药新药临床试验申请(investigational new drug, IND)的受理量逐年上升,创新药上市数量持续增加。进口药品充分享受改革红利,进口药品注册申请、获批数量逐年增加。境外新药临床试验申请数量大幅增长,境外新药上市申请数量稳步增长。随着药品审评审批制度持续深入,国内医药创新展现了蓬勃发展的良好局面。

坚持以人民为中心的高质量高水平的医药创新研发导向,国家药品监督管理局在前期取得的成果和经验的基础上,将继续完善药品注册管理法规,继续推进实施条例的修订,继续完善注册管理办法的配套文件。国家药品监督管理局还将继续优化审评审批的链条,加强受理审评审批、检验核查的衔接;持续加强大湾区和长三角两个分中心的建设,逐步承担更多任务,服务重大区域发展战略。同时,国家药品监督管理局将进一步持续加强国际交流合作,推进我国药品研发的国际交流。在全球研发创新环节中,贡献中国的监管策略,贡献更多的中国新药。

第二节　中药监管科学的提出与发展

日新月异的创新药品与新疗法对传统药品监管技术提出了新的挑战。为推动监管理念和制度机制创新、加快推进我国从制药大国向制药强国迈进,国家药品监督管理局于 2019 年正式启动中国药品监管科学行动计划。中药是我国药品的重要组成部分,党和政府高度重视中医药事业的发展,特别是《中医药法》出台以来,对中药审评审批制度改革作出了一系列战略部署和规划。为推进中药监管体系和监管能力现代化、促进中药守正创新,国家药品监督管理局在《关于促进中药传承创新发展的实施意见》(国药监药注〔2020〕27 号)中明确提出加强中药监管科学研究,并在 2023 年 1 月《国家药监局关于印发进一步加强中药科学监管促进中药传承创新发展若干措施的通知》(国药监药注〔2023〕1 号)再次强调要大力发展中药监管科学,建立完善具有中国特色的中药监管科

学体系。可见,国家药品监督管理局已经从战略的角度提出并部署了中药监管科学的研究任务。

一、中药监管科学的产生背景与提出

(一)监管科学思想融入中药监管的萌芽过程

中药是我国特有的医疗卫生与科技资源,其监管问题一直备受重视。1985年实施的我国首部《药品管理法》和1987年卫生部出台的《新药审批办法》,标志着我国新药的审批管理进入法治化阶段。其中,《新药审批办法》中有关中药问题的补充规定和说明,是监管科学思想在中药监管工作的最早期体现。1998年,根据《国务院关于机构设置的通知》(国发〔1998〕5号),我国组建国家药品监督管理局,将技术监督与行政监督统一起来。1999年,国家药品监督管理局颁布《新药审批办法》,对包括中药在内的新药临床前研究、临床研究、新药的申报与审批、新药的质量标准、新药的补充申请加以系统规定。2002年国务院配套出台《药品管理法实施条例》,去除了部分计划经济的痕迹,进一步向市场经济过渡,药品审评从以外审为主过渡到以内审为主的新阶段。同年,国家药品主管部门印发的《药品注册管理办法》(试行),第一次明确提出了药品注册的概念,进一步加强了以药品监督管理为中心的内容,标志着药政管理工作正式进入了法治化、专业化的新阶段,也是我国首次从规章层面对药品注册管理工作给予明确指导。随着《药品管理法》2001年修订、2013年和2015年修正,我国药品监管体制逐步完善。总体而言,在这一发展阶段,监管科学思想在中药监管当中融入的重心体现为引入了现代药品的质量、药品疗效、用药安全三大评价要素,鼓励研究创制中药新药,建立集中化、规范化、专业化的药品审评审批制度体系。

(二)监管科学理念在中药监管中的逐步形成

随着我国医药产业的快速发展,在较好满足公众用药需要的同时,也逐渐暴露出药品审评审批过程中存在的问题。2015年8月,国务院发布《关于改革药品医疗器械审评审批制度的意见(国发〔2015〕44号)》。同年11月,《国家食品药品监督管理总局关于药品注册审评审批若干政策的公告(2015年第230号)》发布,明确提出要提高仿制药审批标准、规范改良型新药的审评审批等。2016年2月,国务院印发《中医药发展战略规划纲要(2016—2030年)》,从国家层面系统部署了中医药中长期发展战略和重点任务,提出要健全中医药法律体系,进一步完善中药审批管理制度,构建适应中医药发展需要的法律法规体系。2017年7月1日,《中医药法》正式实施,中医药传承创新发展进入法治化时代,对鼓励支持基于经典方、院内制剂的中药新药研发提出了明确要求。2017年10月,中共中央办公厅、国务院办公厅出台《关于深化审评审批制度改革鼓励药品医疗器械创新的意见》,首次明确提出了支持中药传承和创新的指导思想,提出要建立完善符合中药特点的注册管理制度和技术评价体系、处理好保持中药传统优势与现代药品研发要求的关系。这一系列政策文件的发布,不仅开启了新一轮药品医疗器械审评审批制度的改革,也为中药的科学监管问题注入了监管科学理念。这一发展阶段,我国中药的监管开始有了监管科学理念和方法的导入,与国际接轨的审评审批新理论以及新工具、新技术、新标准得到快速引进和应用。通过建立综合的药品风险获益评价方法,提升药品审评审批标准,优化审评审批制度,如加快创新药上市速度和与国际接轨,药品审评审批制度改革取得阶段性成效。

《中共中央　国务院关于促进中医药传承创新发展的意见》,将传承创新发展中医药作为新时代中国特色社会主义事业的重要内容和中华民族伟大复兴的大事,提出大力推动中药质量提升和产业高质量发展,并对改革完善中药注册管理提出明确具体的要求,即及时完善中药注册分类,制定中药审评审批管理规定,实施基于临床价值的优先审评审批制度;加快构建中医药理论、人用经验和临床试验相结合的中药注册审评证据体系,优化基于古代经典名方、名老中医方、医疗机构制剂等具有人用经验的中药新药审评技术要求,加快中药新药审批。这些要求对推动中药注册审评制度改革具有重要指导意义,也是监管科学理念在中药监管改革中逐步形成的重要体现。2019 年 10 月 25 日,习近平总书记对中医药工作做出专门指示,强调“要遵循中医药发展规律,传承精华,守正创新,加快推进中医药现代化、产业化,坚持中西医并重,推动中医药和西医药相互补充、协调发展,推动中医药事业和产业高质量发展,推动中医药走向世界,充分发挥中医药防病治病的独特优势和作用,为建设健康中国、实现中华民族伟大复兴的中国梦贡献力量”。这确立了中药监管科学的根本理论基础,为新时期下中药的科学监管提供了根本遵循。

（三）中药监管科学的正式提出

2019 年 4 月,国家药品监督管理局正式发布《国家药监局关于实施中国药品监管科学行动计划的通知》(国药监科外〔2019〕23 号),首批启动了 9 项监管科学行动计划项目。与此同时,国家药品监督管理局重视推动重点实验室体系建设,搭建开展原创性研究和科技攻关的技术支撑平台,解决制约药品监管体制机制创新发展的基础性、关键性、前沿性、战略性的技术问题。实施中国药品监管科学行动计划和建设国家药品监督管理局监管科学重点实验室,是国家持续推进药品监管科学和科技创新的两大重要举措。这也使 2019 年成为我国药品监管科学行动的元年。其中,以“中医临床为导向的中药安全评价研究”被列为首批监管科学行动重点项目之一,标志着中药监管科学的概念蕴含在药品监管科学中被提出。

中药监管科学的正式提出是在 2020 年 12 月国家药品监督管理局结合中药监管实际印发的《国家药监局关于促进中药传承创新发展的实施意见》(国药监药注〔2020〕27号)。该文件明确提出了加强中药监管科学研究,鼓励运用现代科学技术和传统中医药研究方法深入开展中药监管科学研究,积极推动中药监管理念、制度、机制创新,强化成果转化应用,推出一批中药监管新工具、新方法和新标准。2021 年 12 月 30 日,国家药品监督管理局等 8 部门联合印发《“十四五”国家药品安全及促进高质量发展规划》,提出“深入实施中国药品监管科学行动计划;统筹推进监管科学研究基地和重点实验室建设,开展监管科学等研究;将药品监管科学研究纳入国家相关科技计划”。2023 年 1 月,《国家药监局关于印发进一步加强中药科学监管促进中药传承创新发展若干措施的通知》(国药监药注〔2023〕1 号)再次强调要大力发展中药监管科学,建立完善具有中国特色的中药监管科学体系。这些举措均从国家政策层面为中药监管科学的研究与发展奠定了坚实的行动基础。

二、中药监管科学的发展动态

（一）中药监管科学研究项目与创新平台

自 2019 年国家药品监督管理局正式启动实施中国药品监管科学行动计划以来，不仅明确了在推进建设药品监管科学研究基地、启动监管科学重点项目以及产出药品审评与监管新制度、新工具、新标准、新方法 3 个方面的重点工作任务，也为中药监管科学研究的系统部署提供了根本基础。"中医临床为导向的中药安全评价研究"为国家药品监督管理局首批启动实施的 9 项药品监管科学行动计划重点项目之一。在此之后，国家药品监督管理局于 2021 年 6 月再次将"中药有效性安全性评价及全过程质量控制研究""真实世界数据支持中药、罕见病治疗药物、创新和临床急需医疗器械评价方法研究"两项中药监管科学研究项目列为中国药品监管科学行动计划第二批重点项目。

自 2019 年开始，国家药品监督管理局与中医药高等院校、研究院建立了一批中药监管科学研究基地和重点实验室。中药监管科学研究基地包括中国中医科学院中药监管科学研究中心、北京中医药大学中药监管科学研究院、山东中医药大学中药监管科学研究中心等。中国中医科学院中药监管科学研究中心针对行业热点，整合院内资源开展中药监管科学研究，开发新工具、新方法、新标准，积极推动中药监管科学发展。北京中医药大学中药监管科学研究院作为集管理、教育和科研为一体的中药监管科学研究实体，重点围绕完善中药监管体制、加强中药全生命周期监管、促进中药产业高质量发展等进行科学研究。山东中医药大学中药监管科学研究中心则围绕国家重大战略需求，聚焦中医药特色优势，立足现代中药的创新发展，为健康中国建设、全方位保障人民群众健康做出应有的贡献。重点实验室建设方面，国家药品监督管理局分两批共评定了 117 家重点实验室，其中，中药方向为 27 家，占重点实验室总数的 23%，与化学药、生物制品、医疗器械、化妆品和创新性前沿技术领域相比，占比最高，体现出国家药品监督管理局对中药监管科学发展的重视。中药监管科学研究基地和重点实验室的建立不仅在破解中药审评与监管难题、推动中药创新的政策研究、加强中药监管科学人才培训工作等多方面开展合作，与此同时，还围绕中药监管科学学历教育、中药监管人才培养合作、构建以数据为核心的中药智慧监管模式等多方面开展合作。经过几年来的快速发展，中药监管科学研究院涵盖了学科建设、人才培养、科学研究、决策智囊、监管创新、共享交流六大职能，形成了集管理、教育和科研为一体的中药监管科学研究实体。中药监管科学研究院重点围绕完善中药监管体制、加强中药全生命周期监管、促进中药产业高质量发展等方面进行科学研究，为政府主管部门提供决策依据，切实保障人民群众用药安全，不断满足人民群众对高质量中药的期待，承担起"推动中国药物监管科学研究，服务健康中国高质量发展"的使命。

（二）中药监管科学研究成果

伴随着中药监管科学的不断研究，逐步产出了一系列支撑中药科学监管的新工具、新方法、新标准。2019 年首批启动的"中医临床为导向的中药安全评价研究"，围绕"中药国家标准制定与监管体系建设——以中药配方颗粒为例""中药相关指导原则制修订研究""中药整体质量控制及安全性检测研究"3个子课题系统研究,产出了丰富的监管科学研究成果。其中,第一个子课题针对中药含挥发油品种挥发油含量测定、多糖含量高品种的水煎煮转移率低这一共性研发技术难点和行业难题展开研究。2021年2月,国家药品监督管理局正式发布《关于结束中药配方颗粒试点工作的公告》,结束了30年的中药配方颗粒试点工作,并同步发布《中药配方颗粒质量控制与标准制定技术要求》,从基本要求、原辅料、标准汤剂、生产工艺、标准制定、稳定性和标准复核等方面规范了标准研究过程,为在试点结束后实现良好的质量控制奠定了坚实基础。同年4月,国家药品监督管理局批准第一批中药配方颗粒标准,包括160个中药配方颗粒。这些工作通过中药配方颗粒标准及全过程控制的研究为中药的标准研究、变更管理、过程监管提供了重要抓手。

"中药相关指导原则制修订研究"子课题更是成果颇丰,为提升中药新药研发质量和效率提供了监管科学依据。2020年10月12日,国家药品监督管理局药品审评中心发布了《中药新药用药材质量控制研究技术指导原则(试行)》《中药新药用饮片炮制研究技术指导原则(试行)》《中药新药质量标准研究技术指导原则(试行)》3个指导原则,分别从中药药材质量控制、饮片炮制以及质量标准研究3个方面对中药新药研发给予指导。此外,《已上市中药药学变更研究技术指导原则》已于2021年4月2日发布施行。《基于人用经验的中药复方制剂新药临床研发指导原则(试行)》《基于"三结合"注册审评证据体系下的沟通交流指导原则(试行)》也于2022年4月发布。中药人用经验规范收集整理与评估技术指导原则、中药新药复方制剂的人用经验申报资料要求已形成草案框架。

"中药整体质量控制及安全性检测研究"子课题研究构建了中药内源性及外源性有毒有害成分检测平台,一是建立了用于中药中黄曲霉毒素、赭曲霉毒素的酶免疫检测方法,形成了中药中黄曲霉毒素(B_1和总量)的酶免疫检测方法。二是建立了中药中禁用农药多残留检测方法,提出了植物来源中药材中铅、镉、砷、汞、铜及禁用农药残留的一致性标准。此外,课题还建立了中药内源性毒性成分吡咯里西啶生物碱检测平台,并初步完成了款冬花、紫草、紫菀、一点红、野马追、菊三七、佩兰、茵陈8个品种近百批次样品检测。

(瞿礼萍　张晓东)

思考:

1. 我国为什么要进行药品审评审批改革?
2. 新版《药品注册管理办法》的亮点是什么?

参考文献

[1]胡颖廉.中国药品监管体制改革25年回顾[J].中国食品药品监管,2023,3(230):4-15.

[2]孔繁圃.药品审评改革进展情况[J].中国食品药品监管,2019,11(190):30-39.

[3]黄明,杨丰文,张俊华,等.新时代中药传承创新发展呼唤科学监管[J].中国中药杂志,2023,48(1):1-4.

［4］刘昌孝,张铁军,黄璐琦,等.发展监管科学、促进中药产业传承创新［J］.药物评价研究,2019,42（10）:1901-1912.

［5］刘昌孝.药品监管科学发展十年（2010—2020）回顾［J］.药物评价研究,2020,43（7）:1197-1206.

［6］毛振宾,林尚雄.打造中国特色的监管科学学科体系、学术体系和话语体系［J］.中国食品药品监管,2020（4）:4-13.

［7］毛振宾,张雅娟,林尚雄.中国特色监管科学的理论创新与学科构建［J］.中国食品药品监管,2020（9）:4-15.

［8］赵林.中药材和中药饮片若干监管政策规制问题的探讨［J］.中国食品药品监管,2019（10）:52-67.

［9］刘建勋,李艳英,付志明.中药新药传承发展与创新之路［J］.中国现代中药,2021,23（1）:1-4.

［10］NIE C H, ZHANG F G, MA X W, et al. Determination of quality markers of Xuezhiling Tablet for hyperlipidemia treatment［J］. Phytomedicine, 2018, 44: 231-238.

［11］杨忠奇,汤慧敏,唐雅琴,等.试论真实世界研究与人用经验在中药新药研发中的应用［J］.中国中药杂志,2021,46（22）:5987-5991.

［12］潘丽,王峥涛,杨莉.中药质量标准研究的关键科学问题与相关前沿分析技术应用展望［J］.上海中医药杂志,2020,54（1）:14-20.

［13］金红宇,王莹,刘丽娜,等.以“风险控制”为核心推进中药质量安全标准建设［J］.中国药品标准,2017,18（6）:408-410.

［14］段立爽.中药标准现状及使用问题探讨［J］.中国实用医药,2022,17（2）:210-212.

［15］左甜甜,金红宇,王莹,等.以风险控制为核心的中药外源性有害残留物标准建设初步成效及展望［J］.中国食品药品监管,2023（1）:26-35.

［16］林尚雄,王思明,毛振宾.把握三大层面关系,发展中国特色监管科学［J］.中国食品药品监管,2021（3）:4-15.

第五章 中药监管科学的理论基础与特点

第一节 中医药学理论

中医药学是以中医药理论与实践经验为主体,研究人类生命活动中健康与疾病转化规律及预防、诊断、治疗、康复和保健的综合性学科,是中华民族优秀文化的重要组成部分,是中华民族在几千年的生活实践中认识生命、维护健康、防治疾病的宝贵经验,为中华民族的繁衍做出了巨大的贡献。中医药学理论分为中医学理论与中药学理论两个方面。

一、中医学理论

中医学理论主要是探讨中医的理论基础、人体生理、病理及治疗原则等内容,是中药、针灸、导引、推拿等治疗方法的理论基础。整体观与辨证论治是其区别于西医的两大主要特点,其主要内容包括了对人体生理认识的脏腑理论、经络理论、精气血津液神理论,对人体病理认识的病因理论与病机理论,以及针对治疗的防治原则等。

(一)中医学的理论基础

相较于西医学以生物学、解剖学为理论基础的不同,中医学虽然也对人体脏腑解剖有一定认识,但其理论基础是建立在人体自身各脏腑器官的功能表现以及在疾病时机体的反应状态之上,并通过气、阴阳及五行等哲学理论对其进行概括,形成了中医学的理论基础。

1. 气一元论 中国古代哲学认为"气"是万物本源,是构成万物的基本物质;气是天地万物相互联系的中介。中医学中的气是构成人体并维持人体生命活动的最基本物质。气的不同状态表现为精、气、血、津、液等,气的升降出入于人体产生了生、长、壮、老、已;人体内的五脏六腑通过气与在外的形体官窍相影响。

2. 阴阳理论 阴阳理论是中医古代哲学理论中重要的部分,阴阳对立统一是天地万物变化的根本规律。中医学以阴阳交感、对立、互根、消长、转化及自和的规律,认识和说明生命、健康和疾病。中医学运用阴阳学说,以辩证思维指导对具体事物的认识,阐明生命的形体结构、功能活动、病理变化、临床诊断、疾病防治、养生康复及药物作用等,奠定了中医学理论体系的基础。

3. 五行理论 五行学说也是中国古代哲学理论之一,木、火、土、金、水的生克制化是宇宙间各种事物联系、协调平衡的基本规律。中医学应用五行学说,阐释构建天人相应的系统结构、五脏系统之间的生理病理联系,说明内脏疾病的传变,解释药物的脏腑归经及作用,指导疾病诊断和防治及养生康复等,是研究多元关系的主要思维方法之一。

总之,气一元论、阴阳学说和五行学说是中国传统文化认识世界的根本观点和方法,也是中医学认识生命、健康和疾病的理论基础,充分体现了中华民族特有的智慧和思维方式,对中医学的发展和创新具有重要指导作用。

(二)中医学的生理观

主要包括藏象,经络及精、气、血、津、液、神 3 个方面。

1. 藏象 中医的藏象理论是中医人体生理的基础,不同于西医的解剖学,藏象理论的脏腑概念,不仅是解剖学的形态和部位,更主要的是涵盖了人体生理功能系统的概念。"藏"是指藏于体内的脏腑与脏腑之气的运动,包括五脏(心、肺、脾、肝、肾)、六腑(胆、胃、小肠、大肠、膀胱、三焦)和奇恒之腑(脑、髓、骨、脉、胆、女子胞)。六腑和奇恒之腑又可以统于五脏的功能范畴,所以"藏"实际上是以五脏为中心的五个生理功能系统。"象",可以指脏腑表现于外的生理或病理现象,也可指以五脏为中心的各个系统与外界事物的联系,如"心气通于夏""南方赤色,入通于心"等。

总的来说,"藏象"是在中医整体观、五行学说等指导下形成的中医学的特殊概念,与脏器的概念不同。既包含了解剖学的概念,又包含了"以象测藏"而得出的功能概念,如心主血脉是解剖概念,而心藏神则是功能概念。与西医脏器概念的主要区别在于对脏腑功能的认识上,以及整个藏象系统与自然界的天人合一理念,还有通过五行理论相联系的五脏相关理念及相应治疗原则等。

2. 经络 经络是经脉与络脉的总称,包括十二经脉、奇经八脉、十二经别、十二经筋、十二皮部、十五络脉等。经络是人体运行气血、联络脏腑、沟通内外、贯穿上下的通路。经脉是主干,络脉是经脉的分支。经络系统与脏腑系统有直接的联系,形成了脏腑经络系统。中医的针灸、推拿、导引等治疗方法与经络理论密不可分,中药的归经理论也与其相关。藏象与经络一起构成人体生理系统。

3. 精、气、血、津、液、神 精、气、血、津、液、神是关于人体生命物质与功能活动的理论。精、气、血、津、液是构成和维持人体生命活动的基本物质,既是脏腑功能活动的产物,又是脏腑功能活动的物质基础。神是人体生命活动的主宰及其外在总体表现的统称。中医的中药、针灸、推拿、导引等治疗方法大多是依赖调动及调节精、气、血、津、液、神来发挥作用的。

藏象,经络及精、气、血、津、液、神共同构成了中医学的生理学基础,研究中医药学必须对藏象,经络及精、气、血、津、液、神整个生理系统特点进行深入研究,如此才能明晰中医病理学特点,才能进一步阐明中医治疗学的特点。

(三)中医学的病理观

中医学对人体疾病的认识是以气一元论、阴阳理论及五行理论等为指导,对不同病因导致人体藏象,经络,精、气、血、津、液、神构建的生理系统及产生病变的总结。主要从病因及病机两个方面概括。

1. 中医的病因理论 中医对病因的认识基本是从外感病因、内伤病因、病理产物性病因及其他病因来概括。外感病因包括六淫邪气及疠气,六淫邪气为风、寒、暑、湿、燥、火,疠气是具有强烈传染性和致病性外感病邪的统称。内伤病因是指由于人的情志、饮食、劳逸等异常,导致气血津液失调、脏腑功能失常的致病因素。病理产物性病因是在原病变过程中产生的病理产物，又作为病因作用于身体，可以加重原有病情，还可以引发新的病变，又称为"继发性病因"，主要包括痰饮、瘀血、结石等。除上述三种病因外的致病因素统称为"其他病因"，主要包括外伤、诸虫、毒邪、药邪、医过、先天因素等。

中医病因学与西医学同中有异，西医的病因主要包括致病因子和条件（包括通常所谓诱因）两方面的因素。致病因子指能够引起某一疾病的某种特定因素而言，例如伤寒杆菌能引起伤寒、疟原虫能引起疟疾等，认为致病因子是决定性发病因素。病因种类很多，包括了物理性、化学性、生物性、营养性、遗传性、先天性、免疫性、精神心理性、社会性因素等。中医对病因的认识在物理性、药物性因素，虫毒等方面与西医学是一致的，但在其他病因的认识中，中医病因学是基于中医的整体观念，从人体本身出发。如六淫本是六气，只是在人体不能适应时便成为六淫而致病；七情本为正常的情绪表达，一旦过极便为病因，饮食劳逸也是一样；病理产物的出现也与患者本身的体质特点有关，但病理产物一旦产生即是病因。而且与西医学更重要的区别在于这些病因作用于人体之后，对病理机制认识的不同。

2. 中医的病机理论　中医病机的主要特点是从整体观、辨证观、恒动观来认识和研究疾病的发生、发展、变化的机制。中医学认为健康的状态为"阴平阳秘"，人体脏腑经络的生理活动正常，气血阴阳协调平衡，形与神俱，以及机体与外界环境协调统一，是维持健康状态的基础。各种病因导致机体"阴阳失衡"即是病态，而这种病态是机体对病因"正邪交争"后的结果。所以说中医病理学的基本认识是"邪正盛衰"与"阴阳失调"。而对疾病具体病机的认识，则是依据患者对疾病的反应判断，由此便产生了八纲辨证、六经辨证、三焦辨证、卫气营血辨证、脏腑辨证、经络辨证、气血津液辨证等各种辨证方法，在中医临床中，常常将这些辨证方法结合运用，指导中医药的治疗。

由上可见，中医病机理论的基础是中医的"邪正盛衰"与"阴阳平衡"理论，而各种辨证方法所认识的病机特点则是临床用药处方的依据。

（四）中医的治疗观

中医的治疗包括防和治两方面，防治原则是预防和治疗疾病的基本原则，是在整体观念和辨证论治指导下制定的反映中医预防和治疗学规律特色的理论和知识。中医的治疗包括了养生、预防与治疗。在预防与治疗的关系中，未病之前，预防是矛盾的主要方面，故倡导"不治已病治未病"；患病之后，则强调早期治疗，防止疾病的发展及传变。在具体治疗中，又要分清疾病矛盾的主次，注意先后缓急。

中医的治疗是基于对疾病病机的根本认识，其基本原则就是通过中药等治疗手段使人体达到"阴平阳秘"的健康状态。而治疗则是基于人体对疾病反应的状态，即在辨证阶段判断机体正邪交争的状态，明晰了人体对疾病自愈过程中存在的问题，治疗的总体原则即是"扶正祛邪"。在通过扶正祛邪使机体达到阴平阳秘健康状态的过程中，根据辨证的特点，有诸多不同的治疗方法及原则。如正治与反治、治标与治本、调和脏腑、调理气血津液、三因制宜等原则。

总之，中医学辨证施治的基础就在于辨证，辨证即是明确患者当下的病机特点，而根据病机拟定治疗原则及方法即是治，根据治则处方用药才可取得疗效，这就是中医基于辨证论治的"理法方药"体系。可以看出，中医学对病机的认识及治疗理念与西医学区别较大,中医的病机学是建立在作为自然、社会中一部分的人体对疾病反应的状态,强调的是正邪交争后人体对疾病的反应,其立足点是人体对疾病的自愈能力,辨别的是机体对疾病的自愈趋势,治疗也是从提高机体的自愈能力,使机体达到"阴平阳秘"的健康状态而出发的。西医学则是对因治疗为主,这也是中医在用药时多采用复方而西医学则是一病一药的原因之一。随着自然科学的不断进步,不断加深对中医药治疗机制的认识,在不断传承中医精华的基础上,守中医理论之正,结合自然科学及西医学对疾病的认识,更深入地解读中医药的科学内涵,是中医创新的根本要求。相信随着对疾病认识的不断加深,中西医在某些层面必将融合发展,形成新的综合医学体系。

二、中药学理论

中药学是在中医学理论指导下,研究中药的基本理论和常用中药的来源、产地、采集、炮制、性能、功效、临床应用规律等知识的一门学科。中药学研究的每一个环节必须在中医学理论的指导下进行。中药的产地、采集、贮藏对中药质量的影响甚大,道地药材的作用明显好于一般的类似药材;中药炮制是中药制药过程中重要的措施,能够减毒增效;中药四气五味、升降浮沉、归经及毒性等药性特点是在中医阴阳、五行、脏腑经络等理论指导下对药性的认识,是中医药学对中药认识区别于西医药学的重要方面;中药的配伍理论是中药方剂复方治病的基础,配伍的目的在于更契合患者的当下病机,可以增加疗效,减少副作用及药物毒性;中药的用药禁忌是针对人体或疾病不同状态时药物可能对身体产生较大负面影响的情况;中药的用量与用法对中药治疗的疗效影响巨大。这些都是中药学理论要研究的内容,也是中医药监管科学必须深入研究并关注的内容。

(一)中药的产地、采集与贮藏

中药的来源除部分是人工制品外,绝大部分来自天然的植物、动物、矿物。中药的产地、采集与贮藏是否合宜,直接影响到药物的质量和疗效。

1. 中药产地与道地药材　古代医家经过长期使用、观察和比较,认识到即使是分布较广的药材,也会由于自然条件的不同,各地所产,其质量优劣不一样,由此逐渐形成了"道地药材"的概念。所谓道地药材又称为"地道药材",是优质纯真药材的专用名词,它是指历史悠久、产地适宜、品种优良、产量宏丰、炮制考究、疗效突出、带有地域特点的药材。

道地药材的确定,与药材的产地、品种、质量等多种因素有关,而临床疗效则是其关键因素。按资源分布区域不同主要分为川药、广药、云药、贵药、怀药、浙药、关药、北药、江南药、西药、藏药等。道地药材是在长期生产和用药实践中形成的,但并非一成不变。如三七原产自广西,称广三七或田三七,云南产者后来居上,称为滇三七,成为三七的新的道地产区。

长期的临床医疗实践证明,重视中医药产地与质量关系,强调道地药材的开发和应用,对于保证中药疗效起着十分重要的作用。随着中医药事业的发展,国内外对于中药材的需要量明显增加,如何能够保证道地药材的质量同时又能满足日益增长的临床需求,是中药学科发展及中药监管科学都需要关注的问题。

2. 中药的采集　中药的采收时节和方法是确保药物质量的重要环节之一。由于动植物在生长发育的不同时期,药用部分所含的有效成分及有害成分不同,其药效及毒副作用差异巨大,所以药材采收应适时进行。

根据药用部位的不同,采收时节有所区别。如以全草入药多在植物枝叶茂盛、花朵初开时采集;如以叶入药者,通常在花蕾将放或正盛开时采收,此时叶片茂盛、性味完壮、药力雄厚;如以花入药者,则采未开放的花蕾或刚开放的花朵,花粉入药需要在花朵盛开时采取;以果实种子入药者,除少数药物如青皮、枳实、覆盆子在未成熟时采收,一般都在果实成熟时采收;以根或根茎入药者,以早春或深秋时采收为佳,且"春宁宜早,秋宁宜晚";以树皮、根皮入药者,通常在春夏植物生长旺盛,植物体内浆液充沛时采集。一些特定的药物如霜桑叶,则在经霜后采集。

3. 中药的贮藏　中药在运输、贮藏过程中,如管理不当,养护不善,会发生变质,影响疗效,此为中药的变异现象。中药的变异现象不仅与中药本身的性质有关,还与外界环境关系密切,如温度、湿度、空气、日光、微生物、害虫、鼠害等。常见的中药变异有虫蛀、发霉、变色、走油等。为防止中药的变异现象多采取干燥、冷藏、密封、化学药剂、对抗同贮、气调等方法进行养护。

总之,中药的产地、采集、贮藏等因素会直接影响中药的质量,这是中药监管科学需要研究的重要内容。

（二）中药的炮制

中药的炮制是指中药在应用或制成各种剂型前,根据中医药理论,依照辨证施治用药的需要和药材自身性质,以及调剂、制剂的不同要求,而进行必要的加工处理的过程,是我国制备中药饮片的一门传统制药技术。由于中药材大都是生药,不少药物必须经过一定的炮制才能符合临床用药需要,按照不同的药性和治疗要求炮制方法又有不同,有毒之品必须经过炮制后才能确保用药安全。炮制方法包括修治、水制、火制、水火共制、制霜、发酵、发芽、精制、药拌等。现代研制的超微细中药等也可以视为中药炮制的方法之一。

中药的炮制是中药能够更好地发挥作用,同时减少对人体损伤的重要方法。与西医学以化学单体成分入药不同,每一味中药饮片都可视为多个成分的协同处方,而药物炮制是使相应的治疗作用得到发挥,对人体的副作用得到减小的重要措施。这是中药学及中药监管科学都必须研究的课题。

（三）中药的性能

药物之所以可以起到愈病的作用,就是因为药物自身具有不同的特性,相对于疾病状态的阴阳之偏,将药物治疗疾病的性质称为药物的偏性,治病即是"以偏纠偏"。这种偏性,中医通过四气五味、升降浮沉、有毒无毒等特点表达。

1. 中药的四气　四气就是寒热温凉四种不同的药性,故又称四性,反映了药物对人体阴阳盛衰、寒热变化的作用倾向,是中医药物作用的主要理论依据之一。

四气寓有阴阳的含义,寒凉属阴,温热属阳。为进一步区分不同药物的阴阳偏性,在寒热温凉四性的基础上,还可有微寒、微温、大寒、大热等。在四性之外还有平性,是指药性寒热界限不明显,药性较平和,作用较和缓。虽然从药物之气角度而言,平性没有纠正阴阳之偏的作用,似乎无法治疗疾病,但中药还有五味理论,而且在中药复方中,平性药可与其他药性起到协同作用。故虽言四气,实为五气。

2. 中药的五味 中药的五味理论最早出于《神农本草经》及《黄帝内经》,药性五味指酸、苦、甘、辛、咸,但实际不止五种,还有淡、涩等。五味不但是药物味道的反映,更是对药物作用的概括,中药的五味既包含了味道的味,也包含了作用的味。

五味除了具有调整机体阴阳偏性的作用,其具体作用各不相同。如《脏气法时论》指出:"辛散,酸收,甘缓,苦坚,咸软。"即辛味药能散能行,具有发散、行气、行血的作用;酸味药物能收能涩,具有收敛、固涩的作用;甘味药能补能和能缓,具有补益、和中、调和药性、和缓止痛的作用;苦味药物能泄能燥能坚,具有清泄火热、泄降气逆、通泄大便、燥湿、坚阴的作用;咸味药物能下能软,具有泻下通便、软坚散结的作用;淡味药物能渗能利,具有利水渗湿的作用;涩味药物也具有收敛、固涩作用。另外还有芳香性药物,其五味多为辛味,但其具芳香药性,认为有辟秽防疫、解表散邪、醒脾开胃、化湿去浊、通窍止痛、行气活血、开窍醒神等作用。

可见,中药的五味理论也是以调节机体阴阳偏性为基础的,只是五味与四气调节机体的寒热阴阳之偏不同,主要通过影响机体气机的升降浮沉来达到治疗疾病的作用。

3. 中药的升降浮沉 升降浮沉是表示药物对人体作用的不同趋向性。升,即向上提举,趋向于上;降,即下达降逆,趋向于下;浮,即向外发散,趋向于外;沉,即向内收敛,趋向于内。中药的升降浮沉是相对于疾病的病势而言的。

升降浮沉从阴阳属性上来说,升浮属阳,沉降属阴。辛温性药多升浮,苦寒药多沉降。从药物的取材部位来说,花、叶、皮多升浮,根、种子、果实、矿物、贝壳等多沉降。当然这只是从一般特性来说,有些药物比较特殊,比如"诸花皆升,旋覆独沉;诸子皆降,苍耳独升"。部分药物具有双向作用,如川芎上行头目、下行血海,白花蛇能内走脏腑、外行皮肤。另外药物的升降浮沉还与炮制方法有关,如酒炒升散,醋炒则收敛,盐炒则沉降。

中药的升降浮沉性能,可以调整脏腑气机的紊乱,或作用于机体不同部位,因势利导,驱邪外出,从而达到治愈疾病的目的。升降浮沉的用药原则是顺着病位,逆着病势。

4. 中药的归经 归经是药物作用的定位概念,表示药物作用的部位,是指不同药物对不同脏腑经络具有特殊的亲和作用。中药归经理论的形成是在中医基本理论指导下,以脏腑经络学说为基础,以药物所治疗的具体病证为依据,经过长期临床实践,从药的疗效中归纳总结出来的用药理论。

归经理论可以指导临床辨证用药,尤其是以脏腑经络辨证体系辨别疾病时,可以根据药物的归经特点来选择用药。如胃火牙痛用石膏、黄连,肝火目赤用龙胆草、夏枯草等。归经理论指导中药使用时需要与四气五味、升降浮沉等药物特点结合起来,这样才能做到全面而准确。

5. 中药的毒性 中药的毒性可能是中药学及中药监管科学都特别重视的问题,但对中药毒性的理解需要从中医药对疾病的认识及药物治疗疾病的特点来认识。

古代把毒药作为一切药物的总称,把药的毒性看作是药物的偏性,寒热温凉属性越偏则毒越大,偏性越大的药治病时越要注意使用的时间及用量。从药物的偏性来解释毒药概念是广义的毒药含义。随着中医药学的发展,临床上发现一些药物具有特定的毒性,对机体常常产生破坏性的影响,这是后世医家所理解的毒药,是狭义的毒药含义。如《医疗用毒性药品管理办法》中提到的中药品种,包括:砒石、砒霜、生马钱子等。这些中药大多为生品服易中毒,炮制后往往毒性明显减低,比如生半夏虽为毒性药品,对局部黏膜有破坏性作用,但在煮熟后即无明显毒性。

中药中毒的原因主要包括剂量过大、服用伪品、炮制不当等,另外配伍不当、剂型不合适、服药时间过长、个体差异等因素也会出现药物中毒。

（四）中药的配伍

中药的配伍是根据病情的需要及中药的特点,将两味或以上的中药配合在一起应用,能够起到增加疗效或减少副作用的效果。中药的配伍关系包括七个方面,即中药的"七情":单行、相须、相使、相畏、相杀、相恶、相反。

中药的配伍使用是中医的主要形式,中医药学诊治疾病的"理法方药"体系,在理明法清的基础上,根据治法选择相应的方药,配伍原则建议用相须、相使者,减轻副作用可用相畏、相杀者,不建议用相恶、相反者。流传已久的"十八反"及"十九畏"等药物配伍禁忌,虽然存在较多争议,但目前仍影响着医生的临床用药。中医药学及中医药监管科学应该着眼于深入研究相关中药配伍理论,尤其是明确类似"十八反""十九畏"等的禁忌的合理性等。

（五）中药的用药禁忌

为确保临床用药时的疗效、避免出现毒副作用,必须注意中药的用药禁忌。中药的用药禁忌主要包括配伍禁忌、证候用药禁忌、妊娠用药禁忌和服药饮食禁忌。配伍禁忌,就是指药物同用时会增加药物毒性及副作用,如"十八反""十九畏";证候用药禁忌,是指对于特定病证应避免使用可能产生传变或加重的药物,凡药不对证,药物功效不为病情所需,有可能导致病情加重、恶化或产生新疾病,原则上都属于禁忌范畴;妊娠用药禁忌,是指妇女妊娠期间治疗用药的禁忌,这些药物可能对母体不利、对胎儿不利、对产程不利、对小儿不利等;服药饮食禁忌,是指服药期间对某些饮食的禁忌,又称食忌或忌口,主要是避免影响疗效、诱发原有病证或导致新病、产生不良反应等。

（六）中药的剂量与用法

无论中药还是西药,在临床应用时剂量都十分重要。中药剂量的使用是否恰当是影响临床疗效及是否出现药毒的重要因素,虽然《中国药典》对中药饮片的一日用量有明确规定,但其确定并非经过明确的临床研究,所以目前中药的用量争议较大。明确每种中药的最大用量及不同用量时的不同作用是中药学研究的重要内容。

中药的使用方法也影响药物的临床疗效,如中药的煎煮方法、一日服用次数、服用的具体时间、服药后是否需要辅助饮食等。不同的剂型也会影响中药的疗效,中药的剂量包括汤剂、丸剂、散剂、膏剂、颗粒剂、糖浆剂等。

综上可见,中医药学从基本理论、生理观、病理观、治疗原则,到中药学的理论基础、对中药药性的认识方法等均与西医有明显的区别。中药监管科学是一个新兴学科,如何能够还原中医药原本的模样,使中医药发挥其真正的作用,传承中医药精华,守正创新,是我们这一代中医人的重要任务及历史使命。

第二节　监管科学相关理论

一、药品监管科学的理论基础来源

(一)欧洲药品监管科学的理论基础来源

欧洲对药品监管的理论基础源于欧盟为保护公众利益,确保其安全、有效地使用药品所采取的法律和政策措施。其监管理念通过欧洲和全球贸易中心实施,建立统一的立法和指导方针,实行成员国的市场准入条件。有效的药品监管不仅能确保药品的质量、安全、有效性和疗效,而且也允许产品在几个欧洲经济区域范围内自由流通,使得欧洲药品监管空间变得更加完整。欧洲药品监管机制的基本元素包括法规、法律、指令和条例。

欧洲经济区(European Economic Area, EEA)的相关法规是提供药品监管的重要基础,主要包括《关于增加药品自由流通的条例》[Regulation (EEC) No.2309/93]、《关于增加药品自由流通的条例》[Regulation (EC) No.726/2004]和《药品、药物和其他医药产品的监管、分级和进口条款的条例》[Regulation (EC) No.1394/2007]等。这三个条例旨在整合和统一欧洲经济区内药品进口、生产和自由流通的运营规范。《关于增加药品自由流通的条例》从根本上阐释了欧洲药品监管体系的宗旨——提高药品质量和安全性,促进自由流通及降低关税和非关税壁垒。《药品、药物和其他医药产品的监管、分级和进口条款的条例》建立在《关于增加药品自由流通的条例》的基础上,制定了统一的药品监管框架,促进了药品的质量、安全和有效性,并按照全球技术水平进行标准化。

欧洲药品监管系统的另一个重要基础是全球贸易中心的建立。它的目标是通过制订统一的药物管理方案,在欧洲经济区域内实现信息共享,向每个国家的政府、企业和消费者提供共同的标准。它发布的技术文件以及欧洲药品监管体系的基本元素形成了欧洲药品监管体系的理论基础,从而为药品通过欧洲市场重新建立技术标准,提高临床药品的质量、安全和有效性提供了可靠的基础。

为了进一步推动药品安全性,欧盟以及每个成员国政府都关注了药品活动的基本情况,并根据药品安全性的要求制定了具体的监管政策,定期发布管理要求的改变或加强对药品管理的政策。1995 年,欧盟制定了一套有关安全使用和控制有害药物的法规,即《欧盟药品市场秩序条例》(95/27/EC),其执行时间为 1996 年 1 月 1 日起。《欧盟药品市场秩序条例》要求参与有害药物的各方必须遵守相关规定,确保药物的安全使用。其中明确规定,有害药物必须接受欧盟政府机构或委托机构独立评估,审核药物是否符合安全使用和安全控制要求,评估结果必须信息化存储,向消费者提供可靠的产品信息。此外,还规定有害药物的生产和销售必须受到特定法律的监管,并设置严格的质量、安全和有效性标准,保证药品的安全性。《欧盟药品市场秩序条例》还强调,有害药物的销售必须依据专业药师规定,只有经过注册的药师才能准许向消费者分配有害药物。同时,规定有害药物应当放置在具有一定安全性的场所,勿将有害药物随意贩卖。在销售有害药物时,卖方除必须有相应的安全措施外,还要向消费者发放有关药物安全使用和控制的详细说明,这样才能有效地保护患者的利益。

(二)美国药品监管科学的理论基础来源

美国对药品监管的理论基础及来源在科学和法律方面均有遵循,结合社会秩序、历史沿革、经济因素以及社会习惯和价值观念等多重因素考量,采取科学的药物监管措施,力求最大限度地保障消费者的安全和健康。

美国的药品监管可追溯至欧洲中世纪。当时的科学发展有限,消费者和制药商完全依靠经验和传统来控制药品质量和安全。大多数药物尚未实施监管措施,导致药品质量和用法管理松散,给消费者带来了极大的健康风险。因此,欧洲国家陆续出现就药品质量定义和要求的法律、科学技术和测试技术,以此来确保药品安全和质量。美国政府承认药品问题日益增加,以及社会对更高药物安全性的要求,由于法律和社会压力,在 1906 年通过了《联邦食品和药物法》,是美国药物监管体制开始不断完善的标志。从此,美国法律规定所有销售、制造和进口的食品、药品和兽药必须符合法律和法规的要求,FDA 开始认真执行相关规范,实施了包括药物检验、禁止误导和负责宣传等监管整体考核程序,以确保药品在全国范围内安全有效地使用。

此外,美国科学院也大力发展科学、技术和管理创新,使药品管理服务体系更加完善,以确保药物的安全性、有效性、质量和稳定性。例如,可以根据药品的不同目的,分别进行检查、分析、原材料检查和性能测试等,考虑到药品的广泛使用范围,应加强药品质量控制、生产过程监督和产品保证等工作,以便在加强客户满意度的同时,保证药品的远程安全性、可用性和质量。

(三)日本药品监管科学的理论基础来源

从 1978 年开始,日本将医药科学规范化,利用计算机技术和大量数据库信息,并将之划分为三个阶段:概念性阶段、实验性阶段和监管性阶段。日本政府科学药品监管体系的理论基础可以归纳为三个方面:人文社会科学、生物学和中药学。首先,人文社会科学可以提供分析经济效果、社会效果和政策分析。其次,生物学可以提供对生物活性的安全性的评估和认证,以及对组织、脏器和系统的安全性的评估和认证。最后,中药学可以提供中药物料、制剂、组方、质量控制和检测技术,以确保安全有效地使用。

除了以上理论基础之外,日本政府科学药品监管体系在政策设定和决策方面也增强了监管能力,其中包括了政府原则、法规和药品注册和核准的当局,以及检测、有效率的质量控制等。

为了加强药品安全,日本政府还参考了国际监管体系。比如联合国贸易和发展会议(United Nations Conference on Trade and Development, UNCTAD)在 1998 年出台了《贸易管制慢性毒剂药物指南》,以改进产品的质量和安全性,以及提高管理系统的标准。另外,日本政府还制定了一整套药品和技术的监管体系,以满足两大目标:一是确保安全性和有效性;二是促进药品的创新,并促使新药及制剂上市。日本通过这一整套的理论基础和政策框架,以系统的方式进行药品监管,经过几十年的完善,使得药品安全、有效性和质量得到有力保障,其影响力也遍及国际社会。

(四)中国药品监管科学的理论基础来源

中国的药品监管来源于《药品管理法》,注重对药品的日常运营管理,对质量管理、安全管理、信息管理、体系建设、审证管理等进行统一管理。同时,把政府职责中干预管理、改进管理、合作管理纳入制度体系,形成一套完整有效的药品经营管理制度,使药品管理工作受到法律规范。《药品管理法》对药品监管工作提出了实质性的要求,药品监督管理部门应当依照法律、法规的规定对药品研制、生产、经营和药品使用单位使用药品等活动进行监督检查,必要时可以对为药品研制、生产、经营、使用提供产品或者服务的单位和个人进行延伸检查。经营者、生产者实施严格的药品质量控制,同时规定将商业活动和医疗活动结合起来,防止贩卖质量差、假冒伪劣药品泛滥市场,实行严格的药品价格,控制药品有效和安全的声明,促进宣传的开展,维护消费者的权益,合理管理药品贸易信息。

药品监管理论最根本的来源是古典唯物论的发展。此外,现代民主理论也是药品监管学科及其理论基础的重要支柱,它在药品监管问题上提出了"以人为本"的理念,强调药品监管工作注重以病人安全为中心和民主性原则,充分尊重公民权利,尊重和保障患者和消费者在使用药品方面的权益。

从现代药品监管的实践中又引入了其他理论,比如现代技术管理的思想,其理论强调发现、分析和处理药品监管方面的技术问题,以此来改进医药的监管效率。另外,全球化理论也不可忽视,它强调跨境贸易、跨境药品和药品研发、监管和利益分配的全球化问题,有助于减少因技术和标准差异而导致的药品监管不公平和不充分的情况,从而提高国际质量管理能力。

总而言之,中国的药品监管的理论基础和来源既包括古典唯物论的发展,也包括现代民主理论和现代技术管理思想,以及全球化理论对药品监管活动的要求,形成了一系列理论基础,之后在这一理论基础上,结合我国实际情况,不断完善药品监管制度,建立和推广行之有效的药品管理体系,使药品管理工作受到法律规范,确保民众使用安全和有效的药品。

二、药品监管科学的特点

(一)欧洲药品监管科学特点

欧洲药品监管一直在不断发展,已经成为目前全球医药产业最严格、最成熟的药物安全管理体系。首先,欧盟药品监管坚持"绿色药物安全","绿色药物安全"指按照国际药品条例和欧盟规范确保欧洲市售药品的质量和安全。欧盟药品安全管理的任何改动和实施都要经过众多专家和部门的审查和讨论,确保安全可靠。欧盟药品安全管理体系的改进,包括建立了明确的质量要求、禁止抗生素使用、节约能源使用、强制有害药物报告检测等。其次,欧盟药品监管体系建立了更加完善的安全网络以及独立的药品监管机构,负责审查和认证药品,并制定标准和要求。欧盟推出欧盟药品质量管理规范(European Union-Good Manufacturing Practice of Medical Products, EU-GMP),规范药品生产和检验。另外,欧洲也建立了一个独立的药品报告系统,用于进行药品不良反应报告,及时收集有害事件信息,进行灵敏性监测,以提高欧盟药品安全管理。欧洲药品监管还重视药品上市前后的安全性评估,促进药品生产中的国际标准化。在药品前期的安全性评估中必须涵盖专家讨论、审查药品报告以及审查安全性报告等程序。

总的来说,欧洲的药品监管体系具有科学、全面、完备的安全措施,严格的要求和检验标准,对于确保药品质量及安全具有重要意义,这也是欧洲药品监管最主要的特点。

(二)美国药品监管科学特点

美国食品药品监管源于19世纪末,当时首先由各州规定对食品和药物的管制。1806年,联邦政府开始管制可以用作药物的物质。1878年,美国国会通过法案,由联邦政府实施食品和药品的安全性审查,此后开始正式管制美国食品和药品。1883年,联邦政府建立了执行此类法规的独立机构FDA,成为美国食品药品监管体系的核心。

美国食品药品监管一直以质量安全为主要目标,以卫生为导向,强调随机研究和实验,以确保药品在市场上是有效安全的。科学原则是美国食品和药物监管机制的核心,FDA及其全国合作伙伴建立了系统的科学标准体系。根据联邦法律,FDA需要通过动态的研究、评价和审查程序,以确保而非推断地决定申请的药品是否可以上市销售。与用于开发新药物的生物医学研究标准不同,FDA规定,新药必须在测试之前进行风险-效益评估,研发者必须提供显著的临床证据,以证明药品的安全性和有效性。美国食品和药物管理机构采用了基于事实的管理方法,而不是基于准则的管理方法,也允许科学家和管理者运用判断力,即在符合普遍标准下有权力采取针对特定情况的行动。

美国食品和药物监管体系中包含了多层次的监管机制,具体包括:联邦监管、州监管以及联邦和州政府合作的联合监管,多层次的政府监管体系可以更好地发挥既定监管原则,进一步确保了食品和药品安全有效。此外,美国食品和药品监管完全采用前瞻性规划,实施多模式食品药品监管的政策,主要涵盖以下几个模式:实验评价模式、药用原料与产品批准模式、制度检查监督模式及依据详细的质量控制规范的注册模式。

(三)日本的监管科学特点

日本药品监管体系把安全、有效性和外观等质量要素紧密联系在一起。在开发新药阶段最重要的是安全性,安全性可以通过高质量的临床试验来衡量。审批新药和医疗器械时,除了临床试验外,也针对有效性、抗菌性和稳定性等多个方面进行全面的评估,以确保满足质量要求,而这种全面的质量审查对保证药品和医疗器械质量有极大的帮助。日本药品监管体系注重以"质量控制"为核心的科学管理,重视产品质量的持续改善和全生命周期管理,以确保药品和医疗设备在整个生产过程中满足质量要求。例如,严格按照发布的质量控制标准实施质量控制,通过不断收集客户提供的使用反馈及外源性赔付,让产品质量得到更好的保证;同时,应用高精尖的信息技术,如数据挖掘和机器学习等,使得整个的药品质量流程更加自动化和可控。此外,日本的药品监管体系以规范培训和管理为重点。药品上市前,都要经过严格的审批,除了基本安全性审查,还要对新药的设备使用人员进行标准化操作流程培训,并对设备的维护、检查、保养等进行规范管理,这些都保证了新药的安全性和有效性。

（四）中国药品监管科学特点

推动药品科学技术不断发展是中国药品监管体系实施的重要因素。具体内容包括根据国家情况和发展条件，不断更新相关药品技术政策，改进医药技术管理制度；积极开展医药技术改进和科技投入，推进药品生产、质量控制、营养控制以及药品安全性评价技术的研究和开发；把药品安全性分析研究纳入科学研究的范畴，推动相关技术的完善，提供药品安全性保障。

药品信息管理和监管技术人员队伍建立是中国药品监管体系建设的重要环节。药品信息管理的重要性在于能够提高药品监管机构的工作效能及药品生产和供应的效率，提升药品安全性的管理水平，加强国家的药品安全监管能力。对监管技术人员的培训应该讲究个性化，增强人员的责任感和自制力；同时要加强对公众的知识宣传，提高公众对药品安全性的认识和谨慎使用药品的意识。

中国药品监管科学与中医药发展密切结合，是国家的重要政策及社会发展的需要。中医药是一门独特的传统医学，具有深厚的文化历史底蕴，也是民间经济发展的重要基础。中国药品监管科学与中医药发展的结合，有利于开发和应用新药品以及新型护理用品，探索新的实践模式，促进中医药的科学发展。在对传统的中医药"中药及其配方"药品定位等方面，监管科学应当加强管理，落实科学证据，根据基础研究和实践来确定中药及其制剂类型，以及其产品信息描述，以确立保证中药和其制剂产品安全及质量合格的定位和发展方向。

第三节　中药研制的规律与特点

一、中药的特点

目前药品分为中药、化学药和生物制品。中药是我国特有的医疗卫生与科技资源，从古至今在我国医疗保健体系中都扮演着重要角色。1984 年颁布的《药品管理法》作为我国第一部有关药品研制、生产、使用和流通管理的基本法律，首次从法律层面清晰地将中药纳入药品进行管理。中药作为祖国传统医学的瑰宝，相较于其他药物有其独特之处。

1. 有中医药理论指导。中药是在中医药理论指导下认识和使用的。中药的性能有四气（寒热温凉）、五味（酸苦甘辛咸）、升降浮沉、归经等，这些是化学药、生物制品不具备的特点。在中医药理论的指导下，中药可以相互配伍使用，衍化成方，加减化裁，针对不同的疾病、证候、症状，进行辨证论治。

2. 中药来源大多数为天然的植物、动物、矿物，对其产地、种植、采集、饲养等有其特殊的要求，大多数中药需经过炮制加工后使用。

3. 成分复杂多元。化学药一般是高纯度单一成分或固定组成成分，而中药绝大部分是含多种化学成分的混合物，依赖于复杂的有效物质群。目前没有一种化学检测方法可以全面表征中药中 100% 的化学物质，而且 100% 表征化学成分不是必需的，这也是中药区别于化学药的独特特性。

4. 人用经验支持。中药来源于临床实践,历来十分注重临床观察。早在远古时期,经过人类的生产生活实践,日积月累的口尝身受逐步积累了大量的中药使用经验。"神农尝百草,一日而遇七十毒"客观反映了我国劳动人民发现药物、中医药经验不断积累的过程。"人用经验"是对中药安全性、有效性的支撑。经典名方、名老中医方、医院院内制剂都拥有可观数量的人用经验数据。

二、中药注册分类

根据《中药注册管理专门规定》《中药注册分类及申报资料要求》,我国目前的中药注册分为 4 类,包括中药创新药、中药改良型新药、古代经典名方中药复方制剂、同名同方药。前 3 类均为新药。

第 1 类为中药创新药,系指处方未在国家药品标准、药品注册标准及国家中医药主管部门发布的《古代经典名方目录》中收载,具有临床价值,且未在境外上市的中药新处方制剂。包括"1.1　由多味饮片或提取物组成的复方制剂"、"1.2　从单一植物、动物、矿物等物质中提取得到的提取物及其制剂"及"1.3　新药材及其制剂"。

第 2 类为中药改良型新药,指改变已上市中药的给药途径、剂型,且具有临床应用优势和特点,或增加功能主治等的制剂。包括"2.1　改变已上市中药给药途径的制剂"、"2.2　改变已上市中药剂型的制剂"、"2.3　中药增加功能主治"和"2.4　已上市中药生产工艺或辅料等改变引起药用物质基础或药物吸收、利用明显改变的"4 种情形。

第 3 类为古代经典名方中药复方制剂,是指来源于符合《中华人民共和国中医药法》规定,至今仍广泛应用、疗效确切、具有明显特色与优势的古代中医典籍所记载方剂的中药复方制剂。细分为"3.1　按古代经典名方目录管理的中药复方制剂"和"3.2　其他来源于古代经典名方的中药复方制剂"。

第 4 类为同名同方药,指通用名称、处方、剂型、功能主治、用法及日用饮片量与已上市中药相同,且在安全性、有效性、质量可控性方面不低于该已上市中药的制剂。

国家药品监督管理局药品审评中心对现行《药品注册管理办法》中药分类中的第 3 类"古代经典名方中药复方制剂"进行了系统研究,基于"三结合"审评证据体系思维,增加了"3.2　其他来源于古代经典名方的中药复方制剂",并提出了一系列与之相适应的注册管理要求。该分类体现了传承精华、守正创新的原则,有别于中药创新药的研发模式,加快来自中医长期临床实践传承下来的经典名方、名老中医经验方以及医院制剂等的成果转化,充分满足中医临床治疗需求。

从调整后的中药注册分类可以看出,中药注册管理不能生搬硬套西方药品注册模式,要更新理念观念,从增强历史自信和文化自信的全局和战略高度,遵循中医药发展规律,传承精华,守正创新,不再以物质基础作为划分注册类别的依据,注重以临床价值为导向,鼓励具有中医药特点的中药创新。

三、中药研制应遵循的特点与规律

中药与其他药品的共同点是以临床价值为导向,用于人体疾病的预防、治疗、诊断,而不同点在于中药具有丰富的临床人用经验,中药的人用经验蕴含着重要的有效性和安全性信息,"临床 - 实验室 - 临床"是中药新药研发的主要路径和特点。应当不断深化"以临床价值为导向、重视人用经验、全过程质量控制"等研制理念。

1. 应当符合中医药理论,在中医药理论指导下进行研制。中药研制应当符合中医药理论,在中医药理论指导下合理组方,拟定功能、主治病证、适用人群、剂量、疗程、疗效特点和服药宜忌。鼓励在中医临床实践中观察疾病进展、证候转化、症状变化、药后反应等规律,为中药研制提供中医药理论的支持证据。

2. 以临床价值为导向。基于临床价值是所有新药研发的出发点,新药研究是发现临床价值的过程。对于中药新药而言就是要提倡基于中医临床价值观的研发思路。医学目标是维护人类健康,应充分认识中医临床价值观与西医临床价值观有相同之处,也应该看到其差异之处,避免全盘接受西医临床价值观。在 2023 年 2 月 10 日由国家药品监督管理局发布的《中药注册管理专门规定》中列举了可作为中药疗效评价的 8 种情形(对疾病痊愈或者延缓发展、病情或者症状改善、患者与疾病相关的机体功能或者生存质量改善、与化学药品等合用增效减毒或者减少毒副作用明显的化学药品使用剂量等情形),丰富了以临床价值为导向的多元化中药临床疗效评价方法,促进了中医药独特的评价方法与体系的建立,为中药新药研制拓展思路。中医临床价值观是建立在中华民族对生命健康认知基础上的中医临床诊疗目的和预期效果,以患者临床综合获益为标准,挽救生命,恢复健康,减轻痛苦。

3. 重视人用经验证据。人用经验包含了中药处方 / 制剂在临床用药过程中积累的对其适用人群、用药剂量、疗效特点和临床获益的认识和总结。获取人用经验的过程既是逐步探索明确中药复方制剂有效性、安全性以及临床获益的过程,也是中药复方制剂研发过程中的重要阶段,其研究可贯穿研发全过程。尤其是基于古代经典名方、名老中医经验方、医疗机构制剂等具有人用经验的中药新药,可通过预先的研究设计,将中医临床诊疗实践过程中产生的信息进行合理利用,进一步说明其临床应用人群、疗效特点等,为研究者制订药物研发策略提供支撑,为制订非临床研究及临床研究方案提供参考。

2019 年《中共中央 国务院关于促进中医药传承创新发展的意见》提出改革完善中药注册管理,加快构建"三结合"审评证据体系。《国家药监局关于促进中药传承创新发展的实施意见》进一步明确了中药新药研发方向,人用经验起到承前启后的作用。收集和总结人用经验资料,形成数据和可用于评价的证据,是落实"三结合"审评证据体系的重要环节。一方面通过中药人用经验证据分析,有助于及时评估中药新药临床定位是否恰当、临床收益大小、给药剂量和疗程的合理性、预期或非预期不良反应严重程度和发生率等方面是否存在问题,以降低后期研发风险;另一方面可以为开展中药新药临床试验方案设计依据,包括样本量估算、对照药选择、纳入和排除标准、临床疗效评价标准和安全性评价指标、访视和随访等。根据人用经验证据强度,按照中药新药注册审评相关要求,可以批准开展临床试验、豁免药效学研究、豁免 Ⅱ 期临床试验等,以缩短研发周期、降低研发成本、提高研发成功率和加快中药新药上市。

4. 采用中药特点的技术评价体系。从中共中央、国务院对药品医疗器械的监管改革精神,到《药品管理法》和《药品注册管理办法》修订案都强调了要"建立和完善符合中药特点的技术评价体系,促进中药传承创新"。建立和完善符合中药特点的技术评价体系,是一项长期工作,需要不断加强建设。我国中药研制相关技术要求是我国药品监管最具开创性的工作,这些技术要求多为原创性,国外监管机构可参考信息非常有限。中药临床技术评价是所有审评专业中最为关键的一个环节。构建具有中医药特点的中药新药临床评价体系问题,核心就是以中医临床价值观为指导。"三结合"审评证据体系可充分体现中药从临床到临床、基于中医药理论、具有人用经验的研发特点,能够更好地遵循研发规律和实际,有助于对中药安全性与有效性的客观评价,是构建有中医药特色的中药新药技术评价体系的积极探索。

5. 与现代科学技术研究相结合。习近平总书记强调"要做好守正创新、传承发展工作,积极推进中医药科研和创新,注重用现代科学解读中医药学原理,推动传统中医药和现代科学相结合、相促进",这就要求要创新方式方法,既要用好现代评价手段,也要充分尊重几千年的经验,说明白、讲清楚中医药的疗效。

四、中药新药研制情况分析及突破

2021 年国家药品监督管理局药品审评中心受理审评审批注册申请 7 051 件,以药品类型统计,中药注册申请 430 件,同比增长 40.07%。2019—2021 年,中药新药临床试验申请(investigational new drug , IND)的申请量(17 件、24 件、52 件)、批准量(15 件、28件、34 件)和 NDA 的申请量(3 件、6 件、14 件)、建议批准量(2 件、4 件、14 件)均呈现连年增长的态势。

《2023 国家中药监管蓝皮书》显示,2022 年,国家药品监督管理局批准上市 10 个中药新药。参葛补肾胶囊、芪胶调经颗粒、淫羊藿素软胶囊、广金钱草总黄酮胶囊等具有明确临床价值的中药新药的上市,发挥了中医药在疾病防治领域的独特优势。这些新上市的中药新药中,参葛补肾胶囊可用于治疗轻中度抑郁症中医辨证属气阴两虚、肾气不足证;芪胶调经颗粒可用于治疗上环所致经期延长中医辨证属气血两虚证;淫羊藿素软胶囊可用于治疗不适合或接受标准治疗,且既往未接受过全身系统性治疗的、不可切除的肝细胞癌;广金钱草总黄酮胶囊可用于治疗输尿管结石中医辨证属湿热蕴结证。

为加快我国中药新药研发的进度,经典名方、名老中医经验方以及医疗机构中药制剂是重要突破点。

五、医疗机构中药制剂

医疗机构中药制剂是中药新药研发的源头活水,是总结医院名老中医临床经验的重要载体,也是发挥专科药物治疗优势的集中体现。在治疗、科研、学术传承方面能发挥很好的作用,对探索中医药作用机制能起到传承创新作用。其安全性和有效性一般都经过多年临床验证,从中较容易筛选出安全性高、疗效可靠的品种进行新药转化,缩短研究周期,降低研发费用。目前,医院中药制剂已达到 15 000 种以上,各个医院在不同疾病的预防和治疗上,均有自己的特长和优势。医院应利用医院制剂与临床科室紧密结合、临床信息收集快速的优势,激励临床医生参与到医院中药制剂的研发当中,传承临床验方,发展特色中药制剂。

对基于人用经验的中药制剂新药转化路径,应倡导开展制剂转化为中药新药成药性评估,提高中药新药研发成功率。在评估中首先要明确其立项选题应坚持中医临床价值观为导向,形成包括拟开发新药适用疾病、中医证型、使用人群、用法用量和疗程等人用经验资料;关注医疗机构中药制剂处方来源、演变与完善过程,评估其处方饮片剂量、药味及药材资源;明确制剂与新药的工艺路线是否基本一致,剂型选择是否合理,评估制剂工艺未来大生产的可行性;通过对制剂临床应用情况进行总结,尽可能展示其在临床应用中的全貌,有助于评估医疗机构中药制剂临床价值和开发前景;针对制剂临床安全性数据较少问题,提出结合处方开展安全性信息收集;要评估制剂临床数据质量,注重数据完整性、准确性,避免偏倚与混杂;注重知识产权保护,避免发生纠纷。医疗机构对医疗机构中药制剂的安全性、有效性及质量可控性负责,应当持续规范收集整理医疗机构中药制剂人用经验资料,并按年度向所在地省级药品监督管理部门提交医疗机构中药制剂人用经验收集整理与评估的报告。

六、中药新药不同类型的研发路径特点

与化学药和生物制品相比,中药新药在研发过程中应该牢牢把握住中医药理论、人用经验支持的特点。2022 年国家药品监督管理局发布《基于人用经验的中药复方制剂新药临床研发指导原则(试行)》,明确了基于人用经验的中药新药临床研发路径。2023年 2 月 10 日由国家药品监督管理局发布的《中药注册管理专门规定》中明确提出(以下简称《专门规定》)鼓励在中医临床实践过程中开展高质量的人用经验研究,明确中药临床定位和临床价值,基于科学方法不断分析总结,获得支持注册的充分证据。但是并不是所有的中药新药在研发阶段都具备充分的中医药理论和人用经验支持,下面根据有无此两种特点进行分类举例,初步探讨在此分类方法下不同类型的研发路径特点。

1. 有中医药理论,有人用经验基础 这种类型是中药新药最常见的研发路径,经典名方、名老中医经验方以及医疗机构中药制剂都属于此类。遵循"三结合"审评证据体系,在有充分的中医药理论的前提下,人用经验可用于支持中药复方制剂新药的研发决策或注册申请。真实、准确、可靠是人用经验数据质量的关键,从数据收集、处理、统计分析报告全过程,数据的可溯源性、完整性、异质性及准确性等指标,对于人用经验数据质量尤为重要。同时,人用经验数据并不等于人用经验证据,更不是简单地堆砌病案资料,而是需要通过严谨的论证总结为"人用证据"。人用经验应当具有代表性的目标人群、合适的对照、效果评价、偏倚控制等,通过严格的数据处理、正确的统计分析以及多维度的结果解读,才能产生人用经验证据。另外在人用经验数据整理时存在数据记录不完整、部分病例疗效及安全性数据评价缺失或者无法溯源的情况,在转化人用经验证据时存在困难,因此应注意中药人用经验研究的质量,保证数据的完整、可靠、真实、可溯源。

2. 有中医药理论,无人用经验基础 根据中医药理论新组成的方,如果对此要进行开发,首先应在中医药理论基础上,明确方药的君臣佐使、理法方药,功能主治,例如在发现新疾病出现时,在既往从未出现此疾病,无治疗此疾病的经验,可根据疾病的特点,结合三因制宜,进行辨病辨证组方加减,积累一定的人用经验,参照类型 1 进行研制。在发

生突发公共卫生事件时,因为有中医药理论的指导,中医药相比较于其他药物有非常突出的灵活性,根据辨证和辨病相结合,加减化裁。在新型冠状病毒感染疫情发生时,中医药在这次疫情阻击战中表现优异,"三方三药"更是成为中医药抗疫的代表性成果。从公开的"三药"药品补充申请批件中可知,药品监督管理部门基于此次重大突发公共卫生事件在审评审批上体现出了一定的灵活性。在《专门规定》第十六条明确提出:在突发公共卫生事件时,国务院卫生健康或者中医药主管部门认定急需的中药,可应用人用经验证据直接按照特别审批程序申请开展临床试验或者上市许可或者增加功能主治,充分发挥中医药在重大突发公共卫生事件中的作用。

3. 无中医药理论,有人用经验基础 例如部分民间验方,因不同于传统的经方、名方,属于民间医药,往往没有形成系统的医药理论体系,依靠长期的临床实践经验积累,具有强烈的地域性、民族性和时代性的复杂特征,其组方不循常规,自由灵活,往往对某些地方病、疑难杂症具有独特疗效。常通过师徒相授或家族世代相传。对于此种类型,应根据具体处方情况,评估处方的合理性、外推性,保证投料饮片符合法定标准;无法定标准的原料应开展必要的毒理学评价,并研究制定质量标准。对于符合要求的验方可参照类型1进行研制。

4. 无中医药理论,无人用经验基础 适用于通过现代药理学研究手段挖掘、提取的中药有效成分的中药新药。例如在2020年3月获国家药品监督管理局批准上市的桑枝总生物碱片。该药物是在借鉴中医药古籍的基础上,按照现代医药学理念研发的天然药物。首先进行活性物质的筛选,找寻、验证作用靶点,明确物质基础,获取临床试验批准,开展Ⅰ、Ⅱ、Ⅲ期临床试验,通过申报注册后上市。在《专门规定》第二章第十二条中明确提出"基于药理学筛选研究确定拟研发的中药,应当进行必要的Ⅰ期临床试验,并循序开展Ⅱ期临床试验和Ⅲ期临床试验"。

(梁 丹 凌 燕 唐健元 杨忠奇 王智磊)

思考:

1. 中药研制的规律和特点是什么?
2. 请简述中药注册分类。

参考文献

[1] 赵军宁.中药监管科学:助力更高水平的中药科学监管[J].中国药学杂志,2023,58(9):749-761.

[2] 王芷薇.国外药品监管科学发展实践经验对我国的启示[J].中国药物经济学,2020,15(6):24-30.

[3] 刘昌孝.国际药品监管科学发展概况[J].药物评价研究,2017,40(8):1029-1043.

[4] 艾彦伶,张雪涟,万李娜,等.中药注册与中药创新[J].中国食品药品监管,2023(12):112-119.

[5] 宋菊,阳长明,于江泳,等.古代经典名方中药复方制剂的转化研究与审评决策思路[J].中药药理与临床,2024,40(3):2-7.

[6] 黄菊,李耿,张霄潇,等.新时期下中医药产业发展的有关思考[J].中国中药杂志,2022,47(17):

4799-4813.

［7］张晓雨,刘硕,孙杨,等.从"三药三方"谈中药新药审评理念、研发思路及策略［J］.中国新药杂志,2020,29（16）:1818-1821.

［8］XU H Y, LI S F, LIU J Y, et al. Bioactive compounds from Huashi Baidu decoction possess both antiviral and anti-inflammatory effects against COCID-19［J］. Proc Natl Acad Sci, 2023, 120（18）: e2301775120.

第六章　中药监管科学的核心内涵

第一节　中药监管科学的法规体系

一、概述

中医药是我国独特的卫生资源、潜力巨大的经济资源、具有原创优势的科技资源、优秀的文化资源和重要的生态资源。党和国家领导人对新时期中医药事业的发展指出要"传承精华、守正创新",要做"青蒿素式的研发"来推动中医药的现代化和国际化。2019年《中共中央　国务院关于促进中医药传承创新发展的意见》指出"改革完善中药注册管理。建立健全符合中医药特点的中药安全、疗效评价方法和技术标准。及时完善中药注册分类,制定中药审评审批管理规定,实施基于临床价值的优先审评审批制度。加快构建中医药理论、人用经验和临床试验相结合的中药注册审评证据体系,优化基于古代经典名方、名老中医方、医疗机构制剂等具有人用经验的中药新药审评技术要求,加快中药新药审批。鼓励运用新技术新工艺以及体现临床应用优势的新剂型改进已上市中药品种,优化已上市中药变更技术要求"。同年,国家药品监督管理局同时在北京中医药大学和中国中医科学院分别成立"中药监管科学研究院"和"中药监管科学研究中心"。这是国家药品监督管理局首次以官方角度正式将中医药监管纳入药品监管科学范畴,中药监管科学的概念也正式被官方提起,并启动了相关的专项课题研究。

中药监管科学是一门遵循中医药发展规律,运用多学科交叉融合创新实践,以中药监管决策(中药安全性、有效性和质量可控性的评估与决断)为研究对象,定向研发新工具、新标准、新方法和新技术,提升中药监管效能的新兴科学。中药监管科学要赋能中药科学监管。中药监管科学在外延和内涵上既要从药品属性角度去谈监管科学,又要从中医药传承创新和高质量发展角度去开展研究。

开展中药监管科学研究是我国药品监管部门为促进中医药创新发展提出的重大举措。作为支撑监管机构作出科学决策、进行科学监管的一门科学,中药监管科学要做到切实回应中药监管需求、破解中药监管难题。其所研究的内容、解决的问题必须是整体的、系统的,甚至是超前的,需要站在国家的角度,整合多方资源,从药品监管全局的高度对中药监管科学作出顶层设计,用战略思维去研究部署和解决新时期中医药管理指导思想转变带来的监管新挑战,规划中药监管科学重点发展方向、重要任务及实施路径。在上述战略规划的基础上,应找准中药监管科学研究的切入点,集中突破一些监管急需的、核心的、共性的关键技术,开展定向研究,进入中药监管科学战略规划的具体实施阶段,进而通过一系列的定向研究工作,逐步构建起中药监管科学的学科体系。

中药监管政策法规体系研究和制度设计是中药监管科学重要的研究内容之一。对中药监管的政策法规体系的构成与特点等情况进行系统梳理，分析其中可能存在的问题，并开展应对策略研究，将有助于做好中药监管科学研究，使中药监管科学真正赋能中药科学监管。

二、中药监管法规体系的构成

我国政府以《药品管理法》为基本法律依据，对药品的研制、生产、销售及使用先后颁布了一系列法律法规，逐渐形成了我国药品监督管理的法律法规体系。中药管理作为我国药品监督管理的重要组成部分，借鉴世界各国政府为保障公众用药安全有效而普遍采取的规治和管控措施，其必然也要纳入法治轨道。

纵观我国药品监管的发展历程，尤其是1985年首部《药品管理法》颁布实施以来的近40年，在我国药品监管法律法规体系逐步形成的过程中，针对中药管理的有关法规也经历了不断的补充和完善，并逐渐成为药品监管法律法规体系的一个重要分支，构成了独立的中药监管法规体系。我国政府高度重视中药管理，近年来，在中药管理政策法规的完善与提高方面成绩卓然。

2019年，全国中医药大会在北京召开，同时《中共中央 国务院关于促进中医药传承创新发展的意见》发布。在国家卫生健康委员会、国家中医药管理局不断更新的《新型冠状病毒感染的肺炎诊疗方案》中，中医治疗方案起到了至关重要的作用。这些都意味着我国已经开启新时代中医药发展的新篇章，中药产业也迎来了高速发展的新阶段，中药产业发展需要完善的法律法规进行保障和监督。所以，中药监管法律体系的构建至关重要。

2017年《中医药法》的实施，填补了中医药领域"基本法"的空白，也为中药监管法律体系的构建提供了有力支撑和保障。在此基础上，中药监管法律法规逐渐得以健全，法治建设进程逐步加速。

据统计，从20世纪90年代至今，全国人民代表大会和全国人民代表大会常务委员会作为国家立法机关已经颁布实施了与中药产业和中药监管直接相关的法律8部；由国务院颁布实施了中药产业直接相关的行政法规3部；由国务院各部门制定的部门规章和省级人民代表大会及其常委会先后制定了地方性法规约40部；与中药产业或中药监管直接相关的国务院及各部委规范性文件、工作文件有约50部。中药监管相关的主要法律法规和部门规章详见表6-1。

表 6-1　中药监管相关的主要法律法规和部门规章

序号	效力级别	法规名称	实施日期（现行版本）
1	法律	《中华人民共和国药品管理法》	1985年7月1日实施，现行版本为2019年8月26日修订版
2	法律	《中华人民共和国中医药法》	2017年7月1日实施
3	法律	《中华人民共和国基本医疗卫生与健康促进法》	2020年6月1日实施
4	法律	《中华人民共和国食品安全法》	2009年6月1日实施，现行版本为2021年4月29日修正版

序号	效力级别	法规名称	实施日期（现行版本）
5	法律	《中华人民共和国种子法》	2000年12月1日实施,现行版本为2021年12月24日修正版
6	法律	《中华人民共和国野生动物保护法》	1989年3月1日实施,2018年10月26日,第十三届全国人民代表大会常务委员会第六次会议通过,修改《中华人民共和国野生动物保护法》
7	法律	《中华人民共和国促进科技成果转化法》	1996年10月1日实施,现行版本为2015年8月29日修正版
8	法律	《中华人民共和国专利法》	1985年4月1日实施,现行版本为2020年10月17日修正版
9	行政法规	《中华人民共和国药品管理法实施条例》	2002年9月15日实施,现行版本为2019年3月2日修订版
10	行政法规	《中药品种保护条例》	1993年1月1日实施,现行版本为2018年9月18日修订版
11	行政法规	《麻醉药品和精神药品管理条例》	2005年11月1日实施,现行版本为2016年2月6日修订版
12	部门规章	《药品注册管理办法》	2020年1月22日公布,自2020年7月1日起施行
13	部门规章	《药品生产监督管理办法》	2020年1月22日公布,自2020年7月1日起施行
14	部门规章	《中药材生产质量管理规范》	2022年3月1日公布并施行
15	部门规章	《药品生产质量管理规范》	2011年1月17日公布,自2011年3月1日起施行
16	部门规章	《药品经营质量管理规范》	2015年6月25日公布并施行,根据2016年7月13日国家食品药品监督管理总局令第28号《关于修改〈药品经营质量管理规范〉的决定》修正
17	规范性文件	《中药注册分类及申报资料要求》	2020年9月27日发布,自2021年1月1日起施行
18	规范性文件	《中药注册管理专门规定》	2023年3月10日发布,自2023年7月1日起实施

综上,当前我国针对中药监管,基本形成了以《药品管理法》《中医药法》为核心,辅以《药品管理法实施条例》《中药品种保护条例》《药品注册管理办法》《中药材生产质量管理规范》《药品生产质量管理规范》《药品经营质量管理规范》《中药注册管理专门规定》,以及技术指导原则等法规文件组成的法律法规体系。

从法律效力层级看这个体系的构成,可以看出其涵盖了法律、行政法规、部门规章、规范性文件和一般技术标准（技术指导原则）5个法规层级。各法规层级的主要法律法规文件介绍如下。

（一）法律

1.《药品管理法》《药品管理法》是我国实施药品法治化管理的根本法。2019 年 8 月 26 日,新修订的《药品管理法》经十三届全国人大常委会第十二次会议表决通过。修订后的《药品管理法》共计 155 条,包括药品研制与注册、药品上市许可持有人、药品生产、药品经营、医疗机构药事管理、药品上市后管理、药品宣传和推广以及储备和供应等环节,于 2019 年 12 月 1 日开始施行。我国将中药纳入药品法治化管理的范畴,《药品管理法》具有极为重要的法律地位,也是实施中药监管的根本法律之一。

《药品管理法》第二条规定,药品包括中药、化学药和生物制品等。第四条规定,国家发展现代药和传统药,充分发挥其在预防、医疗和保健中的作用。国家保护野生药材资源和中药品种,鼓励培育道地中药材。第十六条规定,国家鼓励运用现代科学技术和传统中药研究方法开展中药科学技术研究和药物开发,建立和完善符合中药特点的技术评价体系,促进中药传承创新。第二十四条规定,在中国境内上市的药品,应当经国务院药品监督管理部门批准,取得药品注册证书;但是,未实施审批管理的中药材和中药饮片除外。实施审批管理的中药材、中药饮片品种目录由国务院药品监督管理部门会同国务院中医药主管部门制定。第三十九条规定,中药饮片生产企业履行药品上市许可持有人的相关义务,对中药饮片生产、销售实行全过程管理,建立中药饮片追溯体系,保证中药饮片安全、有效、可追溯。第四十四条规定,中药饮片应当按照国家药品标准炮制;国家药品标准没有规定的,应当按照省、自治区、直辖市人民政府药品监督管理部门制定的炮制规范炮制。省、自治区、直辖市人民政府药品监督管理部门制定的炮制规范应当报国务院药品监督管理部门备案。不符合国家药品标准或者不按照省、自治区、直辖市人民政府药品监督管理部门制定的炮制规范炮制的,不得出厂、销售。第一百一十七条规定,生产、销售的中药饮片不符合药品标准,尚不影响安全性、有效性的,责令限期改正,给予警告;可以处十万元以上五十万元以下的罚款。

从以上涉及中药管理的法律条款可以看出,《药品管理法》主要从实施审批管理的中药(包括中成药、实施审批管理中药材、中药饮片、提取物等)、不实施审批管理的中药材和中药饮片、医疗机构配制的中药制剂等几个主要类别对中药的监管进行法律规制。

2.《中医药法》 2017 年 7 月 1 日开始实施的《中医药法》,内容包括中医药服务、保护与发展、人才培养、科学研究、传承传播和保护措施等,体现了对中医药事业发展的重视。作为中医药重要组成部分的中药,自然也被其纳入管理范围。

《中医药法》第三章"中药保护与发展"是涉及中药相关的法律规制的主要章节,全章共 12 条,详细阐述了对中药材、中药饮片、中药新药(包括经典名方中药复方制剂)、医疗机构配制的中药制剂等的相关法律规制要求。第二十七条提出,国家保护中药饮片传统炮制技术和工艺,支持应用传统工艺炮制中药饮片,鼓励运用现代科学技术开展中药饮片炮制技术研究。第二十八条明确了对医疗机构使用中药饮片的管理,规定医疗机构炮制中药饮片要实行备案制,即,对市场上没有供应的中药饮片,医疗机构可以根据本医疗机构医师处方的需要,在本医疗机构内炮制、使用。医疗机构应当遵守中药饮片炮制的有关规定,对其炮制的中药饮片的质量负责,保证药品安全。医疗机构炮制中药饮片,应当向所在地设区的市级人民政府药品监督管理部门备案。根据临床用药需要,医疗机构可以凭本医疗机构医师的处方对中药饮片进行再加工。第二十九条规定,国家鼓励和支持中药新药的研制和生产。国家保护传统中药加工技术和工艺,支持传统剂型中成药的生产,鼓励运用现代科学技术研究开发传统中成药。

(二)行政法规

1.《药品管理法实施条例》 现行《药品管理法实施条例》于 2002 年 8 月 4 日以国务院令第 360 号公布,根据 2016 年 2 月 6 日《国务院关于修改部分行政法规的决定》第一次修订,并根据 2019 年 3 月 2 日《国务院关于修改部分行政法规的决定》第二次修订。

《药品管理法实施条例》根据《药品管理法》的立法逻辑,将按审批管理的中药统一纳入药品进行管理,而对于未按审批管理的中药材的有关管理规定,则另行做了明确。该条例第九条对生产药品所使用的原料药有明确要求,药品生产企业生产药品所使用的原料药,必须具有国务院药品监督管理部门核发的药品批准文号或者进口药品注册证书、医药产品注册证书;但是,未实施批准文号管理的中药材、中药饮片除外。第四十四条则规定了生产中药饮片的包装材料、容器及标签的要求:生产中药饮片,应当选用与药品性质相适应的包装材料和容器;包装不符合规定的中药饮片,不得销售。中药饮片包装必须印有或者贴有标签。中药饮片的标签必须注明品名、规格、产地、生产企业、产品批号、生产日期,实施批准文号管理的中药饮片还必须注明药品批准文号。第六十六条则明确了中药饮片生产的法律责任:生产没有国家药品标准的中药饮片,不符合省、自治区、直辖市人民政府药品监督管理部门制定的炮制规范的,医疗机构不按照省、自治区、直辖市人民政府药品监督管理部门批准的标准配制制剂的,依照《药品管理法》第七十五条的规定给予处罚。

近年,国家药品监督管理局根据国务院部署正着手《药品管理法实施条例》的修订工作。2022 年 5 月,国家药品监督管理局组织对《药品管理法实施条例》进行研究,形成修订草案征求意见稿,并向社会公开征求意见。2022 年 6 月 17 日,国家药品监督管理局召开《药品管理法实施条例》修订部门座谈会,当面听取各部门意见建议并进行沟通交流。各部门对《药品管理法实施条例》修订草案征求意见稿给予充分肯定,并围绕药品创新发展、使用环节管理、供应保障、药品知识产权保护、法律责任等提出了补充完善的意见建议。

2.《中药品种保护条例》 现行《中药品种保护条例》于 1992 年 10 月 14 日以中华人民共和国国务院令第 106 号发布,并根据 2018 年 9 月 18 日《国务院关于修改部分行政法规的决定》修订。《中药品种保护条例》是一部专门针对中药非专利产权监管细则的政策法规。该条例的发布实施,旨在提高中药品种的质量,保护中药生产企业的合法权益,促进中药事业的发展,其适用于中国境内生产制造的中药品种,包括中成药、天然药物的提取物及其制剂和中药人工制成品。该条例明确了国家鼓励研制开发临床有效的中药品种,对质量稳定、疗效确切的中药品种实行分级保护制度。条例分 5 章,共计 26 条,分别就中药保护品种等级的划分和审批、如何进行中药保护品种的保护、罚则等进行了详细明确和规定。

(三)部门规章

1.《药品注册管理办法》 现行《药品注册管理办法》于 2020 年 1 月 22 日由国家市

场监督管理总局令第 27 号公布,自 2020 年 7 月 1 日起施行。该办法分为 10 章,共 126 条,突出药品注册管理功能,进一步构建完善审评审批框架体系,进一步明确药品、注册、核查、检验环节以及注册申请人(上市许可持有人)等各部门、各参与主体的职责以及权利义务。

《药品注册管理办法》明确了按审批管理的中药(中成药、按批准文号管理的提取物和药材)的注册管理相关要求,对中药新药临床试验申请、上市许可申请、上市后补充申请等注册管理过程及相关部门职能等进行了规定,尤其是对中药新药的审评审批流程相较于以往规定进行了优化,对于中药产业发展具有重要意义。

2.《中药材生产质量管理规范》 现行《中药材生产质量管理规范》由国家药品监督管理局、农业农村部、国家林业和草原局、国家中医药管理局 4 部委于 2022 年 3 月 1 日联合发布并施行。该管理规范为贯彻落实《中共中央 国务院关于促进中医药传承创新发展的意见》,推进中药材规范化生产,加强中药材质量控制,促进中药高质量发展,依据《药品管理法》《中医药法》制定,分为 14 章,共 144 条,适用于中药材生产企业规范生产中药材的全过程管理,是中药材规范化生产和管理的基本要求。

该管理规范涉及的中药材是指来源于药用植物、药用动物等资源,经规范化的种植(含生态种植、野生抚育和仿野生栽培)、养殖、采收和产地加工后,用于生产中药饮片、中药制剂的药用原料。该规范鼓励中药饮片生产企业、中成药上市许可持有人等中药生产企业在中药材产地自建、共建符合本规范的中药材生产企业及生产基地,将药品质量管理体系延伸到中药材产地。该规范同时也鼓励中药生产企业优先使用符合本规范要求的中药材。该规范要求药品批准证明文件等有明确要求的,中药生产企业应当按照规定使用符合该规范要求的中药材。同时要求相关中药生产企业应当依法开展供应商审核,按照本规范要求进行审核检查,保证符合要求。

(四)规范性文件

1.《中药注册分类及申报资料要求》 《中药注册分类及申报资料要求》是为贯彻落实《药品管理法》《中医药法》,配合《药品注册管理办法》(国家市场监督管理总局令第 27 号)实施,由国家药品监督管理局组织制定并于 2020 年 9 月 27 日发布,自 2021 年 1 月 1 日起施行。

该规范性文件规定,中药注册按照中药创新药、中药改良型新药、古代经典名方中药复方制剂、同名同方药等进行分类,前 3 类均属于中药新药,同时规定了将中药注册分类中的第 3 类古代经典名方中药复方制剂细分为 "3.1 按古代经典名方目录管理的中药复方制剂" 及 "3.2 其他来源于古代经典名方的中药复方制剂"。针对不同的中药注册分类,该规范性文件从行政文件和药品信息、概要、药学研究资料、药理毒理研究资料、临床研究资料 5 个方面对注册申报资料要求进行了明确。《中药注册分类及申报资料要求》是提交中药注册申请时在实际操作层面最重要的规范性文件。

2.《中药注册管理专门规定》 2023 年 2 月 10 日发布并于 2023 年 7 月 1 日起施行的《中药注册管理专门规定》(以下简称《专门规定》),在 2008 年国家食品药品监督管理总局发布的《中药注册管理补充规定》实施基础上,充分吸纳药品审评审批制度改革成熟经验,结合疫情防控中药成果转化实践探索,借鉴国内外药品监管科学研究成果,全方位、系统地构建了中药注册管理体系。《专门规定》是介于《药品注册管理办法》和系列药品研制技术指导原则之间的规范性文件,内容既涉及中药注册方面的行政管理事务,又涉及中药审评审批专业技术内容。《专门规定》对中药人用经验的合理应用及中药创新药、中药改良型新药、古代经典名方中药复方制剂、同名同方药等注册分类的研制原则和技术要求进行了明确。《专门规定》通过必要的技术要求表述,进一步落实加快推进完善中医药理论、人用经验和临床试验相结合(以下简称"三结合")的中药审评证据体系,体现中药注册管理的新理念和改革举措,并加强了对中药研制的指导,具有较强的实操性。

《专门规定》分为 11 章,共 82 条。主要内容分为总则、中药注册分类与上市审批、人用经验证据的合理应用、中药创新药、中药改良型新药、古代经典名方中药复方制剂、同名同方药、上市后变更、中药注册标准、药品名称和说明书、附则等。

《专门规定》的主要特点包括:①将药品的基本要求与中药特殊性有机结合;②处理好中药传承与创新的辩证关系;③充分尊重中药人用经验;④系统阐释了中药注册分类研制原则要求;⑤明确了中药疗效评价指标的多元性。

(五)技术指导原则

技术指导原则指的是药品监管部门或行业协调组织,针对药品监管或研究细分领域制定的技术方法规范、参考标准、技术指南或要求等,给相关部门和人员在药品监管、研究、生产、经营和使用实践中提供相关的技术建议或标准,一般不具有行政强制性,但在药品研发、注册、生产、使用及监管过程中发挥着重要作用。在中药注册监管领域,目前由药品监管部门制定发布并供行业参考的指导原则已有 120 多个,在国家药品监督管理局网站上可以进行查询,主要涉及中药研发和注册研究过程的药学、临床、非临床、临床药理、生物统计、多学科等各个领域(查询网址:https://www.cde.org.cn/zdyz/listpage/9cd8db3b7530c6fa0c86485e563f93c7?isHomePage=true)。

三、中药监管法规体系的特点

基于中药的特殊性及其特定的医学理论背景特征,在中药监管的诸多方面和化学药、生物技术药物存在较大的差异,也正是基于这种差异,与中药监管相关的法律法规、部门规章、规范性文件以及具体技术要求等综合在一起,形成了一个独立且极具特色的体系。中药监管法规体系主要特点有以下几个方面。

(一)中药监管法律法规逐步健全

从前文中药监管法规体系的构成中可以看出,与中药监管直接相关的现行有效的法律、行政法规、部门规章、规范性文件和技术指导原则,已经具备一定数量规模,为加强中药监管,促进中药产业高质量发展提供了强有力的法律保障。

1. 法律体系层级不断完善 在《中医药法》实施之前,我国中药产业法律体系中除《药品管理法》外,最高法规是 2003 年 10 月 1 日颁布实施的《中医药条例》,作为行政法规对促进、规范中医药事业发展发挥了重要作用。虽然《中医药条例》对中医医疗机构与从业人员、中医药教育与科研、保障措施等中医药事业发展方面做出了指引,但是对中药产业的发展与保护并未进行单独的规定。为了进一步保障和促进中医药事业发展,2008 年第十一届全国人大常委会将中医药法列入立法规划,2009 年中共中央、国务院发布《中共中央 国务院关于深化医药卫生体制改革的意见》，明确要求加快中医药立法工作。2017年7月1日，《中医药法》正式实施。《中医药法》作为我国首部全面、系统体现中医药特色的综合性法律，对中医药事业发展具有里程碑意义，其中第三章"中药的发展与保护"，首先从法律层面明确了中药的重要地位、发展方针和扶持措施，为整个中药产业法律体系做出强有力补充。

在《中医药法》实施以后各省（自治区、直辖市）加速了地方性法规制定、修订过程。现行有效的地方性《中医药条例》共计28部，2017年以后制定、修订或修正的有13部，包括《黑龙江省中医药条例》《山东省中医药条例》《湖南省实施〈中华人民共和国中医药法〉办法》《江苏省中医药条例》《安徽省中医药条例》《陕西省中医药条例》《江西省中医药条例》《四川省中医药条例》《湖北省中医药条例》《河北省中医药条例》等。各省（自治区、直辖市）在新制定、修订或修正的地方性法规中，都明确提出本辖区范围内发展中药产业相关内容。

2016年《中医药发展战略规划纲要（2016—2030年）》、2017年《关于推进中医药健康服务与互联网融合发展的指导意见》、2019年《关于印发〈中共中央 国务院关于促进中医药传承创新发展的意见〉重点任务分工方案的通知》、2020年《粤港澳大湾区中医药高地建设方案》和《国家药监局关于促进中药传承创新发展的实施意见》、2021年《国务院办公厅印发关于加快中医药特色发展若干政策措施的通知》和《国务院办公厅关于全面加强药品监管能力建设的实施意见》等文件相继出台，为中药产业法律体系中法律、行政法规、地方性法规等提供了具体实施细则和指南，为中药产业高质量发展带来了全新发展时机。

随着药品注册管理体系的逐步完善，中药注册管理相关的法规体系也进一步得到了完善，《中药注册分类及申报资料要求》《中药注册管理专门规定》等规范性文件的发布实施，使中药注册监管法规得到进一步补充，并切实体现出了监管中重视中医药特点的原则。另外，目前涉及中药研发和注册的技术指导原则已经达到120多个。

综上，从法律层级上看，中药产业和监管基本具备了法律、行政法规、部门规章和地方性法规、规范性文件、技术指导原则5个明显层级。各层级立法者结合中药产业高质量发展的实际需求，制定、发布促进中医药传承创新发展的法律法规、实施意见、措施等，推动了中药监管法律体系建设不断完善。

2. 中药产业链全面覆盖　我国中药产业法律法规、政策文件已经涉及中药材种植（中药农业）、中药饮片加工及中成药生产（中药工业）、中药批发、零售和中药材仓储（中药商业）、科学技术研究和技术服务业（中药知识产业）等多方面内容。《中医药法》中提出国家制定中药材种植养殖、采集、贮存和初加工的技术规范、标准，鼓励发展中药材规范化种植养殖，建立道地中药材评价体系，鼓励发展中药材现代流通体系，提高中药材包装、仓储等技术水平，保护药用野生动植物资源，保护中药饮片传统炮制技术和工艺，从法律角度对中药农业、中药工业、中药商业、中药知识产业的发展提出了明确要求。随着《中医药法》的实施，中药产业法律体系逐渐具备自身发展的特点与发展规律。

此外，在中药产业各个环节已具备一些配套法律法规、政策文件支撑中药产业法律体系。譬如，中药注册管理方面包括《药品注册管理办法》《中药注册分类及申报资料要求》《中药注册管理专门规定》《国家药监局关于印发进一步加强中药科学监管促进中药传承创新发展若干措施的通知》，以及一系列中药研究技术指导原则等；中药农业方面包括《野生药材资源保护管理条例》《中药材生产质量管理规范（试行）》《全国道地药材生产基地建设规划（2018—2025年）》《2020年推进现代种业发展工作要点》《中药资源评估技术指导原则》等；中药工业方面包括《药品生产质量管理规范（2010年修订）》《中药新药用饮片炮制研究技术指导原则（试行）》《中药辐照灭菌技术指导原则》《中药饮片质量集中整治工作方案》等；中药商业方面包括《药品经营质量管理规范》《药品经营质量管理规范实施细则》《国务院办公厅关于加快推进重要产品追溯体系建设的意见》《关于加快推进中药材现代物流体系建设指导意见通知》等；中药知识产权方面包括《中药品种保护条例》《关于加强中医药健康服务科技创新的指导意见》《关于印发中药品种保护指导原则的通知》等。

（二）中药监管法治建设加速

21世纪以后，中药产业和监管的法律体系建设进程明显加速。从一组数据中可以看出此趋势：与中药产业直接相关的法律共8部，有4部是2000年以后颁布实施的；行政法规和党内法规共10部，其中有6部是2000年以后颁布实施的；地方性法规共28部，其中有24部是2000年以后颁布实施的；部门规章共20部，其中13部是2000年以后颁布实施的。

2016年10月中共中央、国务院印发了《"健康中国2030"规划纲要》，纲要指出推动颁布并实施基本医疗卫生法、中医药法，修订实施药品管理法，加强重点领域法律法规的立法和修订工作，完善部门规章和地方政府规章，健全健康领域标准规范和指南体系。强化政府在医疗卫生、食品、药品、环境、体育等健康领域的监管职责，建立政府监管、行业自律和社会监督相结合的监督管理体制。2017年7月1日《中医药法》实施，2019年12月1日，新修订的《药品管理法》实施，2020年6月1日《基本医疗卫生与健康促进法》实施。这些法律的颁布实施意味着中药产业法律体系逐步完善，中药产业监督执法体系和能力建设也在逐步加强。

四、中药监管法规体系存在的问题

中药监管的法规体系已经基本形成，并在逐步完善过程中。但分析其构成、涉及的管理职能部门，以及基于中医药特殊性产生的中药监管法规体系的特殊性，当前我国中药监管法规体系仍有几方面问题值得关注。

（一）涉及管理部门众多，不同职能部门之间的协调机制尚待建立并完善

中药产业是资源相关性产业，产业链冗长，环节繁多，涉及监管职能部门众多。从目前已发布实施的法律、部门规章、政策文件以及技术标准等可以看出，中药监管涉及部门众多。譬如，中药材种植、采收、炮制等源头环节的管理，就涉及不同的国务院直属机构，如药材种植涉及农业农村部，药材资源问题涉及国家林业和草原局等。这就需要建立并逐步完善不同部委的监管职能部门间的协调统一机制，做好政策法规的顶层设计，增强不同部门出台政策法规间的衔接和融合，提升中药监管法规的执行效率，真正加强中药监管，持续推进中药传承创新发展。

（二）中药注册管理环节的法规体系建设仍有许多工作需继续深入

国家药品监管部门出台新修订的《药品注册管理办法》，《中药注册分类及申报资料要求》《中药注册管理专门规定》及一系列配套技术指导原则等，对中药审评审批进行改革，解决原有中药审评中存在的问题，已基本搭建起符合中药特点的注册管理制度和技术评价标准体系。但为了推动现有法规技术指导原则有效落地，还需要开展大量的研究工作，主要包括"三结合"审评证据的评价技术和方法研究，中药审评的真实世界证据技术评价要求研究，医疗机构制剂转化为中药新药研究的相关审评指导原则研究等。

（三）建立符合中药特点的审评审批体系依然是工作重点

中药监管涉及的领域宽泛，环节众多，形成的法规体系，纵向看层级清晰，但横向看涉及面广、分支众多。作为中药产业管理最核心的组成部分，中药注册管理牵涉的面最广，涉及的法规数量及相应规定最多。再结合当前大力发展中药产业，加强中药监管科学研究，全面推进中药审评审批改革的大背景分析，建立符合中药特点的审评审批体系依然是工作重点。2019年10月20日，《中共中央　国务院关于促进中医药传承创新发展的意见》发布。2020年12月25日，《国家药监局关于促进中药传承创新发展的实施意见》发布，旨在促进中药传承创新发展，深化改革，健全符合中药特点的审评审批体系。

五、展望

《药品管理法》实施后，相关配套法律法规文件制修订工作稳步推进。《药品管理法实施条例》正在调研起草阶段，部分条款在执行过程中发现的新问题有望得到补充和完善。新修订的《药品管理法》第五十四条规定的国家对药品实行处方药与非处方药分类管理制度，相关管理办法有待国务院药品监督管理部门会同国务院卫生健康主管部门制定。药品经营监管相关配套规章文件正在制定当中，互联网药品经营、药品现代物流等新模式、新业态监管规定令人期待。《国家药监局关于进一步加强药品不良反应监测评价体系和能力建设的意见》要求加快修订《药品不良反应报告和监测管理办法》，研究制定药物警戒质量管理规范、药物滥用报告与监测管理相关要求。另外，当前有多个相关配套文件的征求意见稿已公示上网，包括《药品年度报告管理规定（征求意见稿）》《药品网络销售监督管理办法（征求意见稿）》《药物警戒质量管理规范（征求意见稿）》等。这些配套文件出台将进一步完善我国中药监管法规体系。

第二节　中药监管科学的工作机制

药品监管科学是一门新兴的前沿学科，近十几年的发展使其被较为系统地研究并创新使用，被证明已经有力地推动了药品监管事业的良好发展。这门学科涉及政治、医学、药学、社会学、管理学等多学科理论体系、知识体系，是多学科高度交叉融合的学科体系，需要广泛的专业知识、技能和资源，而非任何一个政府机构、学术院所、科研人员够独立完成的。监管科学不仅涉及多学科,还涉及多方利益的研究及应用科学,需要监管机构、医疗行业、研究机构、纳税人、患者群体等利益相关方之间积极互动,其成果不仅可以保障和提高医疗产品质量,还可降低开发和生产成本,共同分享监管科学的成果,实现共赢。

各个监管机构在实践中逐步建立起了适合本国或本区域需求的运行机制,以便从全局和战略上有机、科学地推进药品监管科学健康有序地快速发展,为药品研发、药物创新、审批决策,解决公众健康问题提供重要保障。

一、国际监管科学工作机制概况

推进药品监管科学发展中,许多国家和地区制定了药品监管科学战略,并提升为国家战略,首先从全局和战略上规划药品监管科学发展的目标、重点和方向等,明确了当前及未来正在阻碍发展或可能促进创新的焦点问题。同时,需要结合本国国情,通过采用创造性的方法来汇集数据和资源,开发新的共识性认识以推动创新。往往通过监管机构的各种内设机构、专项工作组、研究项目等工作,外部通过与政府、学术界、产业界、患者团体等众多利益相关方及非营利性机构等众多合作伙伴,采用多种合作机制,共同实现监管科学的逐步发展。

(一)美国药品监管科学支撑体系及工作机制概况

美国食品药品监督管理局(FDA)从1991年正式明确药品监管科学概念,并把监管科学确定为其在21世纪重点推动的学科以来,FDA的使命不断拓展并日益复杂。从1992年至今,FDA每隔3~5年便分阶段制定各种监管科学发展战略规划和计划,有目标、有针对性地解决监管遇到的障碍及创新等多种问题,2004年至今,FDA发布的关键路径/战略计划多达十余项。同时,FDA内设国家毒理学研究中心,承担FDA下属各个中心委托的、主要和风险控制相关的监管科学研究课题。FDA药物评价与研究中心(CDER)将监管科学研究嵌入到审评流程中去,审评人员和监管科学研究人员紧密合作,大力促进监管科学研究成果的转化,提升监管效率。FDA还推动2019年美国FDA新增两家监管科学研究和应用部门即药物评价科学办和应用监管科学部,发布了技术现代化行动计划。同时,为推动监管科学国际交流合作,引领世界监管科学发展,FDA自2011年发起年度性国际会议“监管科学全球峰会”(GSRS)以来,至新型冠状病毒感染疫情暴发前,共举办9次全球峰会,其中2012年、2018年分别在我国杭州、北京举办的主题分别为“药物评价和监管领域的新兴技术”“数据科学时代下的膳食补充剂和植物药的风险/效益”,该峰会为全球医药创新产品的监管决策制定者、前沿科学家、转化医学以及医药尖端科技创业者提供了一个协同创新和交流的平台。2004—2010年,FDA还陆续发布了一系列关键路径计划的报告,分析了每个阶段所面临的挑战及取得的成果。

(二)欧洲药品监管科学支撑体系及工作机制概况

欧洲药品监督管理局(EMA)是整个欧洲药品监管网络的核心,协调和支持着50多个国家人用药品和兽用药品主管当局之间的交流。EMA下设的直属科技服务机构欧盟委员会联合研究中心(European Commission's Joint Research Centre, JRC, 1957年成立）是世界范围内规模最大的"政策科技咨询机构"之一,为欧盟制定政策提供独立的技术支持,不仅可以直接进行科研,也与欧盟委员会的其他部门和世界各地的科研机构探索合作机会。JRC与EMA保持密切合作,通过开发新方法、工具和标准促进创新,JRC架构起了科学和政策间的桥梁。2016年,EMA正式成立了一个监管科学观测站(Regulatory Science Observatory),以监测科学和技术的新兴趋势,并指导使用资源和外部合作,统筹协调监管科学事务。特别是通过与利益相关方共同推动地平线扫描计划(Horizon Scanning),以识别和评估重要的或者具有颠覆性的医药卫生领域新技术和新产品,以便制定相应的标准和法规,提高药品的可及性,以推进监管科学。2018年12月,为更好地提升以患者为中心的医疗保健,同时也因为细胞与基因疗法、药械组合产品、新的临床试验设计、真实世界数据等领域科学技术的革命性进展对监管机构提出重大挑战,EMA发布了《监管科学2025战略》,该文件确定了在人用药物方面开展此类合作的5个战略目标,并提出了需要采取的核心建议和基本行动。同时,EMA也开展了多项监管科学项目,如针对某些罕见病药物不足或者缺失的问题,推出了优先药物计划以满足药物研发需求;为确保患者用药安全,不定期举办公开听证会,公开听证会补充了EMA现有的与患者和医疗保健专业人员进行药物评估的渠道,使其参与药品监督。此外,为推进监管科学的研究和创新,欧洲地区有一些专业行业组织和研究机构,如英国监管科学创新中心(Centre for Innovation in Regulatory Science,CIRS)和哥本哈根监管科学中心(Copenhagen Centre for Regulatory Science,CCRS),对世界各国监管机构管理进程优化和效率提高起到了重要的推动作用。

（三）日本药品监管科学支撑体系及工作机制概况

日本医药品及医疗器械综合机构(PMDA)的审查业务内设8个跨部门的小组,其中也包括监管科学小组,主要负责监管科学案例策划、与监管科学推进部的协调,以及非其他小组管辖的监管科学案件的应对。2011年通过的《基本科学技术计划》确立了PMDA基本研究政策,以保证监管科学研究的准确性、公平性和透明度。2015年,日本国会颁布《促进医疗产业和医疗技术进步法案》等一系列法律规章,厚生劳动省也相继出台政策和推进先驱者项目,成立医疗研究开发机构。随后,PMDA联合国家卫生科学研究院协同开展监管科学行动。同年,PMDA成立了科学委员会,由来自医学、牙科、药学和工程学等领域的外部专家组成,PMDA通过科学委员会增进与学术界和医疗机构的合作交流,能够将最新的科学知识纳入其服务中,以适当的方式运用先进科技来评估产品,改进审评、安全对策及相关服务,以推进监管科学。2018年PMDA成立专门的监管科学中心,又称"监管科学指挥中心",由研究促进办公室、新药办公室、医学情报和流行病学办公室、电子数据创新评估办公室和安全对策办公室组成,与PMDA的审查和安全部门合作,该部门旨在对产品的开发、审评和上市后的全生命周期进行监测、评价和咨询,保证日本在医药领域的领先。此外,在日本的监管科学组织及研究机构有日本药学会监管科学部、日本医药品医疗器械监管科学基金会、日本监管科学学会,它们通过论坛、出版业务、标准制定以及培训业务等服务于监管科学。

由上述各个监管机构对监管科学的运转机制及支撑体系的简述,可以看出监管科学是顺应监管需求、行业发展、社会进步而产生,在实践中不断发展,在创新和研究中不断完善,并最终回归到监管应用中去,完成指导监管实践、服务监管决策的终极使命。

二、我国中药监管科学工作机制

监管科学在国际上已发展多年并初具成效,尽管我国药品监管科学发展起步相对较晚,但近年来,国内学术界及监管部门围绕中国特色监管科学的理论创新开展了大量探索研究,而国家药品监督管理局更是高度重视中药监管科学学科的发展。我国目前中药的监管科学仍未能形成较为完善的体系,结合现有及未来一定时期内中药监管科学的发展需要,将从以下几个方面探讨中药监管科学的工作机制及支撑体系。

(一)充分发挥国家药品监督管理局的核心引领作用

国家药品监督管理局作为肩负药品、医疗器械、化妆品的注册管理、标准管理、质量管理、上市后风险管理及相关领域的对外交流与合作的单位,承担着拟定监督管理的政策规划,组织起草法律法规草案、部门规章并监督实施等职责,其决策的科学性直接影响到药品行业能否健康、快速、高质量地发展。药品监管科学已日益成为各国争夺新一代医药产业创新高地和话语权的重要载体,面对目前我国药品监管面临的各项挑战,国家药品监督管理局要立足中国监管现实,探索监管科学规律,不断提升监管效能,把监管科学作为一项基础性、战略性的重要工作抓紧抓实,充分发挥核心引领作用,持续优化药品监管治理体制和国家科技战略储备,并将通过该项工作开发的新工具、新方法、新标准来评估医药产品的安全性、有效性和质量可控性,并转化应用于全生命周期决策监管活动中。

对药品监管系统提出的高标准、严要求,是我国监管科学发展的前提和基础。为全面贯彻落实习近平总书记有关药品安全"四个最严"要求,围绕"创新、质量、效率、体系、能力"主题,推动监管理念制度机制创新,加快推进我国从制药大国向制药强国迈进,国家药品监督管理局于2019年4月30日决定开展药品、医疗器械、化妆品监管科学研究,启动实施中国药品监管科学行动计划。找准中药监管科学研究的切入点,集中突破一些监管急需的、核心的、共性的关键技术,力争3~5年形成一条线,5~10年形成一个面,以此带动中药监管科学蓬勃发展,搭建起服务中药科学监管的技术体系支撑。同时,中药监管科学还应对中药产业发展和中药监管中存在的不相适应问题保持敏锐,主动识别中药监管风险,并及时组织开展相关监管科学研究,通过监管工具、标准、方法或技术创新,支撑中药监管政策始终适应中药产业的变化发展,持续提升中药监管和服务能力。

(二)明确监管科学的战略目标和主要任务

作为支撑监管机构作出科学决策、进行科学监管的科学,中药监管科学要遵循中医药自身特点和发展规律,做到聚焦中药监管的难点和短板、切实回应中药监管需求、破解中药监管难题。其所研究的内容、解决的问题必须是整体的、系统的,甚至是超前的,需要站在国家的角度,整合多方资源,从药品监管全局的高度,立足当前的工作实际,兼顾我国药品监管事业长远发展,解决当前监管工作急需,对中药监管科学作出顶层设计,用战略思维去研究部署和解决中药新药注册管理指导思想转变带来的监管新挑战。

一般由国家药品监督管理局面向系统内和社会征集意见,经汇总梳理后基于短期和中长期监管策略,规划中药监管科学重点发展方向、重要任务及实施路径,并分期分批推出重点项目。

2019 年 4 月 30 日,首批监管科学行动计划项目正式启动,国家药品监督管理局协调安排中国食品药品检定研究院、国家药典委员会、药品审评中心、药品评价中心、医疗器械技术审评中心等有关单位,在药品、医疗器械、化妆品 3 个领域开展 9 个项目的研究,分别是细胞和基因治疗产品技术评价与监管体系研究、纳米类药物安全性评价及质量控制研究、以中医临床为导向的中药安全评价研究、上市后药品的安全性监测和评价方法研究、药械组合产品技术评价研究、人工智能医疗器械安全有效性评价研究、医疗器械新材料监管科学研究、真实世界数据用于医疗器械临床评价的方法学研究、化妆品安全性评价方法研究。

2021 年 6 月 11 日,国家药品监督管理局在全面总结中国药品监管科学行动计划首批重点项目实施情况的基础上,确定并发布了第二批 10 个重点项目,分别为中药有效性安全性评价及全过程质量控制研究,干细胞和基因治疗产品评价体系及方法研究,真实世界数据支持中药、罕见病治疗药物、创新和临床急需医疗器械评价方法研究,新发突发传染病诊断及治疗产品评价研究,纳米类创新药物、医疗器械安全性有效性和质量控制评价研究,基于远程传输、柔性电子技术及医用机器人的创新医疗器械评价研究,新型生物材料安全性有效性评价研究,化妆品新原料技术指南研究和化妆品安全监测与分析预警方法研究,恶性肿瘤等常见病、多发病诊疗产品评价新工具、新标准和新方法研究,药品、医疗器械警戒技术和方法研究。

两批重点项目中均包含了中药监管科学方向的课题,具体包括以中医临床为导向的中药安全评价研究,中药有效性安全性评价及全过程质量控制研究,真实世界数据支持中药、罕见病治疗药物、创新和临床急需医疗器械评价方法研究,恶性肿瘤等常见病、多发病诊疗产品评价新工具、新标准和新方法研究。

(三)监管科学项目研究工作机制

针对监管科学分批公开发布的重点项目,一般以课题研究形式,由国家药品监督管理局相关司局牵头,相关直属单位实施,原则上依托国家药品监督管理局监管科学研究基地(主要依托国内知名高等院校、科研机构)和重点实验室,组织高校、科研院所、学术团体、医疗机构、行业协会和患者团体等利益相关方共同参与研究。各牵头单位及实施单位将应按照聚焦前沿、突出重点、强化实效、稳步推进的原则,抓紧研究制订项目实施方案,明确研究计划,细化研究目标和任务,落实合作单位,加快创新监管系列新工具、新方法和新标准,深入开展药品监管科学基础理论研究,进一步提升药品监管能力和水平,加快创新产品上市步伐,培养监管科学领军人才,助力药品监管科学可持续发展,更好地满足公众健康需要。

目前国家药品监督管理局连续发布两批 19 个监管科学重点研究项目,评审、建设了 14 家监管科学基地和 117 家监管科学重点实验室,初步形成了中国特色监管科学研究发展的新模式。2019 年 6 月,国家药品监督管理局与中国中医科学院、北京中医药大学签署中药监管科学研究合作协议,成立中药监管科学研究中心(研究院)。以监管科学重点实验室建设与发展的情况为例,经过科学严谨的评审,2019 年 7 月,国家药品监督管理局认定了首批重点实验室 45 家,主要集中在药监系统内部,分布在中药、化学药、生物制品、医疗器械、化妆品和创新性产品等六大领域,覆盖 15 个省(市)级药监局和中国食品药品检定研究院的相关单位。2021 年 2 月开始主要面向高等院校、科研院所等机构和药监系统检验检测机构等进行全面布局建设,认定了第二批重点实验室72家。从区域覆盖看,两批重点实验室涵盖27个省(自治区、直辖市),以京津冀、长三角、粤港澳大湾区等产业集中度高的区域为主体,与目前药械妆三大健康产品地区发展布局相适应。为了鼓励中医药传承创新发展,其中包括了27家中药重点实验室,涵盖蒙、藏、维吾尔药等民族药。比如,北京中医药大学"中医药研究与评价重点实验室"、内蒙古民族大学"中药(蒙药)质量控制重点实验室"、青海省药品检验检测院"中药(藏药)质量控制重点实验室"、新疆维吾尔自治区药品检验研究院"中药(维药)质量控制重点实验室"、西藏自治区食品药品检验研究院"中药(藏药)质量控制重点实验室"等。

(四)监管科学研究成果的鉴定机制

中国药品监管科学行动计划自2019年4月启动以来,在社会上引起极大反响,吸引行业各方广泛参与,对于其研究成果由国家药品监督管理局组织专家进行评估验收。

2021年4月,国家药品监督管理局召开中国药品监管科学行动计划首批重点项目工作汇报会,会议听取了药品监管科学行动计划首批重点项目研究成果及应用转化情况,经过2年努力,首批重点项目取得重要成果,已研究制定监管新工具、新方法、新标准103项,其中31项已发布。2021年5月,国家药品监督管理局在京召开药品监管科学研究基地工作汇报会,听取各基地工作进展和研究成果,交流工作经验。会议总结了监管科学研究经验,并研究部署下一阶段工作思路和重点,当年6月即发布了第二批重点项目,并于2022年9月和10月由国家药品监督管理局分别召开中国药品监管科学行动计划第二批重点项目工作汇报会、监管科学研究基地工作汇报会。分批开展的重点研究项目,均需经过严格的评审,真正解决中药产业发展和中药监管中存在的问题,敏锐地抓住创新点,立足不断地更新、丰富中药监管科学战略内容,为中药能够更好地满足当代公众健康需求,做好充分准备,以迎接未来的挑战和机遇。

(五)监管科学研究成果的转化机制

研究成果有利于推动监管工作的,可转化成监管工具、标准和方法。

中药监管科学重点研究的各项任务涵盖了中药新药审评、核查药物警戒、检验等环节,以审评环节为例,重点项目的研究成果可转化为新工具、新方法、新标准和新技术,为审评部门作出监管决策提供有力的技术支撑,直接提升中药监管工作质量与效率。

2020年7月1日起实施的《药品注册管理办法》确定了中药注册分类,该新分类强调以临床价值为导向,不再以物质基础作为划分注册类别的依据,而是基于中医药理论和中医临床实践的需求进行分类,符合中药的特点和发展需求;同时,鼓励经典名方的开发。围绕这一传承瑰宝,监管机构发布了一系列指导原则,包括审评程序、药学研究、毒理学研究、说明书撰写、沟通交流等方面,并基于靠前服务、研审联动的宗旨,就经典名方研发中的难点问题与产业界进行广泛的专题座谈,并于2022年批准首个按古代经典名方目录管理的中药复方制剂的上市许可,充分体现了中药监管科学的先进性。为了推动现有法规技术指导原则有效落地,还需要开展大量的研究工作,主要包括"三结合"审评证据体系的评价技术和方法研究。不同于化药的研发路径,中医药是一门经验医学,"三结合"审评证据体系是中成药研发回归中医药特点的一次革新。围绕中医药理论、人用经验,国家药品监督管理局积极地与产业界、学术界交流互动,在三方共同努力下形成并发布了关于中医药理论申报资料撰写及基于人用经验的中药复方制剂研发的相关技术要求;中药审评的真实世界证据技术评价要求研究;鼓励支持中药二次开发等配套文件,逐步搭建起符合中药特点的注册管理制度和技术评价体系,大力发展中药监管科学。

此外,在中药检查和检验方面,也有中药监管科学研究的内容,即中药全生命周期的风险控制机制。同时,中药监管标准数字化研究作为中药监管科学领域的基础设施建设,不仅能够促进中药监管信息共享和监管效率提升,还可以有效推动中药现代化,如中药材和饮片质量标准研究、中药质量控制与安全评价研究、中药安全和疗效综合评价技术和工具研究等,中药注射剂临床疗效方法研究,精准中药体系的建立;利用现代大数据等新技术,研究构建以数据为核心的中药智慧监管模式,如构建中药安全警戒与预警系统、中药全程溯源平台及其质量动态监测网络体系;在中药新药注册受理环节,申请提交材料的信息存储、交换和共享会涉及信息系统建设,信息传输标准的创建则属于中药监管科学研究的内容。信息传输标准的创建同样适用于中药审批和备案环节。

目前,中药监管科学的各项重点研究项目成果,使研究产生的新工具、新方法、新标准、新技术等较为全面地聚焦了中药监管工作中面临的突出现实问题,精准服务于中药监管决策。

(六)注重国内外交流,加强对外宣传

党的十八大以来,以习近平同志为核心的党中央高度重视对外话语体系和国际传播能力建设,要求"要努力提高国际话语权","要加强国际传播能力建设,精心构建对外话语体系,发挥好新兴媒体作用,增强对外话语的创造力、感召力、公信力,讲好中国故事,传播好中国声音,阐释好中国特色"。发展中国的监管科学,尤为中药监管科学,需要向全世界讲好药品监管的"中国故事",更要用好"中医药"这张名片。

作为监管科学研究的后发者,我们需要积极借鉴国际先进发展经验,加强与FDA、EMA、PMDA等药品监管机构的合作,同时也要结合我国监管实际,与制药企业、行业学会、专家学者形成良性互动,保持中药监管科学研究对医药业态发展的"柔性"和"活性",并探索向国际输出我国监管成果和监管文化的方法,不断提升我国中药监管的国际影响力。

综上,近年来国家药品监督管理局在推动我国中药监管科学发展方面做了大量工作,通过构建中药监管系统核心,统筹推进中药监管科学研究和建设;加强科教协同创新,构建药品监管科学理论和技术支撑圈;建立监管科学研究的部门间协作机制,加强与国家发展和改革委员会、科技部、国家卫生健康委员会、国家医疗保障局、国家市场监管总局的沟通,构建创新联动生态圈。药品监管科学行动计划、研究基地、研究院及重点实验室等一系列措施和布局,为解决监管科学基础性、关键性和战略性的技术问题,促进监管科学学术交流和发展,起到了积极的促进作用。然而,构建监管科学学术体系是一个综合、复杂和长期的过程,除了需要药品监管部门积极主导,更需要全国高等院校、研究机构、专家学者的广泛参与。加快中药监管科学学科建设、完善人才培养和晋升体系、成立相关学术社团组织、设立监管科学专项科研基金、创办相关领域杂志期刊、打造行业相关学术会议和论坛等,都是构建我国监管科学学术体系的下一步努力方向。

第三节 中药监管科学的新工具

一、新工具的作用与意义

中药监管科学的核心内涵包括开发新工具、标准、方法来评估研发产品的安全性、有效性、质量和性能等。中药监管科学的新工具涵盖了中药从研发、生产制造、药物监管等全过程中的工具。2017年，美国科学与工程实验室办公室（Office of Science and Engineering Laboratories, OSEL）制定了一份监管科学工具目录，以扩大用于发展新兴医疗技术的范围。此目录共计100多个工具，涵盖人工智能与机器学习、生物相容性和毒理学、计算模型的可信度、数字病理、电磁及电气安全、人机交互、材料性能、医学影像与诊断、微流体等多个学科和方向，可显著推动创新和评估新兴医疗技术。中医药理论体系和中药成分复杂，中医药学要真正走向世界，必须正视包括理论研究、中药现代开发、中医科研等诸多困扰发展的问题，积极寻求解决这些问题的思路与方法，才能使中医学适应社会的发展，为人类的健康做出更大贡献。随着现代科学技术蓬勃发展，越来越多的科技前沿技术包括高通量筛选技术、分子对接技术、网络药理学、生物芯片技术、类器官技术、计算机辅助技术等逐渐被应用到中药药物研发的各个环节中。运用这些科技前沿技术，开发中药监管科学新工具，能够促进中药新药研发、生产制造、监管等全过程与国际化接轨。

中药监管科学新工具旨在通过简化审查过程和提高监管过程的科学性来提高中药产品开发的速度和一致性。它的发展与革新是推动中药相关行业蓬勃发展的动力，在支持中药监管决策和政策制定方面发挥着重要作用。从目标和方法本质上来讲，中药监管科学新工具与中药研发新工具无明显差异。一旦中药监管科学新工具适用性得以验证，监管科学工具将有望转化为中药研发的新工具。

二、中药监管科学的研发工具

2022年9月29日，美国众议院批准了《FDA现代化法案2.0》，该法案允许新药不需要在动物上进行实验也能获得美国FDA的批准。也就是说，在研疗法进入临床开发阶段时，可以使用非动物实验数据评估药品的有效性和安全性。非动物的检测手段，包括细胞模型、器官芯片和微生理系统、生物打印或计算模型等，将与动物模型被视为同等重要的研究手段。新法案的批准标志着药物监管中动物使用的重大转变，也意味着正式将新工具纳入药物非临床试验环节。近年来，随着现代科学技术的发展，许多新技术被作为新工具应用到中药研发的各个环节来解决中药研发中的困难。药物研发工具包括高通量筛选技术、分子对接技术、网络药理学、生物芯片技术、类器官技术、计算机辅助设计、系统生物学、人工智能等。

1. 高通量筛选技术 高通量筛选（high throughput screening, HTS）是一种为寻找新药先导物而对大量样品进行药理活性评价分析的技术手段；是一种以分子和细胞为载体的筛选方法，可以从大量药物中筛选与靶点相互作用的目标药物。HTS技术体系综合应用药理学技术、分子生物学技术、细胞生物学技术、计算机技术、管理技术以及自动化控制技术等多种技术,实现了药物筛选的快速、高效、微量化、自动化和规模化。HTS以分子水平和细胞水平的实验方法为基础,以自动化操作系统执行实验过程,以灵敏快速的检测仪器采集实验结果数据,以计算机对实验获得的数据进行分析处理,在同一时间内对数以万计的样品进行生物活性检测,并以相应的信息管理软件支持整个技术体系的正常运转。高通量筛选技术被应用于中药复方的研究,可以克服复方研究中的主要技术障碍,使中药复方研究进入自动化和规模化,多用于筛选肿瘤细胞相关的化合物,通过中药与靶点之间相互作用达到筛选药效成分的目的。随着仪器设备的改进和生物技术的快速发展,基于流式细胞仪的荧光激活细胞分选(fluorescence-activated cell sorting, FACS)和基于微流控芯片和分选设备的液滴微流控分选技术大幅度提高了筛选通量。

高通量筛选技术拥有快速、灵敏和准确的特点,该技术在基础水平上可以同时筛选中药的多种成分,提高工作效率、减少样品用量,从而提高药物的生物利用度。但该技术主要为筛选小分子化合物数据库,而对其他领域的数据库涉足甚少;此外,高通量筛选技术对新靶点的建立还需进一步地探索。高通量筛选依赖现有的数据库,但国内相关的基础研究较薄弱,影响了该技术的发展与应用。

2. 分子对接技术 又称为分子对接虚拟筛选技术,是计算机辅助设计药物领域的重要技术,其设计原理是用一个或多个蛋白质作用靶点对中药化学成分或者天然产物数据库进行筛选,寻找出与靶标蛋白特异性结合的化合物,最终筛选出具有一定活性的先导化合物。分子对接依赖于在 Windows 或 Linux 操作系统的计算机上运行的专业软件。这些软件是近几十年来开发的,包括 DOCK、AutoDock、AutoDock-Vina、GOLD、FlexX 等。这些类型的软件实现了不同的算法和准确性。分子对接最早是为了研究大分子和小分子之间的分子识别而开发的。现在,它的开发可以协助药物发现计划的不同任务,如药物成分识别和优化、药物重新定位、药物靶标识别、多靶标配体设计等。因为分子对接技术所使用的小分子都是已知化合物,而且大部分可以购买或者合成,所以该技术存在一定的优势,可以通过与计算机软件的连接来实现药物有效成分的筛选。该技术在中药研发过程中可以弥补药理实验的不足,为中药活性成分的筛选提供解决方案。然而,分子对接时使用的小分子数据库是否正确尚未有文献报道;此外,由于使用计算机完成实验,蛋白的结合位点尚不能准确判定。

3. 网络药理学 网络药理学以系统生物学思想和数据为基础,通过网络方法解析药物、靶点和疾病之间的相互关系,根据分析结果研发和设计具有多种药理学效应的药物。网络药理学是人工智能和大数据时代药物系统性研究的新兴、交叉、前沿学科,被认为是药物研发设计的一种重要方法,包括系统生物学、网络分析、基因多效性分析等。其研究过程如下:首先,基于网络药理学、可视化网络分析软件和算法执行数据的网络过滤和预测;其次,通过全面和系统的网络分析方法揭示药物干预疾病对人体的协同作用;最后,筛选固定比例和药物组成的组合化学。不同环节使用不同的数据库工具,包括 TCMSP、BATMAN-TCM、ETCM 等数据库。化合物靶点预测部分使用了 SeaView 和 Discovery Studio 软件,TCMSP、BATMAN-TCM、Swiss Target Prediction 数据库;疾病靶点预测部分使用了 GeneCards、GEODisGeNET 数据库;基因富集分析部分使用了 DAVID 数据库;疾病预测部分使用了 Metascape、CTD 和 TTD 数据库,分子对接部分使用了 MOE 软件;网络图构建使用了 Cytoscape 软件。网络药理学在中药药效、作用机制、配伍合理设计、新药开发和安全性等方面发挥着重要作用,广泛应用于药物和中药活性化合物发现、整体作用机制阐释、药物组合和方剂配伍规律解析等方面,也为中药临床合理用药、新药研发等方面提供了新的科技支撑,可以促进复杂疾病中药治疗药物的快速发展。

2021年4月,为了进一步规范和引导网络药理学的研究,由李梢教授领衔的专家组,在世界中医药学会联合会支持下,发布了国际上第1个专门用于网络药理学评价的标准——《网络药理学评价方法指南》(SCM 0061—2021)。该指南是中医药领域第一个正式制定的关于新兴学科的国际标准,是走出中医药原创研究引领交叉学科国际发展的关键一步。该标准是国际上首个专门用于网络药理学评价的标准规范,标志着网络药理学学科规范化、系统化发展提升到了一个新的高度,也奠定了中医药在国际网络药理学研究领域的话语权,可在一定程度上推动中医药的国际化发展。目前网络药理学相关研究存在质量良莠不齐、数据缺乏规范、科学检验不足等问题,导致其发展面临巨大挑战。在其应用到中药研究领域时,须建立严谨、规范、科学的评价策略和路径,以严谨科学态度规范网络药理学的健康发展,促进中医药传承发展与守正创新。

4. 生物芯片技术 生物芯片技术是通过微加工和微电子等微缩技术,依靠生物分子间的特异性相互作用,将生化分析集成于同一个芯片表面,建立一个微型的生化分析系统,从而实现对基因、蛋白质等生物分子准确、快速、高通量筛选的检测技术。20世纪90年代,随着人类基因组计划的出现和分子生物学的发展,以基因芯片为首的生物芯片技术应运而生,也衍生出了如组织芯片、细胞芯片、蛋白质芯片等适用于不同研究目的的多种芯片技术类型。近年来生物芯片在生物医学研究中的应用范围不断拓展,例如新药开发、耐药菌检测、遗传性疾病的产前诊断、肿瘤检测及抗肿瘤药物的筛选、感染性疾病诊断及机制研究、罕见病样本收集及研究、过敏原检测等。近年来,鉴于高通量生物芯片检测技术的发展,国内外学者已开始研究使用生物芯片对中药进行成分(组分)鉴定。高通量生物芯片通过比对中药物质的基因表达谱,可以从分子表达特征上准确、快速、高效地筛选及评价中药复方及其组成成分,为其研究提供有效的评价手段。生物芯片在中药高通量的靶点筛选、中药及其成分鉴定、质量控制以及毒副作用评价等方面有广泛的应用前景,为阐明药物作用的分子机制提供了有效的工具。生物芯片的快速发展促进了中药研究的发展,但目前仍存在着价格昂贵、特异性和灵敏度不够高、样品处理过程烦琐等缺点。

5. 类器官技术 类器官是一种经培养后能够自我更新和自我组织的体外3D细胞簇,它与来源组织保持高度相似的遗传学背景和组织学特征,并同时具备类似真实组织器官的3D结构,能够模拟来源组织器官的部分生理功能。类器官在较短的时间能构建出高度还原人体内真实情况的体外模型,在新药研发、精准医疗、机制探索等多个领域有很好的应用。相较于传统动物模型,类器官能够更精准地模拟人体发育和疾病的发生发展过程,同时可实现实时成像、动态观测,也更加符合伦理要求;其能反映细胞与细胞之间、细胞与胞外基质之间的相互作用,体现器官功能及与周围环境间的关系,并在维持基因组稳定性的同时,保持良好的个体异质性。2019年,*Cell*、*Nature*、*Science*三大国际顶级期刊分别发表了类器官特刊,肯定了类器官模型的重要价值,突出了其在生物医学领域的重要地位。截至目前,胃、肠、肝脏、胰腺、舌、唾液腺、脑、视网膜、肾、乳腺、前列腺、甲状腺、心、肺、输卵管、垂体、耳等器官已形成了成熟的类器官模型,同时与之相应的胚胎和各类肿瘤类器官模型也在众多研究中应用。类器官研究模式体系的诞生,不仅为现代医学研究注入了新的生命力,同时也开启了中医药研究领域的崭新篇章,显示出广阔的应用前景。

中药具有多组分、多靶标的特点,如何能够快速对药物进行有效筛选、探索中药作用机制、评价中药药效始终是中药学研究的关键问题。尤其在中药物质筛选及中药安全性评价方面,现有的动物模型和细胞系并不能准确预测中药在人体的不良反应,致使进行中药研究所投入的时间和精力远超于化学药物研究。由于动物水平毒性研究往往需要3~6个月的给药周期,难以进行大规模的实验,因此研究模式体系的选择也成为中药新药研发及审评中的瓶颈问题,而类器官的出现无疑为标准化药物筛选和安全性评价提供了新的思路。类器官的构建为筛选中药有效成分、探索中药作用机制、评价中药药效提供了一个可视化的体外模型。通过再现体内微环境,模拟体内环境来评价药效,使药效作用更加直观地呈现,并能实时检测指标变化、发现潜在靶标及通路,同步进行作用机制的探索和验证。肖小河团队应用类器官评价了何首乌致肝损伤的作用,发现了顺式二苯乙烯苷是何首乌肝损伤的重要易感物质,并从药物代谢方面深入探讨了其代谢过程对肝细胞损伤的机制,同时也验证了类器官模型在肝毒性评价中可以保留更多的肝脏合成和代谢功能,适用于中药成分低浓度、长时间暴露所产生的肝毒性评价和机制研究。

6. 计算机辅助设计　计算机辅助设计(computer aided design,CAD)指利用计算机及其图形设备帮助设计人员进行设计工作,通常以具有图形功能的交互计算机系统为基础。中药的研发除了从天然产物中筛选化合物外,其复杂多样的化学结构也可为新型生物活性药物的设计提供参考。但传统的药物发现和设计过程耗时、成本高昂,近年来计算机辅助技术在虚拟筛选和新药设计领域的快速发展和创新,逐渐为解决这些问题开辟了新的机遇。在中药成分筛选方面,使用模拟药物和靶蛋白之间结合相互作用的分子动力学模拟来验证候选药物的结合亲和力和稳定性;使用中药活性化合物配体中已知存在的信息对具有相似结构的化合物进行鉴定和优化;建立药物-靶标相互作用(drug-target interactions,DTIs)网络用于发现中药中具有多靶点效应的小分子。在中药药物设计方面,基于原中药化合物结构,采用计算方法设计出生物活性强、副作用低的新药。在中药毒性预测方面,药代动力学可用于中药的肝毒性、肾毒性、细胞毒性和致突变性等生物毒性的预测,预测结果不佳的候选药物最终被过滤掉,极大提高了药物研发效率。

计算机辅助技术对中药研究的发展发挥了重要作用,逐渐应用于中药的开发,从中药生物活性化合物虚拟筛选到基于中药的药物设计,在图像解释、数据分析、疗效评估、治疗指导和预后预测等临床研究中也发挥着重要作用。

7. 人工智能　人工智能(artificial intelligence,AI)是开发用于模拟、扩展和延伸人类智能的理论、方法、技术及应用的一门学科。1956年,美国约翰·麦卡锡(John McCarthy)在美国达特茅斯会议上首次提出了AI。随着医疗设备和医学影像技术的发展,医学数据的数字化和存储成为可能,这为AI在医学领域的应用提供了基础。在药物研发领域,人工智能技术可以大大提高研发效率,使药物研发过程发生变革。21世纪初,新药研发平均成本高达26亿美元,所需时间平均长达12年,但成功率仅有9.6%,大批新药研发在耗费大量人力物力之后以失败告终。目前人工智能技术已应用于药物研发的各个阶段,包括缩短靶点发现周期、优化化合物筛选、设计新药合成路线、预测药物有效性及安全性、优化临床试验设计等,预计可以为新药研发节约40%的时间,每年为医药企业节约260亿美元的研发费用。由Insilico Medicine公司开发的生成张量强化学习(generative tensorial reinforcement learning,GENTRL)系统在21天内设计出了盘状结构域受体1(discoidin domain receptor 1,DDR1)抑制剂,有力地证实了人工智能可以辅助在极短时间内产生全新的针对特定药理靶点的活性分子,该技术被《麻省理工科技评论》评为"2020 年全球十大突破性技术"之一。人工智能辅助药物研发领域的研究热点主要包括 3 个:药物靶点发现、药物结构优化、药物活性筛选。在靶点发现方面,人工智能的优势在于整合了基因组学信息、生化属性以及目标溯源性;在药物结构优化和活性筛选两方面,机器学习技术已有大量应用,包括支持向量机、随机森林和朴素贝叶斯学习等技术。中药结构复杂,靶点信息烦琐,借助 AI 强大的数据分析能力进行分析,可以预测中药的生物学基础,再通过实验进行验证。宁波大学陈宇综教授为支持"AI+ 生物信息学分析"的中药机制研究工作,建立了天然产物活性数据库(natural product activity and species source database, NPASS)(https: //bidd.group/NPASS/)。

生成型预训练变换模型(Chat Generative Pre-trained Transformer, ChatGPT)是由 Open AI 公司开发的人工智能产品,在通用大型语言模型(Large Language Models)的支持下,生成类似于人类编写的文本,已用于教育、医学等多个领域,显示出巨大潜力。ChatGPT 能借助人机对话界面,允许使用新颖的案例,通过生成问答任务,形成独特的叙述性回复,更好地以对话互动的方式呈现医学信息。GPT 类技术覆盖自动文本生成、自动文本摘要、语义搜索、机器翻译和文本挖掘与分析等,具有用于医学诊断、治疗、监测、规划工作流程和健康促进等方面的潜力。因此,ChatGPT 及 GPT 类技术等生成式的人工智能系统在基因的表达和分析、药物的发现及预测、临床疾病的诊疗与预防、健康信息的获取和使用方面产生了具有重要意义的变革性开拓。ChatGPT 及 GPT 类技术具有常规实验的补充潜能:一是借助 ChEMBL 和 DrugBank 等专业数据库,将数据转换为计算机的可读格式,成为药物发现和评估的信息资源及方法,加速各类药物的发现;二是其能够产生类似人类的反应,形成生物代码,如 Google 计算用户搜索和查询的内容和各类文本(两者都由一系列字母表示),不受自然或化学供应商提供的化合物的限制进行分析和合成,挖掘潜在的副作用或与其他药物的相互作用,识别潜在药物靶点,从头设计新药和优化候选药物;三是技术的进步使其以更低的成本和更高的效率,与可能的纳米材料进行药物组合,探索更高级别的药物靶标预测及药物利用度预测,为生命的基石提供了新颖的解决方案。人工智能的发展为中药研发提供了更多的技术手段,是中药研发的重要工具。ChatGPT 及 GPT 类技术是一把"双刃剑",既具有强大的功能,可触发和驱动医学领域的变革性开拓,但也存在潜在风险,应加以防范。

8. 系统生物学　系统生物学从整体角度开展生物系统的多样性和关联性研究,分析生物系统的各个层次和各层次间相互关联的信息。系统生物学基于基因组检测获取蛋白质组、基因组、代谢组等数据,在经过数据对比后,不断试验相关的数据直至得到目标指标。在我国,系统生物学被创新性地运用到中医药领域。系统生物学在中药研究中被广泛应用于分析药物的作用机制,比较方证的病理机制,特定疾病的核心药物筛选,寻找药物对应靶标分析药物的毒副作用等领域。

(1)蛋白质组学技术:蛋白质组学技术主要是指利用双向电泳进行蛋白质分离,再用计算机软件进行图像分析,然后通过质谱分析技术及蛋白质数据库信息对目的蛋白进行分析和鉴定的方法。随着蛋白质组学技术的不断发展,其已被运用到中药研究领域。

目前用传统方法进行中药研究的过程中发现提取和纯化程度越高,疗效越不理想;对中药的作用机制仍然处于初步认识阶段,多数停留在药效观察水平等问题。蛋白质组学技术的应用,使科研人员通过比较分析正常个体和病理个体间的蛋白质组,寻找疾病特异性的蛋白质分子,使其成为设计新型药物的分子靶点,或为早期疾病筛查提供分子标志。并且通过用药前后组织或细胞的差异蛋白质组来评价中药的药效,针对其中特异表达或差异表达显著的蛋白质进行更深一步的后续质谱鉴定研究。中药具有组成成分多、靶点数目多的特征,在中药研发过程中结合蛋白组学技术的优势和长处,可以快速有效地寻找到中药表征的有效靶点,建立中药药物的相互作用网络和蛋白作用网络并展开分析。通过蛋白质组学技术,开展中药毒性研究,揭示中药产生毒性的作用机制,找出其关键环节和作用靶点,予以干预后可达到减轻其毒性作用的目的。这种分析研究方法可以加速中药活性的筛选过程。

但蛋白质组技术本身仍存在不足,主要表现对整体蛋白质的辨别分离能力以及分离后蛋白质的回收等有待改进与提高,对疏水性强、相对分子质量较小和较大、酸碱性较强的蛋白质及其他具有重要生物学意义的痕量蛋白分离较困难。虽然如此,蛋白质组学技术迅速发展,已成为后基因组时代最主要、最重要的研究体系之一。

(2)基因组学技术:基因组学技术是利用信息技术和生物学等对生物体的全部基因展开相关研究,目的在于探索生命活动运行的内在规律,该技术目前在生物医药等多领域得到了较多的应用。基因组学可以帮助了解药物在生物体内的代谢过程,预测可能存在的作用靶点,分析基因遗传变异对药物效应可能造成的影响。基因组学的广泛应用开启了"精准药物"的新时代,例如使用测序基因分型(genotyping-by-sequencing, GBS)对红花和相关物种进行系统发育研究。

(3)代谢组学技术:代谢组学技术通过精确捕捉疾病生物标志物、反应代谢物以及功能化合物之间的分子相互作用来验证药物的系统治疗作用及相关治疗机制。21世纪以来,代谢组学技术的应用为中医药学研究提供了新的路径。在临床上,测定中药治疗后生物代谢物的种类和数量对中药治疗疗效的预测至关重要。同时,代谢组学技术能够根据生物体的具体情况进行用药分析。将代谢组学与其他组学交叉,能够更精确有效地对中医证候类型进行预测。代谢组学侧重于研究生物标本中最具代表的代谢物,而这些代谢物可以被认为是疾病的生物标志物,因此,在此基础上提出新的疾病治疗方法被认为是可行的。代谢组学技术的普及克服了中医证候复杂性和模糊性的不足,对于临床治疗意义重大,为中医学机制的论证提供了新的思路和方法。

(4)单细胞组学技术:单细胞组学技术是指在单细胞分辨率下,对样品的一种或多种组学信息(如基因组、转录组、表观遗传组和蛋白组等)进行高通量检测的一类技术,其中以单细胞转录组测序应用最为广泛。单细胞组学技术能够在单细胞水平获得高分辨率的组学信息,为揭示复杂组织的异质性、阐明疾病的发病机制和研发创新药物提供了革命性工具。该技术可以通过最终生成的数据集更深入地了解驱动细胞异质性的关键生物学机制和过程,以及其与正常发育、衰老和疾病病因之间的联系。单细胞组学技术为中药有效成分发现、作用靶点筛选、作用机制发现等提供了新工具。

(5)转录组学技术:转录组学技术是在整体水平上研究特定生长周期或生理状态下某个细胞或组织所有基因转录及转录调控规律的一门学科。它包括编码蛋白质的信使RNA(messenger RNA, mRNA)和不编码蛋白质的非编码RNA(non-coding RNA, ncRNA)。转录组是决定基因表达与否、连接基因表达与表型的关键环节,它受外源和内源因素的共同调控,能反映内部基因组与外部物理特征的整体动态联系,符合中医整体观理论及中药多靶点整体网络调控的特性。从转录组学层面研究中药作用靶点,将有助于揭示中药多成分、多靶点、整体调节的分子机制,促进中药研发。

目前转录组学在中药靶点及机制研究领域仍然存在以下几个问题:①由于全转录组测序费用昂贵,目前多数研究仅仅是检测某种特定的 RNA 类型,例如 mRNA、ncRNA 表达谱。这种单一类型的 RNA 转录谱并不能全面揭示中药在转录层面的所有差异表达的RNA。②目前大部分研究仅进行了 RNA 表达谱筛选和逆转录聚合酶链式反应(reverse transcription-polymerase chain reaction, RT-PCR)验证,表明了中药与差异表达 RNA 的相关性以及潜在的信号通路。但更直接、更确切的治疗靶点和调控网络的发现仍需进一步开展关键 RNA 的干扰实验和相应结合位点研究。③不同类型 RNA 之间存在相互调控关系。然而,现有研究大多侧重寻找中药单一层面的 RNA 靶点,而忽视其网络调控关系。④转录组学技术能用于解释目前正在发生的基因变化,但导致其发生的遗传物质基础,以及该变化是否确切发生并带来了什么后果仍不得而知。

在系统生物学中,除了各个组学单独应用外,也包含功能性和综合性的多组学方法应用,可以将基因、转录组、蛋白质、代谢物和代谢物依赖性蛋白质等整套生物系统数据联合分析。随着当前药物研究从"一药一靶一病"的单靶点理念向多层次、多靶点整体调节的方向转变,越来越多的研究者开始关注多组学技术在中药研究中的应用。各种组学技术,如基因组学、转录组学、蛋白质组学、代谢组学等已经成为中药活性成分筛选、中药药理机制、中药复杂体系及中药材鉴别等的主要研究手段。由于生物体内复杂的调控关系,相较于单组学只能获得单一数据,多组学的运用在复杂疾病表型和生物体对药物的反应等方面有显著优势。多组学融合已经成为未来发展的重要方向,如在寻找中药作用靶标中通过提升通量、涵盖更多的靶标来提高靶标发现效率。同时,运用不同生物组学的分析方法,从各组学的角度展示靶点对应的疾病发生的原因,可以有效提升筛选出的靶点的有效性。综上所述,包括基因组学在内的多种组学与生物信息学的结合统一在临床上为中医治疗提供了新思路,同时加快了中药的现代化进程,为我国原研中药开发提供了助力。

三、中药监管科学的生产制造工具

在现代科学技术高速发展的推动下,我国中药生产制造工业通过装备工艺技术与现代信息通信技术深度融合,加快向高端化、智能化方向发展。在我国"十三五"期间和"十四五"初期,工业和信息化部通过开展医药工业智能制造试点示范、组织实施中药大品种先进制造技术标准验证及应用项目等,推动建设了一批中药智能化示范工厂。中华中医药学会发布的《2022 中医药重大科学难题》中指出,如何从系统角度应对原料和过程波动,借助自动化和智能化的中药生产制造工具,产出质量高度均一的制剂产品,仍是当前中药生产制造过程面临的重要挑战。中药生产制造工具的研发与利用,是促进中药工业发展的重要动力;对中药生产制造全过程的科学监管,是把握中药质量和推动中药国际化的重要环节,是促进中药监管科学快速发展的重要因素。

(一)连续制造和智能制造

近年来,国际上药品制造模式正逐渐由传统的间歇制造向连续制造(continuous manufacturing, CM)转变。我国中药生产也呈现出向连续制造和智能制造发展的趋势。美国 FDA《连续制造指南》将连续制造定义为由一系列 2 个或 2 个以上的连续单元操作(系统)组成的集成过程。在中药生产制造过程中,连续性制造和智能性制造的应用提高了生产效率和产品质量可靠性。及时总结中药连续制造最新技术和设备工具进展,有助于促进连续制造工具在中药生产中的推广应用,为中药制造高质量发展和科学监管提供参考。

中药连续制造涵盖生产单元智能质量控制技术与生产车间智能质量控制技术,包括中药材种植、前处理、提取、浓缩、制剂生产与包装、制剂装箱等全过程,而智能制造可应用于中药连续制造各个环节,而如何提高过程质量控制系统的智能化程度,已成为中药生产制造过程质量控制技术发展的瓶颈。

1. 生产单元智能质量控制技术　生产单元对应典型的中药生产环节,如种植、采收、饮片炮制、制剂前处理(提取、浓缩、精制和干燥)、制剂成型和包装等。此外,一些通用的智能质量分析和评价方法单独划分为质量评价环节。

(1)中药材种植:中药材生长环境的不确定性高,是中药产品质量波动性的源头。在中药材种植环节,系统利用传感器等感知技术、数据库技术和机器学习算法对中药生长环境湿度、温度、光照等因素进行监测、预警和控制,有助于提高药材质量可控性和种植收益。例如鸡血藤种苗培育基地的控制系统,能够通过信息采集系统实时监测各种环境因子,通过计算机控制系统对环境因子处理分析后,以指令形式调节鸡血藤生长需要的温度、光照等生长要素,让环境始终适合鸡血藤的生长,提高了药材质量的稳定性。又如中药材生产环境预警系统,能根据环境参数与环境信息判断是否需要预警,便于药农、药商及时采取措施,避免不良环境对药材生产造成不利影响。

(2)中药饮片炮制:中药炮制过程质量控制智能化提升主要涉及饮片洗、润、切、蒸、煮、炒等工序。感知的质量指标包括水分、灰分、盐分、色度、密度、浊度、电导率、有效成分含量等。应用的感知工具包括微波水分测定仪、电导电极、浊度仪、色度计和软测量模型等。典型控制应用包括过程终点判断,如根据清洗液的浑浊度或电导率判断饮片清洗终点,根据饮片含水量或硬度判断润制终点,通过在线检测炮制溶液指标成分的含量实现煮制终点快速判断等。在中药材净选环节,通过卷积神经网络识别药材图像,可实现不合格药材或杂质的智能判断。

(3)中药提取:提取是中成药制造的关键环节。提取过程质量控制智能化提升重点包括两个方面。一是提取过程工艺参数(如水量、温度)和提取过程状态(如微沸状态、泡沫溢出消除)的稳定化控制,例如通过温度变送器、压力变送器、蒸汽调节阀组合使用来控制沸腾状态;二是通过在线近红外(near infrared, NIR)、在线紫外(ultraviolet, UV)等感知工具,实现对指标成分或大类成分的含量的在线监测,进而通过趋势分析或与目标值比对实现提取过程的终点智能判断。

(4)中药浓缩:中药浓缩环节质量控制智能化提升主要包括以下两个方面。一是浓缩工艺参数(如真空度、温度、液位、泡沫状态等)的稳定化控制,如应用光电传感器判断泡沫产生,如有泡沫则开启真空阀予以消除;二是通过在线 NIR 等感知工具,实现在线监测浓缩液相对密度或成分检测,并结合多变量统计方法判断浓缩终点。此外,在乙醇回收过程中可通过在线折光仪或电导率仪测定冷凝液乙醇浓度,进而判断回收终点。例如采用反应动力学模型表征感冒灵颗粒浓缩过程中蒙花苷的降解规律,可以获得温度、时间与蒙花苷含量变化的定量关系,实现根据浓缩温度设定物料停留时间,保证蒙花苷的转移率。

(5)中药精制:中药精制环节包括醇沉、萃取、柱色谱和离心分离等。除采用近红外或者中红外等感知工具建立指标成分的在线定量分析模型,并进行过程终点判断外,还针对醇沉操作中的控制难点,如乙醇浓度检测、上清液与沉淀分离等,设计了相应的智能化控制方法。例如在醇沉上清液出液过程中,通过检测固液界面或者在出液管道上设置浊度仪,来避免出液不完全和析出沉淀等问题。

(6)中药制剂成型环节:中药制剂成型环节智能化应用主要涉及混合、压片、胶囊填充、包衣、制丸、滴丸滴剂和贴膏剂成型环节。在混合环节,采用微电子机械系统(micro-electro-mechanical system,MEMS)近红外传感器,并结合创新的批内自适应建模方法,实现不同混合工艺条件下的混合终点判断。在制剂包衣环节,采用近红外样本图谱与参考图谱比较,对包衣进行终点控制。在滴丸滴制工序,通过模糊控制调整滴盘进液口开度,将滴盘液位控制在稳定状态,实现恒定的滴制速度。在贴膏剂激光打孔工序,应用激光振镜扫描和二氧化碳激光超微切孔技术,实现在每个中药片上切出直径小于0.3mm、行列间距为5mm的密集小孔阵列,发挥增强产品的透气性的作用。

(7)中药质量评价:可通过智能感知的质量指标多样,如药物成分、水分、辅料等物质含量指标,形色、气味等感官指标,质构特性和光学特性透射值等物理指标,片剂崩解时间、颗粒溶化性等剂型控制指标等。通过智能感知工具和人工智能算法可实现鉴别、含量测定等质量控制应用。例如,在颗粒溶化性评价中,以溶液中的粒子数量和粒径值为自变量,通过软测量模型计算待测溶液的浊度值,并据此判断溶化性。在中药注射剂质量评价中,应用高光谱技术预测多项化学指标和多项活性指标并测定色度。

2. 生产车间智能质量控制技术 自动化和数字化基础设施建设是车间级或工厂级智能质量控制技术实现的基础。在中药智能工厂建设中,一般采用纵向集成的思路建设覆盖管理层、车间层和控制层的综合信息化系统,如企业资源计划(enterprise resource planning,ERP)、生产执行系统(manufacturing execution system,MES)、数据采集与监视控制(supervisory control and data acquisition,SCADA)、可编程逻辑控制器(programmable logic controller,PLC)/分散控制系统(distributed control system,DCS)等,并积极应用工业物联网、射频识别(radio frequency identification,RFID)、过程分析技术(process analysis technology,PAT)等实现生产数据、设备状态数据、质量数据和能源数据的现场实时自动采集和传输,通过现场数据与生产管理软件的信息集成,提升生产管理决策的透明度和质量控制数字化水平。

智能质量控制技术可划分为智能质量感知、智能工艺认知和智能过程控制三个方面。其中智能质量感知技术主要包括质量信息的智能检测,如机器视觉等传感器应用、在线测量技术等;智能工艺认知主要对应工艺建模和仿真技术,体现对中药制造过程质量形成规律的理解;智能过程控制主要是对关键工艺性能或关键属性实施调控。智能质量感知技术是获取中药生产过程质量信息的前提和基础,相关感知工具可以作为独立的生产现场质量检验系统,也可以与装备或控制系统构成闭环在线质量控制系统。智能工艺认知技术是中药生产过程智能质量控制的核心。工艺认知的目的在于加强对制药工艺的理解和获取工艺知识体系,如中药复方制剂质量的过程影响因素识别、产品质量形成规律、原料质量波动和传递等。获取工艺知识的可能途径包括:①数据驱动模式,即结合生产数据,识别生产过程关键属性和关系,结合人工智能技术建立数据驱动的工艺模型,预测过程质量变化趋势。②机制驱动模式,如采用数值模拟、计算流体力学、离散元等工具建立过程模型,未来还可采用"数据+机制"双重驱动的方式提高中药制剂工艺认知水平。③针对中药制药过程质量控制系统,构建知识图谱或工艺知识库。

目前,我国中药制剂生产已经进入智能化初级阶段,智能质量控制技术运用已从中药材种植到成药成型的中药生产全过程。未来怎样促进中药发展,道地药材质量把控及中药炮制是中药发展两大难题。建议研发生产全过程复杂系统建模技术,实现基于模型的生产全流程智能决策和质量持续改进;研究符合中药物料特点的连续制造装备,加速系统集成技术创新与应用,促进中药制造装备智能化升级,提高中药品质均一性和制造可靠性,将中药产品整体质量的形成规律透明化。

(二)合成生物学

合成生物学是 21 世纪新兴的一门学科,是在基因工程、代谢工程等学科的基础上形成的整合学科。合成生物学以生物学为基础,融入工程学的模块与系统设计理念,以达到人工改造并优化生物合成过程中有关的生物元件,或者合成全新的具有定向性能的新生物体的元件、器件或模块,设计更加系统稳定的生物体系的目的。由此形成的合成生物体系将在能源、医学、材料、环境、天然化合物等领域达到规模化应用。合成生物学是生命发展过程中人类第一次将生命科学工程化的学科。合成生物学的内容包括合成生物学系统的设计与组装、调控与优化。在生物合成系统设计上主要包括底盘选择、合成生物系统所需元件和途径挖掘、计算机辅助设计与分析、生物合成系统的构建与组装等方面。

中医药是我国的瑰宝,在我国数千年的历史长河中对人类的健康有着决定性作用。中药防治和干预疾病时发挥作用的物质基础就是药用植物中的药理活性成分,这些活性成分主要包括生物碱类、甾体类、多酚类、萜类等,是植物进行次生代谢产生的复杂化合物,也是中药治疗疾病的根本。在植物细胞、组织等的分化与完善过程中,这些次生代谢产物在特定的部位逐渐积累,但是总含量较低,因而入药部位少,药用成本高。采用化学法合成植物的复杂次生代谢产物,存在合成步骤烦琐、合成成本高、环境不友好等缺点,使得药用植物生物活性成分无法大量人工合成。而合成生物学可以将对中药材中成分活性高的成分进行生物合成、定向培育,促进中药的产业化。中药活性成分合成中的关键技术包括基因原件的设计改造、底盘细胞的选择和改造、代谢途径的构建、生物合成工艺优化。合成生物学的发展为药用植物活性成分的研究注入新的动力,对于药用植物活性成分的生物合成研究也取得了巨大进展。合成生物学方法具有高效、经济、稳定、绿色环保、周期短等优点,是现代新药的创新途径,也是现代中药产业发展的重要技术。

(三)3D 打印

3D 打印技术,又称为"添加制造"(additive manufacturing)技术,也称增材制造或增量制造。根据美国材料与试验协会(American Society for Testing and Materials,ASTM)2009 年成立的 3D 打印技术委员会公布的定义,3D 打印是一种与传统的材料加工方法截然相反,基于三维 CAD 模型数据,通过增加材料进行逐层制造的方式。其原理是将可塑性高的材料熔化,将计算机三维模型设计的尺寸,转化为三维数据打印,通过分层加工、逐层堆叠积累黏合,最终把模型图变成三维实物。3D 打印技术内容涵盖了产品生命周期前端的"快速原型"(rapid prototyping)和全生产周期的"快速制造"(rapid manufacturing)相关的所有打印工艺技术。生物打印的最终目的是建立仿生的体外结构,从而为疾病建模、药物筛选、药理毒理机制研究、再生医学提供工具。3D 打印在疾病模型建立方面具有优势,包括癌症、肝脏、心脏、肾脏、肺脏等模型。在中药制备与成型工艺方面具备优势,主要包括立体光固化成型技术、喷墨成型技术、熔融丝沉积成型技术等。

四、中药监管科学的监管工具

中药从药物研发到药物上市的全过程的科学监管是促进我国中药产业蓬勃发展的重要环节。在此过程中,怎样借助监管工具提高中药监管的客观性、科学性、简便性是促进中药监管科学发展需要思考的问题。中药监管工具包括评价工具、药物警戒工具、快速检测工具、远程监督工具等。

1. 评价工具　从中药新药开始研发至今,中药临床疗效的评价工具主要包括:可以客观地度量和检测血压、心率、血液生化指标的工具;可以评估患者主观感受的问卷、量表工具。证候类中药的研究是近几年中药创新研究的热点,但如何评价证候类中药的临床疗效是目前研究的难点。现如今中药临床评价过程中缺乏将患者主观定性的主观感受转化成客观定量的测量工具,这是中药发展过程中的难点。证候测量工具是一个有效的、具有中医药特色的评价工具。然而,测量工具的研究尚在途中。测量工具怎样结合现代科学技术,怎样使其建立的目标更明确(如未说明是属于判别类或评价类)且过程更程序化,怎样对已建立的测量工具进行测量特性的考评,以及其在不同类型人群中应用的信度、效度和反应度往往不得而知。

2. 药物警戒工具　药物警戒(pharmacovigilance, PV)是指发现、评价、理解和预防不良反应或其他任何可能与药物有关问题的科学与活动,其核心思想是通过借鉴风险管理的理念和方法,以实现患者用药最佳获益风险比,从而达到保障患者用药安全和维护公共卫生安全的目的。药物警戒不等同于药物不良反应(adverse drug reaction, ADR)监测,药物警戒的范围更广、内涵更丰富,不仅包括合格药品在正常用法下出现不良反应的监测,还包括对药品质量问题、药物滥用及错用问题的监测;既包括药品上市前与安全性相关的毒理学研究和临床过检,也包括上市后的药品不良反应监测与安全性再评价。简而言之,药物警戒涵盖了药品全生命周期安全性风险的发现、评估、警示与管控。中药成分复杂,并且随着人们对中药安全性问题认识的不断深化、检测手段的不断发展、药品监管体系的不断完善以及社会舆论媒体对中药安全性问题的广泛关注,中药安全性问题比以往任何时期更易被发现、披露和处理,更推动着我国建立和完善中药药物警戒技术体系,这也是推动中药监管科学发展的重要环节。

药物警戒工具在中药监测过程中是不可或缺的一部分,包括建立模型、设置软件、监测心肝肾等药物不良反应等。例如利用分子 DNA 条形码作为植物药警戒工具来评估药用植物质量的真实性与一致性。利用数字软件建立药物不良反应监测系统,评估人体器官的不良反应。美国应用监管科学部(Department of Applied Regulatory Sciences, DARS)正在研究复杂的体外模型的应用,包括诱导多能干细胞(induced pluripotent stem cells, iPSC)和微生理系统,以减少和取代动物实验,以填补有关这些检测方法在监管使用环境中的潜在效用的信息空白,并评估可重复性、质量控制和性能标准。这包括对肝脏微生理系统的研究,用于测定药物毒性、代谢和积累,以及 iPSC 衍生的肝脏和心脏细胞的其他研究。

3. 快速检测工具　快速检测方法作为一种监管工具,成为加强相关中药材及中药制剂风险评估的重要步骤,可加强对中药临床疗效的评价及有效减少临床安全问题的出现。快速检测工具被应用到中药研究领域,包括生物标志物、色谱法(薄层色谱法、液相色谱法)、荧光传感器法、酶联免疫吸附法(enzyme-linked immunosorbent assay, ELISA)、胶体金免疫色谱法(colloidal gold immunochromatography assay, CGICA)和近红外光谱法(near-infrared spectroscopy, NIRS)、微流控环介导等温扩增技术等。

生物标志物是用于显示生理、疾病状态或者干预效果的客观指标。常见的生物标志物包括生化分子、组织病理学特征、放射学影像特征等。生物标志物为临床试验中筛选符合特定入选标准的病例、评估中药干预效果提供了可量化的指标。

色谱法,尤其是高效液相色谱法,是一种较为成熟的药物分析手段,主要被应用于中药检测、化学药物以及生化药物检测,能够高效分析和鉴别药物有效组分、测量药品成分含量,进而为药品质量的保证提供技术支持。中药领域常用于检测有效成分、药物浓度和抗生素等药物残留情况。

双重实时荧光定量是一种高灵敏度、高特异性、快速的检测方法。同时对中药制剂中大肠埃希菌及沙门菌进行检测,可以在中药制剂研发、生产、储存、销售、流通环节有效地实现细菌监测,对保障药品安全具有重要意义。该方法具有过程自动化、低成本、高效率等优势。

ELISA是一种免疫学分析方法,基于酶的抗原-抗体识别特异性和高效的生物催化特性,将酶与抗体或抗原结合,催化底物品色转化为可见的颜色信号,将其通过酶标仪分析转换成相应的数字信号,实现对待测物的定量检测分析。该检测法具有较高的灵敏度,对样品分析速度较快,可在短时间内处理大量样品,节省分析时间,降低成本。

微流控环介导等温扩增技术是采用微流控芯片搭载环介导等温扩增技术,应用于中药饮片致病微生物的检测方法,具有简单、快速、准确、灵敏等优点。

4. 远程监督工具　中药新药从中药研发、临床前研究、临床研究到上市后药物不良反应监测的全过程都需要科学监管。怎样寻找或开发监督工具来实现高效、科学的监管是值得思考的问题。美国FDA在药物监管方面做出了探索。

根据《联邦食品、药品和化妆品法》(Federal Food, Drug and Cosmetic Act, FFDCA)和《公共卫生服务法》(Public Health Service Act)要求,药物在审批前须提交其产品安全性的证据,即非临床安全性研究数据以确定产品安全性。FDA要求开展安全性评价研究的非临床实验室符合药物非临床研究质量管理规范(GLP)(《联邦法规》第21篇第58部分要求),目的是保证企业提交的临床前安全性研究资料的真实、准确和完整,从而达到确保临床受试者安全以及保障产品上市后使用者的安全。GLP认证是推动实现药物安全性评价与国际规范接轨的重要步骤。FDA通过现场审查或远程审查对具体试验项目开展是否符合GLP要求的检查,来确保临床受试者的安全以及保障产品上市后使用者的安全。

FDA药物评价与研究中心(CDER)监测和流行病学办公室开发了信息可视化平台(information visualization platform, InfoViP)。InfoViP结合了自然语言处理(natural language processing, NLP)功能(计算机程序理解人类语言和书面语言的能力)、机器学习(一种可用于设计和训练软件算法以学习和处理数据的技术)和高级数据可视化(从原始数据创建的图像,允许人类处理信息)。InfoViP是作为决策支持软件工具开发的,以发现更深入的见解、作出预测或生成建议,支持上市后安全监控,旨在支持安全审查员、分析师和决策者做出更好、更快的决策。

在中药监管过程中,借鉴先进的监管工具,结合中药自身特点和现代先进的科学技术,促进中药远程监督工具的研发,使中药监管过程更加简便和科学,将进一步加快中药的研发和审批。

第四节　中药监管科学的新方法

与世界上大多数国家和地区的传统医药或者天然药物的非主流地位不同,中药作为我国特有的药品类别,是中医药传承的物质载体,也是我国公共卫生服务的优势和特色。因此需要加快构建符合中药特点的审评审批制度体系,探索建设完善技术规范和指导原则体系,深化中药审评审批制度改革,建立完善符合中药特点的监管体系,持续强化中药质量安全监管,促进中药产业高质量发展。2023 年 2 月 10 日国家药品监督管理局关于发布《中药注册管理专门规定》的公告(2023 年第 20 号),自 2023 年 7 月 1 日起我国的中药注册管理有了新的变化。文件指出将中医药原创思维、中医药理论及整体观作为原则,将坚持以临床价值为导向,结合不同的中药类别有不同的注册及监管方法,目前分为中药创新药、中药改良型新药、古代经典名方中药复方制剂、同名同方药等类别;鼓励将真实世界研究、新型生物标志物、替代终点决策、以患者为中心的药物研发、适应性设计、富集设计等创新研究方法用于中药疗效评价。该规定为中药监管科学提供了新方法。

中药监管新方法是实现中药产业现代化发展的关键。这需要运用现代科技评价质量与保证安全,加强法规标准完善严格监管,采取科学的研究方法验证有效,为中医药走向世界提供更加充分的保障。这需要政府与产业加大投入力度与合作,共同推进中药监管现代化。

一、创新临床试验方法

临床试验是新药研发中耗时最长、成本最高的过程。由于药物临床试验进展落后于疾病步伐,许多严重危及生命的患者仍在等待治疗之中。在保证研究质量的同时,创新各种监管科学工具、方法和标准,缩短临床研究时间是关键。将创新临床试验方法应用在中药研究之中,可为中药监管科学的新方法提供参考和借鉴(表 6-2)。

表 6-2　创新临床研究方法

临床试验设计创新	定义	作用
适应性设计	是一种前瞻性的设计研究,这种设计根据研究中受试者数据(通常是中期数据)分析,及时发现和调整一个或多个特定方面的研究设计和假设	较早识别无效的治疗,减少资源浪费而将资源重新分配给更有前景的治疗
富集策略	一种能够选择对受试药物获益可能性最大的受试人群的前瞻性研究方法	减少临床试验规模、研发时间和研发成本
临床试验网络的建立和"主实验方案"	同一个临床试验基础设施架构下,同时进行多个药物临床试验的研发模式	通过集中化的程序、体系,从而能优化临床试验设计和开展

（一）适应性设计

因新药开发竞争和临床需求,加快药物开发上市需要符合伦理要求的更快速、灵活的临床试验设计,在不同阶段、目的的临床试验中诞生了不同的适应性设计（adaptive design, AD）。其作为一种有效、灵活的临床试验设计工具,已在临床试验过程中广泛使用。适应性设计指基于试验对象已积累的数据,允许对临床试验设计的一个或多个方面进行前瞻性计划改善的临床试验设计。与传统临床试验设计相比,适应性设计具有更大的灵活性,其可通过早期停止试验、调整样本量、调整随机方案等方法来提高试验效率,从而最大时受试者的利益最大化,也更加符合临床试验伦理要求。

适应性设计的目的在不同的临床试验分期有所不同。

Ⅰ期试验可通过适应性剂量发现设计（adaptive dose-finding design）,探索最大毒性剂量,并为Ⅱ期试验提供推荐剂量。

Ⅱ期试验可应用适应性随机化（adaptive randomization, AR）、成组序贯设计（group sequential design）等方法加快临床试验进程,为Ⅲ期试验做准备。

Ⅲ期试验中也有样本量调整（sample size re-estimation）、适应性随机化、富集设计（enrichment design）等适应性方法可提高临床试验效率。

1. Ⅰ期试验　Ⅰ期试验可应用适应性剂量发现设计,确定最大毒性剂量,并为Ⅱ期试验提供推荐剂量,该方法可分为基于规则的设计（rule-based design）和基于模型的设计（model-based design）。在基于规则的设计中,传统 3+3 设计（traditional 3+3 design）的应用最为广泛。其通过预先设定的规则,依据试验对象可能出现的剂量限制性毒性反应来调整试验进程,如 3~6 个研究对象中出现 2 个及以上限制性毒性反应,则停止试验。此外,基于规则的方法还有加速滴定设计（accelerated titration design）、两阶段设计（two-stage design）、3+1+1 设计（3+1+1 design）等。基于模型的设计多通过贝叶斯框架实现,较常用的方法是连续性再评估法（continual reassessment method）,该方法利用试验累积的剂量及反应信息,对剂量毒性关系进行建模,并随研究对象的纳入不断更新,从而获取最大毒性剂量。

除了贝叶斯框架模型外,还有过量控制增量（escalation with overdose control）、毒性和疗效联合作为终点（use toxicity and efficacy as endpoints）等方法。

相关研究表明,基于规则的设计较保守,可能存在因受试剂量低于治疗剂量而未达到治疗效果的情况,但因其具有操作简单、易于理解的优势,也得到了较多使用;与基于规则的设计相比,基于模型的设计模拟效果更佳,能更快得到更为精确的Ⅱ期推荐剂量。但由于实施难度较大,对研究者要求也较高,应用方面仍受到一定程度的限制。

2. Ⅱ期试验　Ⅱ期试验也涉及对剂量的探索,相关适应性方法类似于Ⅰ期试验的剂量发现设计。此外,Ⅱ期试验还应用了适应性随机化、成组序贯设计、富集设计等适应性方法,以下分别进行说明。

（1）适应性随机化:在传统临床试验中,随机分配方案不会发生改变;而适应性设计的随机化允许依据积累的试验数据结果来调整受试者的分配概率,使之后纳入的受试者有更大可能接受更好的治疗方案,更加符合伦理要求。适应性随机化可分为协变量适应性随机化（covariate-adaptive randomization, CAR）、反应适应性随机化（response-adaptive randomization, RAR）等。协变量适应性随机化可通过最小化等方法,平衡组间重要协变量来得到正确、可信的推断结果。反应适应性随机化可使更多的受试者分配到干预疗效较好的组,有利于提高试验效率,实现受试者利益最大化。但有研究表明,适应性随机化存在潜在的偏倚,对长期的试验可能造成更大的影响;也有研究表明,适应性随机化在长期和短期试验中均有较好的效果。

（2）成组序贯设计:随着临床试验的进展,当积累的数据足以证明治疗药物有效或无效时,应用成组序贯设计可早期停止试验,缩短试验时间,同时也减少了需入组的样本量。值得强调的是,在设计方案中必须详细说明停止规则,且在试验进行中不能随意改变。根据中期分析的结果,成组序贯设计可通过传统频率学方法设定停止界限,或通过贝叶斯计算后验概率及预测概率,决定下一阶段试验的实施。成组序贯设计还可扩展为多臂多阶段试验（multi-arm multi-stage trial）,即多个试验组与单一对照组进行比较,能大大提高研究效率。

（3）富集设计:传统随机对照试验更倾向于一般人群的平均效应,但在抗肿瘤治疗中,分子靶向治疗已是大势所趋。富集设计是指针对性选择最可能获益的对象进行试验,以达到放大治疗效果、避免更多对象暴露于可能的毒副作用的目的,同时也提高了试验效率。富集设计在基因及更广泛的层面,将生物标志物阳性作为受试者纳入条件,即仅纳入阳性受试者进行试验,以取得更好的试验结果。生物标志物相关的适应性设计方案形式多样,在Ⅱ期和Ⅲ期试验中均有应用,但有研究表明,由于Ⅱ期试验的样本量较少,所得的结果不稳定,据此可能得出错误的结论。故Ⅱ期试验采用生物标志物设定纳入条件时应谨慎考虑。

（4）无缝Ⅱ/Ⅲ期临床研究:Ⅲ期试验的主要目的是确证干预的临床疗效。传统随机对照试验的Ⅱ期和Ⅲ期分开进行,但其中各流程耗时较长,导致试验总时间延长。无缝Ⅱ/Ⅲ期设计的试验使两期试验直接连接,节省研究时间,提高研究效率,同时可利用Ⅱ期累积的数据进行分析,充分利用了试验中产生的信息。当Ⅱ期初步发现可能有效的药物时,无缝Ⅱ/Ⅲ期设计的初步期可继续进行确证试验,在此过程中不停止招募患者。在中期分析时,还可与样本量再估计、适应性随机化、剔除无效治疗组等适应性方法结合使用,选择合适的治疗组进行下一步试验,但整个过程需要注意控制总的Ⅰ类错误率。Ⅰ/Ⅱ期、Ⅱa/Ⅱb期等也可应用无缝设计来缩短研究时间、提高试验效率,同时充分利用试验中积累的信息。

3. 临床试验网络的建立和"主试验方案"　传统临床试验简单直观,能够胜任对新药安全性和有效性的验证,但传统临床试验面临着各种挑战或局限性。首先,研发需消耗大量资金和时间。除了针对药物、治疗和评估程序本身的费用外,配套机制和平台的投入,包括机构申报、基础系统建立（如电子病历系统）、临床中心监管、质量与数据监管委员会以及伦理委员会也都需要大量资金。而一般每个传统临床试验都需要从零开始建立一个独立的申报和执行体系,且仅能够评估面向同一种疾病的一种或几种固定药物,导致资源重复利用率低下。其次,在试验周期上,单个临床试验从前期准备到完成所需时间一般为5~6年,且可能因各类因素（如申报周期长、患者招募不足）而延期。即使在投入大量时间与金钱成本后,新药研发的成功率依然不容乐观。

为解决传统临床试验面临的问题,试验模式不断更新,主方案是一种得到了广泛应用的新型试验设计。与传统临床试验不同,主方案允许多个子试验共用对照组与临床终点、数据收集和统计方法,也可对一种疾病的多种疗法进行评估,加速研究进度、增进多方合作、节省资金和资源,使被证明有效的药物早日服务于患者。常见的主方案设计包括利用不同的子方案同时检验一种药物对于多种疾病的临床效果的篮式试验、同时检验多种药物对于一种疾病的临床效果的伞式试验和同时检验多种药物对于多种疾病的临床效果的平台试验。

(1)篮式试验:根据药物的作用机制(单靶点 vs. 多靶点抑制)及患者的分子选择,篮式试验的设计方式可以分为以下 3 种:①同一药物,多个肿瘤类型(或不同的疾病),即一个化合物靶向多个疾病。通过将几个平行试验融合成一个试验,简化了试验操作,提示将不同类型的癌种 / 疾病集中治疗,以便募集到更多的或所有的研究人群。②同一药物,同种基因改变,多个肿瘤类型(或不同的疾病),即一个化合物靶向因某个特殊分子的改变而导致的几种不同肿瘤。如甲磺酸伊马替尼(imatinib mesylate)的一项采用篮式设计的 II 期临床试验,研究对象为非胃肠道间质恶性肿瘤及 KIT 突变的患者。纳入患者的疾病类型包括骨髓增生异常或骨髓增生异常综合征、系统性肥大细胞增多症、高嗜酸性粒细胞增多综合征 / 慢性嗜酸性粒细胞白血病、隆凸性皮肤纤维肉瘤。这些疾病均与 Abl、Kit 或血小板衍生生长因子受体酪氨酸蛋白激酶相关。该研究将肿瘤治疗应答作为主要疗效终点,旨在确证伊马替尼的抗肿瘤活性。③同一药物,几种基因改变,多个肿瘤类型,即一个化合物靶向因某几个基因改变而导致的多种不同肿瘤。此类型的一个经典例子为评估克唑替尼对 ALK、MET 等中至少有 1 个基因突变的患者人群的疗效和安全性。该研究共纳入 23 个肿瘤队列(如胃肠道肿瘤、乳腺癌、肾癌、卵巢癌、甲状腺癌、肉瘤等),每个队列根据其组织病理学 + 基因突变命名,如 MET 突变的胃癌队列。每个队列均实施单臂、两阶段的设计,根据预期的响应率和发病率采用 3 种不同统计方式进行先验检验,该研究可被视为一项大型的基于篮式设计的 II 期多中心临床试验。

篮式试验有如下几方面的优势。第一,它可以为分子靶向制剂提供一个同时针对多种不同肿瘤的研究契机,其中还可能包括那些在靶向治疗的临床试验中难以实施的肿瘤类型。第二,在很多研究中,分子检测是在本地进行的,在患者入组之前不需要集中在一个中心检测,不过肿瘤组织和血浆常常需要留存起来用于随后的诊断测试和验证。篮式设计的这种特点缩短了初始诊断和 / 或确定纳入之后队列分配和启动治疗之间的时间。第三,篮式试验中的队列样本通常较小,常应用一阶段或两阶段的设计,即可以快速获得结果,得到足够的信息。

然而,作为一种新兴的临床试验设计方法,篮式设计本身也存在着一定的局限性,其中最主要的一点就是分子表达谱取代肿瘤组织学类型的假说。因为在一些研究中已经发现,肿瘤的组织类型比起生物标志物在对治疗的响应上预测性更强。甚至在篮式试验以外的其他研究中,人们认识到 V600E BRAF 突变黑色素瘤或毛细胞白血病对 BRAF 抑制剂有应答,而同样是 BRAF 突变的结肠肿瘤却没有。

然而这一点也是可以解释的,这与肿瘤的环境和位置对其突变谱的影响密切相关。为此,许多研究者注意到,目前的临床证据不足以支持分子结构参数取代肿瘤组织学类型的结论。因此,做好研究肿瘤类型的初筛,尽可能少地纳入无效肿瘤类型,可以有效提高篮式试验的成功率。如在传统试验已经证明有效的靶向药物和靶点的基础上开展篮式试验,或将解剖学与突变和功能分子谱通过蛋白组学技术结合起来,探索多基因检测的联合治疗等。

(2)伞式试验:不同于篮式试验用同一药物治疗不同疾病的设计,伞式试验则是针对不同基因突变而致的同一疾病,即一种疾病,几种分子亚型,几种不同的治疗药物。就如同撑起一把大伞,把具有不同驱动基因的某一种疾病聚拢在同一把雨伞之下,将不同的靶点检测在同一时间里完成,然后根据不同的靶基因分配不同的精准靶向药物,因此,有研究者又称其为"分子分配研究"(molecular allocation studies)。

其最大优势在于将非常少见的突变事件集中起来,变少见事件为"常见"事件,这无论对加速少见疾病的临床试验还是对于某一个体获得精准治疗的机会,都具有特别的意义。临床上常见的操作是根据疾病的驱动基因类型分出不同研究亚组,在全国研究网络组织下,根据患者特定的标记物进行筛选然后分配至对应的亚组研究。不同于篮式试验中亚组以单臂设计为主,伞式设计的亚组除单臂设计外,也常采用随机对照设计(对照为安慰剂或标准治疗),且更多应用于以确证为目的的试验中。

因此,随机的亚组根据疾病类型和阶段筛选合适的患者纳入标准,最终产生靶向治疗确定的证据。伞式试验样本量通常较大,且时间较长,需要一个强大的团队互助合作,尤其是学术界和制药企业之间的牢固合作。

与篮式试验相比,伞式试验一个比较直接的优势是针对特定肿瘤类型能够得出有意义的结论,在给定的试验队列中不易出现肿瘤异质性的问题。此外,在队列中发生随机分配到靶向或非靶向治疗时(尤其是包含标志物阴性的队列),药物的机制可以得到更彻底的评估,且预后和预测的标志物效应可以通过经验来区别。这种设计能够提供更有力的证据来支持新药疗效,提供一个容易描述的人口特征及适应证。

伞式试验最强的优势从另一个角度来讲也是它最大的缺陷,即该设计的"可行性"。特别是在罕见疾病中,在队列内根据分子突变再进一步划分亚型可能不会有什么收获,却会延缓整个试验的进度。一个原本就历时很长的试验因为纳入随机化或出现新的治疗标准(如肿瘤的治疗)耗时可能进一步加剧。

(3)平台试验:即以不间断的方式在单一疾病背景下研究多种靶向治疗,根据决策算法(通常为贝叶斯决策)允许治疗药物进入或离开平台,通过对多种治疗措施的比较研究,旨在寻找对该类疾病最好的治疗策略。与篮式试验或伞式试验对靶向药物的关注相比,平台试验更关注于疾病本身,在研究过程中不只是对初始药物的评估,还包括药物的联合应用、量化不同亚组间的疗效差异以及确保纳入的患者可以得到最好的治疗。由于历时较长(只要存在需要被评估的药物),又被称为"长期性试验"(standing trial)。平台试验从整体形式和运行看,是一种动态设计模式,更像是适应性设计的扩展,允许在试验过程中根据前期试验获得的信息和累计数据对关键因素进行修改。其主要特征如下:①评估多种药物在某一疾病异质群体中的疗效,明确假设治疗效果可能具有异质性。②研究耗时长,只要有潜在的适合被评估的药物,则试验继续。③试验包含多个治疗组,治疗组数量或某种特定药物可能会随着时间而改变。④确证了有效、无效或是风险大于获益的药物将会从试验中移出,而新的药物可以加入,试验继续。⑤采用响应-自适应随机化设计,该方法利用试验中已经得到的信息(包括外部信息),通过不断调整分组概率而将更多的受试者分配到处理效果更好的治疗组。响应-自适应随机化设计可以更好改善受试者的结局,增加最佳疗法有效性和不良反应的可用信息,同时缩短最佳疗法的评价时间。

与传统适应性设计只研究一种药物在同质患者中的疗效相比,平台试验可以同时评价多种药物,加速了对有效药物的识别,同时还可评价联合治疗以及确定对亚组患者的个体化疗法。然而,由于其自身"平台"属性的特征性,该方法的实现更需要持久的团队合作,更依赖创新性统计学方法以及在研究过程中更完善的组织和协调。同时,平台试验的设计初衷一定是将找到有效的治疗作为优先目标,而不只关注于对单个药物的评价。

主方案的提出与实施是临床研究模式的一次重大变革,其灵活的设计模式可以应对不断更新的临床前沿知识,以更快速的方式为患者寻求和确定最有益的疗法。通过诸如篮式、伞式或平台试验的主方案研究,提高了靶向药物的筛选和筛选成功率,减少药物评价与开发的时间,加速药物监管部门对研究药物的批准。除此之外,在主方案下的不同亚组研究共享同一基础平台,在总体预算方面也可能更具优势。并且,监管部门在审查完某一亚组研究提交的设计及平台情况后,随后提交的其他亚组研究可能无须再作为独立试验进行相同程度的认可和评价。

(二)真实世界研究

真实世界研究(real-world study,RWS),起源于实用性临床研究。1993年,真实世界研究首次在国外论文中使用,指在较大的样本量(覆盖具有代表性的更大受试人群)基础上,根据患者的实际病情和意愿非随机选择治疗措施,开展长期评价,并注重有意义的结局治疗,以进一步评价干预措施的外部有效性和安全性。

真实世界研究不全是观察性研究,其基本设计既可以是观察性的,也可以是干预性的。从本质上讲,研究问题决定了研究设计,研究设计决定数据获取方式和过程。患者接受的干预措施是事先存在的,并且是由患者和医生根据患者实际情况共同决定而不是研究实施者随机分配的。

1. 真实世界研究的定义　2021年4月13日,国家药品监督管理局发布的《用于产生真实世界证据的真实世界数据指导原则(试行)》认为真实世界数据(real-world data,RWD)是来源于日常所收集的各种与患者健康状况和/或诊疗及保健有关的数据。并非所有的真实世界数据经分析后就能成为真实世界证据,只有满足适用性的真实世界数据才有可能产生真实世界证据。真实世界证据(real-world evidence,RWE)是通过对适用的真实世界数据进行恰当和充分的分析所获得的关于药物的使用情况和潜在获益-风险的临床证据。RWS的定义为针对临床研究问题,在真实世界环境下收集与研究对象健康状况和/或诊疗及保健有关的数据(真实世界数据)或基于这些数据衍生的汇总数据,通过分析,获得药物的使用价值及潜在获益-风险的临床证据(真实世界证据)的研究过程。

FDA则是将RWD定义为从各种来源定期收集的与患者健康状况和/或医疗保健提供相关的数据。RWE是通过分析RWD得出的关于医疗产品使用和潜在收益或风险的临床证据。

2. 真实世界研究的特点

(1)研究的实施地点以及干预条件为真实的临床实践环境。

(2)受试者的选择一般不加特别的限制条件。

(3)干预措施和临床实际一样,并可由患者和医师进行交流而改变干预方法。

(4)需要良好设计的数据库,并记录患者(相对)长期随访结果。

与真实世界证据对应的是随机对照试验(radomized controlled trial,RCT)。RCT在循证证据中属于高等级,是评价药物安全性和有效性的金标准。而 RCT 和真实世界证据不能相互代替,简言之 RCT 的开展是在理想状态下进行的,是高度控制的人工环境;而真实世界研究则是在开放的环境下进行,环境复杂,因素众多。RCT 与 RWS 的比较见表 6-3。

表 6-3　RCT 与 RWS 比较

不同点	RCT	RWS
研究目的	有效性 / 安全性	临床实际应用中的效果
研究对象	纳排标准严格,人群异质性较低	无特殊限制
样本量	有限	大,尽量覆盖广泛的人群
干预因素	单一、严格	复杂
结局测量	特定症状或指标	多而广的具有临床意义的指标
优势	排除了环境及其他因素以及其他干预有关的影响,更加明确药物的有效性、安全性	在实际复杂的临床环境下分析药物的干预效应

3. 真实世界数据来源　药物研发有关的真实世界数据主要包括在真实医疗环境下诊疗过程的记录数据(如电子病历),以及各种观察性研究数据等。此类数据可以是开展真实世界研究前已经收集的数据,也可以是为了开展真实世界研究而新收集的数据。

我国真实世界数据的来源按功能类型主要可分为医院信息系统数据、医保支付数据、登记研究数据、药品安全性主动监测数据、自然人群队列数据等,以下简要介绍根据数据功能类型分类的常见真实世界数据来源。

(1)医院信息系统数据:医院信息系统数据包括结构化和非结构化的数字化或非数字化患者记录,如患者的人口学特征、临床特征、诊断、治疗、实验室检查、安全性和临床结局等,通常分散存储于医疗卫生机构的电子病历 / 电子健康档案、实验室信息管理系统、医学影像存档与通信系统、放射信息管理系统等不同信息系统中。有些医疗机构在数据集成平台或临床数据中心的基础上建立院级科研数据平台,整合患者门诊、住院、随访等各类信息,形成直接用于临床研究的数据。有些区域性医疗数据库,利用相对集中的物理环境进行跨医疗机构的临床数据的存储和处理,具有存储量大、类型多等特点,也可作为真实世界数据的潜在来源。

医院信息系统数据基于临床诊疗实践过程的记录,涵盖临床结局和药物暴露范围较广,尤其电子病历数据在真实世界研究中应用较广。

(2)医保支付数据:我国医保支付数据的主要来源有两类。一类是政府、医疗机构建立的基本医疗保险体系,进行医保支付数据库的建立和统一管理,包含有关患者基本信息、医疗服务利用、处方、结算、医疗索赔等结构化字段的数据;另一类是商业健康保险数据库,由保险机构建立,数据以保险公司理赔给付与保险期限作为分类指标,数据维度相对简单。医保系统作为真实世界数据来源,较多用于开展卫生技术评价和药物经济学研究。

(3)登记研究数据:登记研究数据是通过有组织的系统,利用观察性研究的方法搜集临床和其他来源的数据,可用于评价特定疾病、特定健康状况和暴露人群的临床结局。登记研究根据研究定义的人群特点主要包括医疗产品登记研究、疾病登记研究和健康服务登记研究三类,我国的登记研究主要是前两类。其中,医疗机构和企业支持开展的药品登记研究,观察对象是使用某种药品的患者,重点观察药品用于不同适应证的临床疗效或监测不良反应。

登记研究数据库的优势在于以特定患者为研究人群,整合临床诊疗、医保支付等多种数据来源,数据采集较为规范,一般包括患者自报数据和长期随访数据,观测结局指标通常较为丰富,具有准确性较高、结构化强等优点,对于评价药物的有效性、安全性、经济性和依从性具有较好的适用性,还可用于疾病自然史及预后研究。

(4)药品安全性主动监测数据:药品安全性主动监测数据主要用于开展药物安全性研究及药物流行病学研究,通过国家或区域药品安全性监测网络,从医疗机构、制药公司、医学文献、网络媒体、患者报告结局等渠道,进行数据收集。此外,医疗机构和企业自身建立的自有药品的安全性监测数据库也可能成为此类数据来源的一部分。

(5)自然人群队列数据:自然人群队列数据指对健康人群和/或患者人群通过长期前瞻性动态追踪观察,获取的各种数据。自然人群队列数据具有统一标准、信息化共享、时间跨度长和样本量较大的特点,此类真实世界数据可以帮助构建常见疾病风险模型,可为药物研发目标人群的精准定位提供支持。

(6)组学数据:组学数据作为精准医学的重要支撑,主要包括基因组、表观遗传、转录组、蛋白质组和代谢组等数据,这些数据从系统生物学角度刻画了患者在遗传学、生理学、生物学等方面的特征。通常组学数据需要结合临床数据才可能成为适用的真实世界数据。

(7)死亡登记数据:人口死亡登记是一个国家对其国民的死亡信息持续完整的收集和记录。目前我国有4个系统用于收集人口死亡信息,分别隶属于国家疾控中心、国家卫生健康委员会、公安部和民政部。人口死亡登记数据包含死亡医学证明书中的所有信息,记录了详细的死亡原因和死亡时间,可以作为人群分死因死亡率、重大疾病临床结局的数据来源。

(8)患者报告结局数据:患者报告结局是一种来自患者自身测量与评价疾病结局的指标,包括症状、生理、心理、医疗服务满意度等,患者报告结局在药物评价体系发展中越来越重要。其记录有纸质和电子两种方式,后者称为电子患者报告结局,其兴起与应用,使得患者报告结局与电子病历系统对接并形成患者层面的完整数据流成为可能。

(9)来自移动设备的个体健康监测数据:个人健康监测数据可通过移动设备(如智能手机、可穿戴设备)实时采集个体生理体征指标。这些数据常产生于普通人群的自我健康管理、医疗机构对慢病患者的监测、医疗保险公司对参保人群健康状况评估的过程,通常存储于可穿戴设备企业、医疗机构数据库以及商业保险公司数据系统等。由于可穿戴设备在收集生理和体征数据方面具有便利性和即时性等优势,与电子健康数据衔接可形成更完整的真实世界数据。

(10)其他特定功能数据:在制订RWE计划时,FDA认为区分RWD的来源和从该数据中获得的证据是有帮助的。在监管决策背景下评估RWE不仅取决于对用于生成证据的方法的评估,还取决于基础RWD的可靠性和相关性;这些构造可能引起不同类型的考虑。

1)公共卫生监测数据:我国建立了一系列有关公共卫生监测的数据库,如传染病监测、预防接种不良事件监测等,所记录的数据可用于分析传染病的发病情况、疫苗的一般反应和异常反应发生率等。

2）患者随访数据：在真实世界临床诊疗环境中，院内电子病历数据往往无法涵盖患者一些重要的临床指标，如总生存期、五年生存率、不良反应信息等，需要补充长期随访数据，才能形成适用的真实世界数据。患者随访数据主要是指以临床研究为目的，医院随访部门或第三方授权服务商以信件、电话、门诊、短信、网络随访等方式对离院患者开展临床终点、康复指导、用药提醒、满意度调查等服务，服务中收集的院外数据，通常存储于医院随访数据系统。通过与病历数据的链接，实现多源临床数据的融合，用以探索疾病发生机制、发展规律、治疗方法、预后相关因素等临床研究问题。

3）患者用药数据：患者诊疗过程药品使用数据包括患者信息、药品品规、药品用法用量以及不良反应等信息，通常存储于医院药品管理信息系统、医药电子商务平台、制药企业产品追溯和药品安全性信息数据库，以及药品使用监测平台等。伴随远程诊疗和互联网＋慢病管理模式的普及，存储于处方流转平台或医药电商平台的患者院外用药数据逐渐增多，此类数据的有效利用或拼接，可作为患者维度诊疗过程记录的真实世界数据来源。

随着医疗信息技术的不断发展，新的真实世界数据类型和来源会不断出现，但其具体应用还有赖于所要解决的临床研究问题，以及该数据所支持产生真实世界证据的适用性。

二、创新药学研究方法

（一）定量药理学

定量药理学（quantitative pharmacology）是在传统药物代谢动力学的基础上形成的新型交叉学科，主要运用应用数学和统计模型，寻找、理解和预测药物的药代动力学（pharmacokinetics，PK）和药效学（pharmacodynamics，PD）的行为特征；量化这些行为信息的不确定性；使得药物研发进程和药物治疗中基于数据的决策合理化的一门学科。定量药理学可在药物研发临床前研究及临床研究的各阶段为企业研发决策提供合理依据。

近年来，定量药理模型在药物适用人群及剂量优化中发挥的作用受到了普遍肯定。为了提高开发效率、优化合理用药，定量药理模型正逐步被引入中药研究中。主要有3种模型用于临床使用人群及剂量优化的探索。

1. 群体药代动力学（population pharmacokinetics，PPK）模型　PPK 模型通过数学表达式定量考察影响药物在机体吸收、处置过程中的生理、病理因素，用于阐释药物适用人群的特征。目前，PPK 模型在中药领域中的研究仍处于探索阶段，关于中药 PPK 模型的研究方向主要有 2 个：①用于中药与化药联合使用，建立化药 PPK 模型用于评价药物在不同人群中 PK 行为的变化。②选择中药中的某一个或几个有效成分作为 PK 标志物，进行 PPK 建模研究。

2. 药代动力学 - 药效动力学（PK-PD）模型　PK-PD 模型是将药物在体内的动态变化过程与药物效应之间的关系通过数学公式建立起来的模型研究手段，用于揭示剂量、时间与药效三者之间的内在联系。与传统 PK-PD 模型相比，中药 PK-PD 模型建立的基础依旧离不开有效性和安全性两大核心问题。关于中药 PK 和 PD 相关的国内外文献报道甚多,其中药效学模型大多采用直接效应模型,又称 Sigmoid-E_{max} 模型。目前,基于作用机制的 PK-PD 模型是研究方向的主流。

近年来,将群体模型与 PK-PD 模型结合的研究(即 PPK-PD 模型)开始受到越来越多的关注,从群体开展药物的 PK 与 PD 研究对药物适用人群及临床剂量带来的指导意义更大,但该方向的研究仍需基于传统的 PPK 模型及 PK-PD 模型研究。

3. PPK-PD 模型 PPK-PD 模型将群体统计学模型与传统的 PK-PD 模型结合,研究影响 PK 和 PD 的群体特征。目前中药领域的 PPK-PD 模型研究主要还是围绕中药和化药联用展开。在中药和化药联用的 PPK-PD 建模中,通常以具有相似药效作用的中药和化药为研究对象,但是 PK 仍主要围绕化药展开。目前,围绕中药开展的 PPK-PD 模型研究报道甚少。除了获得群体的 PK 与 PD 数据较为困难外,中药的物质基础复杂、药理作用机制多样,缺乏多成分模型研究的计算方法也是限制中药定量药理学发展的一大因素。

(二)本草基因组学

本草基因组学(herbgenomics)是从组学水平研究中药及其与人体相互作用的一门新兴学科,即利用组学技术研究中药基源物种的生物遗传信息及其调控网络,阐明中药防治人类疾病分子机制的学科,从基因组水平研究中药及其对人体作用的前沿科学。主要内容涉及结构基因组、功能基因组、蛋白质组、转录组、代谢组、表观基因组、宏基因组、药用模式生物、基因组辅助分子育种、DNA 鉴定、中药合成生物学、中药基因组学、生物信息学及数据库等理论与实验技术。

本草基因组学形成了高度综合的理论体系,包括从基因组水平研究本草的九大内容:中草药结构基因组、中草药功能基因组、中草药转录组和蛋白质组、中药代谢组、中草药表观基因组、中草药宏基因组、中药合成生物学、中药基因组学、中草药生物信息学等。本草基因组学的实验方法主要包括九大技术:高通量测序技术、遗传图谱构建技术、光学图谱构建技术、基因文库构建技术、突变库构建技术、组织培养与遗传转化、蛋白质分离纯化与鉴定技术、四大波谱技术及利用、基因组编辑技术等。基于本草基因组学的理论体系和实验技术,形成了该学科的七大应用方向:药用模式生物研究、阐明道地药材形成机制、基因组辅助育种、基因资源保护和利用、中药质量评价和控制、中药新药研发、指导相关学科研究。

本草基因组学为中药药性研究提供理论基础,为中草药次生代谢产物的生物合成和代谢工程提供技术支撑,为中药配伍研究提供科学依据,指导药物开发及合理用药,为实现个体化精准医疗提供重要信息和技术保障,为中药道地品种改良和基因资源保护奠定基础,推动中药农业的科学发展,对培养多学科人才充实到传统药物研究具有引领作用。本草基因组学正在促进前沿生命科学技术应用到中药领域,对中药现代化进程具有重大战略性科学意义。

(三)生物效应检测

生物效应检测(biology effective assessment)是利用药物对试验系所产生的生物效应,以生物统计为工具,运用特定的实验设计,测定药物有效性、安全性的一种方法,从而达到评价药品质量的作用。

中药在中医药理论指导下使用,具有多成分、多靶点、发挥整体作用等特点。当以理化检测方法等质量控制手段难以充分反映中药质量时,有必要研究探索生物效应检测方法,以弥补现行质量控制方法的不足。

国家药品监督管理局药品审评中心于 2020 年 12 月 17 日发布《中药生物效应检测研究技术指导原则(试行)》,旨在鼓励根据中药特点,研究探索建立生物效应检测方法,用于中药的质量控制,与现行质量控制方法相互补充,促进创新,鼓励新技术、新方法在中药中的应用。该指导原则为建立符合中医药特点的中药质量控制体系提供了更多的选择,同时也为保证临床用药的安全有效、质量可控提供了科学依据。

中药生物效应检测方法作为中药质量控制的新技术和新方法,不同于一般的药理学实验方法,需要具备药理学与药检分析的双重属性和要求,因此在方法的广泛应用方面可能还存在一定困难,方法的建立、技术难点和注意的问题还有待细化,如参照物的选择和标定、样本量的考虑等。基于中药生物效应检测可反映多个指标和 / 或多种效应,与产品有效性、安全性关联较强,鼓励应用于现有检测方法不能充分控制其质量的中药。同时,考虑适应中药研发的多样性、包容性,应通过不断研究探索,继续丰富完善符合中药特点的质量控制标准体系。

第五节　中药监管科学的新标准

一、药品监管的新标准

新标准的构建是新时期监管科学创新发展的驱动力,也是保障医药产业规范化的核心要素。例如,美国 FDA 为解决数据标准不统一导致的监管效率低下,提出数据标准战略,运用项目制的形式推动药品数据标准建设。数据标准战略实施十余年来,美国药品数据标准建设取得了显著的成效,目前已经开发并发布了一系列正式的数据标准,包括电子通用技术文件(eCTD)标准研究数据标准、产品标签提交标准医疗信息技术标准、上市后安全报告标准等,在药品生命周期各个阶段建立起了较为完备的数据标准体系。需要注意的是,随着对各类疾病认知的不断深入,药品监管领域的标准将不断更新迭代。以下列举了抗肿瘤药物和降糖药物疗效评判标准的变迁。

(一)抗肿瘤药物

在 20 世纪 70 年代,FDA 通常以影像检查或体检等测得的客观缓解率(objective remission rate,ORR)作为评判抗肿瘤药物是否上市的依据。然而,随后的数十年里,人们逐渐认识到针对这类的审批应基于更直接的临床获益证据,如生存期延长、患者生活质量提高、体力状况或肿瘤相关症状减轻等。故而新的标准被用于预测肿瘤患者的临床获益。当前,除客观缓解率外,疾病控制率(disease control rate,DCR)、无进展生存期(progression free survival,PFS)和总生存期(overall survival,OS)也是评估是否支持药物批准的临床试验终点。此外,其他常见标准还有疾病控制率(disease control rate,DCR)、无病生存期(disease free survival,DFS)等。这些指标具有不同的特点,服务于不同的研究目的。在 2000 年,美国国家肿瘤研究所和加拿大国立肿瘤研究院制定了实体瘤的疗效评价标准（The Response Evaluation Criteria in Solid Tumors, RECIST）（v1.0），并于2009年修订后再版（v1.1），这已成为目前肿瘤治疗评价标准的基石（表6-4，表6-5）。

表6-4　RECIST对目标病灶的评估

分类	标准
完全缓解（CR）	所有目标/非目标病灶消失，所有病理性淋巴结（无论目标还是非目标）短径减少至<10mm，无新发病灶
部分缓解（PR）	目标病灶直径总和较基线至少减少30%
疾病进展（PD）	目标病变直径总和较研究最小时至少增加20%，且数值总和增加至少5mm（一个或多个新病变的出现也被认为是进展）
稳定疾病（SD）	既不满足PR的要求，也不满足PD的要求，以研究时的最小直径总和为参考

表6-5　抗肿瘤药物疗效评价标准

标准类别	标准名称	定义
短期疗效	客观缓解率	肿瘤缩小达到一定量并且保持一定时间的病人的比例（主要针对实体瘤），是CR和PR比例之和，即ORR=（CR+PR）/总人数
	疾病控制率	肿瘤缩小或稳定且保持一定时间的病人的比例（主要针对实体瘤），是CR和PR和SD比例之和，即DCR=（CR+PR+SD）/总人数
远期疗效	总生存期	是指从随机化开始至因任何原因引起死亡的时间（失访患者为最后一次随访时间；研究结束时仍然存活患者，为随访结束日）
	无进展生存期	指从随机分组开始到第一次肿瘤进展或死亡时间，通常作为晚期肿瘤疗效评价的重要指标

（二）降糖药物

对于降糖药物，既往主要依据静脉血浆葡萄糖作为疗效评判标准。但该指标波动较大，受到抽血时间、是否空腹、是否应用胰岛素等的影响。在20世纪70年代左右，有研究发现糖尿病与糖化血红蛋白（glycated haemoglobin, HbA1c）升高有关。这一结论随后得到大量研究证实。自20世纪80年代起，HbA1c因能反映糖尿病患者2~3个月的平均血糖水平，故成为判定血糖长期控制情况的良好指标。2009年，由美国糖尿病学会、欧洲糖尿病学会和国际糖尿病联合会成员组成的专家小组在共识声明中支持将HbA1c用于糖尿病诊断，也成为降糖药物治疗监测、预后评估的"金标准"。HbA1c不受短期血糖浓度波动的影响，其检测的方便性、稳定性和重复性均优于常用的血糖检测，如空腹血糖（fasting plasma glucose, FPG）和口服葡萄糖耐量试验（oral glucose tolerance test, OGTT）。我国发布的《中国2型糖尿病防治指南（2020版）》把糖化血红蛋白≥6.5%纳入糖尿病的辅助诊断标准。

二、中药监管的新标准

对于中药监管科学而言，服务于中药科学监管的新标准同样必须充分结合中药自身的特点与发展规律。本部分就其中代表性新标准的研究情况作简要介绍。

（一）中药安全性与有效性评价的新标准

1. 药源性肝损伤标准　药源性肝损伤，即药物性肝损伤（drug-induced liver injury，DILI），是指由药物本身和/或其代谢产物等所导致的肝脏损伤，为临床常见的药物不良反应之一，严重者可致急性肝衰竭甚至死亡。药源性肝损伤已成为药物研发包括中药研发失败、增加警示和撤市的重要原因，受到医药界、制药业、管理部门及公众的高度重视。中药药源性肝损伤是指由中药本身和/或其代谢产物等所导致的肝脏损伤，属于药源性肝损伤的范畴，是临床常见的中药不良反应。中药药源性肝损伤可分为固有型和特异质型两类。一般来说，固有型肝损伤与药物剂量、疗程等密切相关，个体差异不显著，具有可预测性；特异质型肝损伤与药物剂量、疗程等常无明显的相关性，与免疫、代谢、遗传等机体因素关联密切，个体差异较大，常常难以预测。

长期以来，由于缺少特异性诊断指标，药源性肝损伤主要采取排除性诊断，误诊率和漏诊率较高。由于中药物质基础和作用机制的复杂性、非临床安全性研究薄弱、临床不合理用药和药源性肝损伤的特异性诊断指标缺乏等因素导致中药药源性肝损伤具有较大的隐匿性，误诊率较高，中药药源性肝损伤的预测和防控面临极大难题。因此，亟须建立一套符合中国国情和中药特点的药源性肝损伤风险评价与管理体系。2018年，国家药品监督管理局以加强药品全生命周期风险管理为主要导向，发布了《中药药源性肝损伤临床评价技术指导原则》，旨在指导和帮助相关机构及人员有效捕捉和识别中药药源性肝损伤风险信号，科学评估患者肝损伤与中药的因果关系，有效减少误判，全面评估相关中药的安全性以及风险与获益情况，有针对性地制定中药药源性肝损伤风险防控措施，降低中药新药研发的失败率及临床使用风险，促进我国中医药产业健康持续发展（表6-6）。

表 6-6　药源性肝损伤严重程度分级

分级	程度	定义
0	无肝损伤	患者对暴露药物可耐受，无肝毒性反应
1	轻度肝损伤	血清 ALT 和/或 ALP 呈可恢复性升高，TBil<2.5×ULN（正常值上限）且 INR<1.5
2	中度肝损伤	血清 ALT 和/或 ALP 升高，且 TBil≥2.5×ULN 或虽无 TBil 升高但 INR≥1.5
3	重度肝损伤	血清 ALT 和/或 ALP 升高，TBil≥5×ULN，伴或不伴 INR≥1.5
4	急性肝衰竭	血清 ALT 和/或 ALP 升高，且 TBil≥10×ULN 或每日上升≥17.1μmol/L（1.0mg/dl），且 INR≥2.0，或 PTA<40%。可同时出现：①腹水或肝性脑病；或②与中药药源性肝损伤相关的其他器官功能衰竭
5	致命	因中药药源性肝损伤死亡，或需接受肝移植才能存活

2. 人用经验证据标准　临床实践是中医经方、验方形成与发展的主要源泉，中药新药的处方往往在其制剂获准上市前已经具有一定的临床应用基础，这也是中药新药研发的显著特征之一。2017年中共中央办公厅、国务院办公厅印发《关于深化审评审批制度改革鼓励药品医疗器械创新的意见》明确提出要建立完善符合中药特点的注册管理制度和技术评价体系。2019年《中共中央　国务院关于促进中医药传承创新发展的意见》正式提出构建"三结合"审评证据体系。2021年国务院办公厅《关于全面加强药品监管能

力建设的实施意见》等亦均对"三结合"证据体系的构建进行了强调。"三结合"证据体系可充分体现中药从临床到临床、基于传统医药理论、具有人用经验的研发特点，能够更好地遵循研发规律和实际，有助于对中药安全性与有效性的客观评价，提高中药研发水平，促进中药新药转化，是贯彻落实习近平总书记关于"改革完善中药审评审批机制，促进中药新药研发和产业发展"要求的重要举措之一。

其中，中医药理论是中药制剂在临床遣方用药的重要依据，主要体现组方对拟定功能主治的中医药理论的合理性解释，即"理法方药"的合理性，拟研发的中药复方制剂应当有中医药理论的支持。人用经验包含了中药处方/制剂在临床用药过程中积累的对其适用人群、用药剂量、疗效特点和临床获益的认识和总结。临床试验应当结合上述中医药理论依据和人用经验的总结，对尚未明确的有效性、安全性问题开展研究，可根据需要采用不同的研发策略和灵活多样的试验设计。为加快构建"三结合"证据体系，国家药品监督管理局先后发布了《基于人用经验的中药复方制剂新药临床研发指导原则（试行）》《基于"三结合"注册审评证据体系下的沟通交流指导原则（试行）》《中药新药复方制剂中医药理论申报资料撰写指导原则（试行）》《用于产生真实世界证据的真实世界数据指导原则（试行）》等相关技术及指导原则。

在"三结合"的中药注册审评体系中，"中医药理论"和"临床试验"已有比较成熟的指导原则，但如何收集和总结中药人用经验，形成良好人用经验数据的技术体系尚待完善。在2019年人用经验（human use experience，HUE）首次提出后，2022年《基于人用经验的中药复方制剂新药临床研发指导原则（试行）》进一步明确基于人用经验的中药新药临床研发路径，强调高质量人用经验数据重要性。中药人用经验是指在长期临床实践中积累的用于满足临床需求，具有一定规律性、可重复性的关于中医临床诊疗认识的概括总结。具有良好人用经验数据的中药新药可申请豁免非临床有效性研究、Ⅰ期临床试验和Ⅱ期临床试验等。因此，人用经验对于缩短中药新药研发周期和提高研发成功率具有重要意义。由于中医临床实践以辨证论治为主，中医证型复杂多样，临床处方灵活化裁，简单归纳总结临床资料往往难以得到高质量的人用经验数据。为获得良好的人用经验数据以支持中药新药研发，中国药学会中药临床评价专业委员会组织专家起草《中药人用经验专家共识》，强调中药人用经验研究应以目标为导向，通过人用经验研究为新药研发提供指导，申请豁免非临床有效性研究、部分非临床安全性研究、Ⅰ期临床试验和Ⅱ期临床试验等，据此设计合适的研究方案并组织实施（表6-7）。

表6-7 建议中药人用经验研究报告结构和内容

结构	内容
报告封面	包括处方名称、研究题目、研究类型、研究开始日期、研究完成日期、研究者、研究单位、统计学负责人及单位、药品注册申请人、联络人及联系方式、报告日期和原始资料保存地点
签名页	研究者对报告的声明，确认该报告准确描述了人用经验的研究过程、结果并签名
报告摘要	应当简洁地说明人用经验研究要点，通常不超过3页，主要包括处方来源、处方提供人或代表性医家及其工作单位、中医药理论解析、制备工艺、临床适应病症、临床定位、目标人群、用法用量、疗程、数据治理方法、统计分析方法、临床有效性和安全性等。注明人用经验研究题目、主要研究者、研究单位、起止日期和研究目的

结构		内容
报告目录		列出人用经验研究报告的内容目录和对应页码,包括附录和列表资料等
缩略语		应以列表形式提供在报告中所使用的缩略语、特殊或不常用的术语定义或度量单位。正文中首次出现的缩略语应规范拼写,并在括号内注明中文全称
伦理学与利益冲突声明		申明本研究遵守医学伦理准则,经医学伦理委员会审核批准。附件须提供伦理委员会批准文件、向患者介绍人用经验研究的材料和受试者知情同意书样本。申明人用经验研究各方人员可能获益情况,承诺保证本研究独立、公正和客观
研究机构与人员		列出参加人用经验研究医疗机构、合同研究组织和数据管理与统计分析等机构名称;列出各单位主要研究者/负责人的姓名、学历、职称/职务
报告正文	前言	介绍处方来源、处方提供人或代表性医家及其工作单位的基本情况,临床适应证的流行病学情况、现有的治疗方法和临床需求
	研究目的	明确人用经验研究目的,包括为新药研发提供指导,申请豁免非临床有效性研究、部分非临床安全性研究、Ⅰ期临床试验和Ⅱ期临床试验等
	阐述中医药理论	梳理临床适应证涉及的中医药理论,包括病因、病机、中医证型及其演变规律、治法治则。分析处方与剂量形成、演变、固定过程,与处方临床适应病症、病机相适合的方解。围绕临床适应证阐述名医临床思维和学术思想;围绕处方阐述药物性味、归经、配伍、剂量、治则治法、功能主治、组方原则和用药特点等
	临床需求评估	分析处方临床定位,明确目标人群,包括年龄、性别、疾病的病情、病程、分期、分型或分级,中医证候等信息;与已有上市药品和其他治疗手段进行比较,分析潜在的临床优势或治疗特点,阐述处方的临床价值
	药学基础评估	对处方饮片剂量、药味数量进行合理性分析,评估是否有合理的日服生药量和药味数量以保证临床治疗需求。详细说明制备工艺与中药新药工艺路线基本一致。如果处方已经形成医院制剂还应列出制剂质量控制标准。说明拟定工艺未来大生产的可行性,能够满足未来大生产质量均一、稳定可控的需求,说明剂型选择的合理性,初步评估处方中药材资源
	医学伦理学与利益冲突	说明为保护患者隐私和受试者权益采取的措施;说明人用经验研究各方和受益人关系,以及为避免利益冲突采取的措施
	人用经验临床资料收集	根据不同资料特点说明资料收集方法,包括访谈、文献研究、病历整理、观察性研究、随机对照试验或真实世界研究等
	人用经验临床数据管理与统计分析	临床数据相关定义统一明确,制定质量控制措施保证数据真实、准确、完整、可靠和可溯源,避免偏倚。经过治理后数据符合分析要求,列出统计分析方法,明确处方应用人群、常用剂量、疗程、初步的有效性和安全性
	讨论与结论	对于中药人用经验研究按照"讲清楚,说明白"的要求开展讨论并得出结论,结论应清晰明确,包括是否申请豁免,是否推荐继续研究或申报注册等
	参考文献与附件	列出本研究有关的参考文献和文件

3. 真实世界证据　临床随机对照试验（randomized controlled trial，RCT）是评价医疗类产品有效性和安全性的"金标准"。但 RCT 严苛的纳入排除标准，使其外推至临床实际存在问题，加之某些罕见病和重大疾病难以实施传统 RCT，以及高昂的时间、成本等局限，使得真实世界研究（real-world study，RWS）逐渐成为 RCT 的有效补充。RWS 是指针对预设的临床问题在真实世界环境下收集与研究对象健康有关的数据，即真实世界数据（real-world data，RWD），或基于这些数据衍生的汇总数据，通过分析获得药物的使用情况及潜在获益/风险的临床证据，即真实世界证据（real-world evidence，RWE）的研究过程。RWD 是指来源于日常所收集的各种与患者健康状况或诊疗及保健有关的数据。RWE 是指通过对适用的 RWD 进行恰当和充分地分析所获得的关于药物使用情况和潜在获益/风险的临床证据，包括了对回顾性或前瞻性观察性研究或实用临床试验等干预性研究获得的证据。并非所有的 RWD 经分析后都能成为 RWE，只有满足适用性的 RWD 才有可能产生 RWE。对于 RWE 的评价，应遵循两大原则。一是 RWE 是否可以支持需要回答的临床问题，二是已有的 RWD 是否可以通过科学的研究设计、严谨的组织实施及合理的统计分析得到所需的 RWE。

随着对 RWS 研究的深入，如何更好地利用 RWS 评价药物的有效性和安全性，支持药物研发和辅助监管决策，已成为全球监管机构、制药工业界和学术界共同关注的重要问题。2016 年 12 月，美国颁布《21 世纪治愈法案》，鼓励将 RWE 纳入医疗产品的审评与监管决策。随后，美国 FDA 先后发布了 RWS 的系列文件，欧盟和日本也开展了有关工作。目前使用 RWE 对医疗产品进行安全性评价已在全球范围内取得了较为丰富的实践经验。2020 年 1 月，国家药品监督管理局发布了《真实世界证据支持药物研发与审评的指导原则（试行）》，将 RWS 的理念与方法引入我国，以期指导和规范 RWE 用于支持药物研发和审评等工作，保障药物研发工作质量和效率。后又陆续出台了《真实世界研究支持儿童药物研发与审评的技术指导原则（试行）》《真实世界数据用于医疗器械临床评价技术指导原则（试行）》等。

中医药在系统论理念指导下，研究临床症状这一非线性现象，以及患者这一非线性关系本体，是生命科学与人文科学的结合体。中医学一直是以发生疾病的人体作为研究对象，而并非单纯是人体发生的疾病。"人体"自身是一个复杂系统，与真实世界的特性相似，需要通过多维度进行考量。RWS 可用于中药干预措施在大范围人群中进行有效性和安全性评价，具体包括了 5 个方面。一是评估原有适应证或验证前期传统临床随机对照试验研究结果；二是回溯应用资料，扩大新的适宜病证及淘汰不适宜的病证；三是优化用法用量及特殊人群用药；四是明确所研究的中药干预措施与其他中医药干预措施或西医治疗手段之间的相互作用，以进一步确定可能的协同增效或毒副反应；五是进行安全性监测。RWS 不受限于中药干预措施的个性化特征，贴合中药本身的真实世界属性，是建立中药干预措施高质量临床证据的重要研究设计之一。从本质上讲，现阶段中药的使用多源于历代医家对临床经验的总结，中药干预措施就是从 RWD 中诞生的 RWE，但这类中药 RWE 并未经过系统严格的评估，当中可能存在大量的混杂因素。如何将这些 RWE 从低质量提升到高质量，也一直是临床研究和评价关注的关键问题。中华中医药学会《中医药真实世界研究技术规范》制定组 2022 年发布《中医药真实世界研究技术规范——证据质量评价与报告》，为规范 RWE 的分类、证据评价原则及要点等，以及 RWE 在中药新药研究中的应用定位和合理使用提供了指导。如何建立适合中药评价的 RWD

平台,合理评价针对特定问题 RWD 的适用性、相关性、完整性以及数据质量等问题,在很大程度上决定着 RWE 用于中药监管决策的力度和未来的发展潜力。尽管仍然面临诸多挑战,仍应清楚认识到数据资源丰富、体量大等战略资源优势地位,当前应积极总结和借鉴国外监管机构经验,系统提升中药 RWD 环境和体系建设,进一步完善数据和研究方法。提升研发效率,为科学监管决策的制定奠定扎实基础。

（二）中药质量研究与评价的新标准

中药是以中医药理论为指导,具有独特的理论体系和应用形式,用于预防和治疗疾病并具有康复与保健作用的天然药物及其加工代用品,包括了中药材、中药饮片、单方制剂和成方制剂。总体而言,中药具有化学成分多样性、药理活性多样性、作用机制与靶点多样性等特点,由几味甚至几十味中药组成的复杂中药制剂所含成分又更为复杂,而且中药制剂产生的疗效往往并不是某单一成分作用的结果,也不是某些成分简单作用的相加,而是各成分之间的协同作用。同时,由于中药多来自天然药物,制备工艺复杂,还具有杂质来源的多途径性。综合这些因素,使得中药在质量控制上完全不同于单一成分的化学药,因而,必须结合其特点,制定适用并符合中药特色的标准。建立科学、先进、适用性强的质量标准体系也被认为是现阶段中药质量标准研究的关键科学问题,包括中药真伪鉴别的专属性成分标准、与功效/毒性相关的成分标准,以及多指标成分定性、定量分析方法的建立等。尽管目前尚未能形成对于符合中药特点质量标准体系的统一认识,仍然形成了大量有益探索,产生了阶段性成果。本部分就其中代表性新标准研究情况作简要介绍。

1. 中国药典标准　中药多来自天然药材,随着环境污染的日益严重,在种植过程中农药、化肥的滥用,中药饮片炮制、加工不规范等都可能影响到中药质量,直接影响广大人民群众的用药安全。建立中药质量研究与评价的新标准,对促进产业良性发展和保障人民健康具有重要意义。2016 年颁布的《中医药法》提出要"制定中药材种植养殖、采集、贮存和初加工的技术规范、标准,加强对中药材生产流通全过程的质量监督管理,保障中药材质量安全"。2019 年,《中共中央　国务院关于促进中医药传承创新发展的意见》进一步指出"严格农药、化肥、植物生长调节剂等使用管理,分区域、分品种完善中药材农药残留、重金属限量标准"。

一般认为中药外源性有害残留物主要包括农药、重金属、黄曲霉毒素、二氧化硫残留等。自 2000 年版《中国药典》开始,中药标准正文及附录中陆续收录了有机氯类农药残留、重金属及有害元素、黄曲霉毒素、二氧化硫等检测方法和限度要求;2015 年版《中国药典》已收录了中药有害残留物限量制定指导原则,基本确立了中药有害物质风险评估的理论基础;至目前的 2020 年版《中国药典》,涉及中药外源性有害残留物检测的标准更是得到不断完善。随着检测技术的发展,研究者提出迫切需要建立中药有害成分及污染物数据库体系,作为风险评估的基础数据支撑,也是限量标准形成的重要依据。监管的核心是对风险的控制,极有必要对高风险药材品种和污染项目加以识别,并必须施以监管,通过完善标准,严格执法,维护市场秩序。例如,有学者开展人参中农药残留专项研究,通过调研明确了人参病虫害及农药使用情况、农药登记情况,建立多残留检测方法,开展样品筛查,在 200 余项指标中最终确定了五氯硝基苯等高风险指标,2015 年版《中国药典》即在人参、西洋参项下增加了有机氯农药残留限量要求。2020 年版《中国药典》

编制大纲中提出"有效控制外源性污染物对中药安全性造成的影响,全面制定中药材、饮片重金属及有害元素、农药残留的限量标准;全面制定易霉变中药材、饮片真菌毒素限量标准"。

2020 年版《中国药典》四部通则专列出"2321 铅、镉、砷、汞、铜测定法",通过原子吸收分光光度法、电感耦合等离子体质谱法对 5 种重金属及有害元素测定方法做出说明。此外,"0821 重金属检查法"对在规定实验条件下能与硫代乙酰胺或硫化钠作用显色的金属杂质做出了阐释(表 6-8,表 6-9)。

表 6-8　2020 年版《中国药典》收载的重金属及有害元素限量标准

品种名称	限量标准 /(mg · kg⁻¹)					备注
	铅	镉	砷	汞	铜	
黄芪、金银花、西洋参、白芍、甘草、丹参、山楂、枸杞子、白芷、当归、葛根、黄精、人参、三七、栀子、桃仁、酸枣仁、山茱萸	5	1	2	0.2	20	
水蛭	10	1	5	1	—	
冬虫夏草	5	1	—	0.2	20	
阿胶、牡蛎、蛤壳、珍珠、三七总皂苷	5	0.3	2	0.2	20	
昆布、海藻	5	4	—	0.1	20	
海螵蛸	5	5	10	0.2	20	
蜂胶	8	—	—	—	—	
人参茎叶总皂苷	2	0.2	2	0.2	20	
人参总皂苷	3	0.2	2	0.2	20	
活血止痛胶囊	60	—	300	12	—	
紫雪散	5	0.3	2	—	10	
蚝贝钙咀嚼片	5	—	2	0.2		
银黄清肺胶囊、妇必舒阴道泡腾片	5	0.3	2		20	
通则"9302 中药有害残留物限量制定指导原则"重金属及有害元素一致性限量指导值	5	1	2	0.2	20	药材及饮片(植物类)
通则"0102 注射剂"重金属及有害元素残留量	12	3	6	2	150	按每日最大使用量计算,单位为 μg

表 6-9　2020 年版《中国药典》收载的重金属限量标准

品种名称	重金属限量标准 /(mg · kg⁻¹)
冰片(合成龙脑)、八角茴香油	5
石膏、西瓜霜、丁香罗勒油、丹参水提物(丹参总酚酸提取物)、甘露消毒丸、注射用双黄连(冻干)、荡石胶囊、清开灵注射液、舒筋通络颗粒、茶叶提取物(心脑健片、心脑健胶囊)	10

续表

品种名称	重金属限量标准 / (mg·kg⁻¹)
荢贝胶囊	15
白矾、玄明粉、三七三醇皂苷、盐酸青藤碱（正清风痛宁片）、地奥心血康（地奥心血康胶囊）、灵莲花颗粒、柿叶提取物（脑心清片）、猪血提取物（益气维血颗粒）、黄连上清片	20
黄连上清丸、黄连上清颗粒	25
地龙、龟甲胶、鹿角胶、郁金银屑片、强力天麻杜仲丸	30
滑石粉	40

2020 年版《中国药典》四部通则中"0212 药材和饮片检定通则"确认了药材及饮片（植物类）33 种禁用农药品种的定量限,规定了禁用农药不得检出（不得过定量限）（表 6-10,表 6-11）。

表 6-10 2020 年版《中国药典》收载的农药残留标准

品种名称	限量标准
黄芪、甘草	五氯硝基苯不得过 0.1mg/kg
人参、西洋参、红参	五氯硝基苯不得过 0.1mg/kg；六氯苯不得过 0.1mg/kg；七氯（七氯、环氧七氯之和）不得过 0.05mg/kg；氯丹（顺式氯丹、反式氯丹、氧化氯丹之和）不得过 0.1mg/kg
人参总皂苷、人参茎叶总皂苷	六六六（总 BHC）不得过 0.1mg/kg；滴滴涕（总 DDT）不得过 1mg/kg；五氯硝基苯（PCNB）不得过 0.1mg/kg

表 6-11 2020 年版《中国药典》收载的 33 种禁用农药

编号	农药名称	残留物	定量限 /（mg·kg⁻¹）
1	甲胺磷	甲胺磷	0.05
2	甲基对硫磷	甲基对硫磷	0.02
3	对硫磷	对硫磷	0.02
4	久效磷	久效磷	0.03
5	磷胺	磷胺	0.05
6	六六六	α-六六六、β-六六六、γ-六六六和 δ-六六六之和,以六六六表示	0.1
7	滴滴涕	4,4'-滴滴涕、2,4'-滴滴涕、4,4'-滴滴伊、4,4'-滴滴滴之和,以滴滴涕表示	0.1
8	杀虫脒	杀虫脒	0.02
9	除草醚	除草醚	0.05
10	艾氏剂	艾氏剂	0.05
11	狄氏剂	狄氏剂	0.05

续表

编号	农药名称	残留物	定量限/($mg \cdot kg^{-1}$)
12	苯线磷	苯线磷及其氧类似物（砜、亚砜）之和，以苯线磷表示	0.02
13	地虫硫磷	地虫硫磷	0.02
14	硫线磷	硫线磷	0.02
15	蝇毒磷	蝇毒磷	0.05
16	治螟磷	治螟磷	0.02
17	特丁硫磷	特丁硫磷及其氧类似物（砜、亚砜）之和，以特丁硫磷表示	0.02
18	氯磺隆	氯磺隆	0.05
19	胺苯磺隆	胺苯磺隆	0.05
20	甲磺隆	甲磺隆	0.05
21	甲拌磷	甲拌磷及其氧类似物（砜、亚砜）之和，以甲拌磷表示	0.02
22	甲基异柳磷	甲基异柳磷	0.02
23	内磷	O-异构体与S-异构体之和，以内吸磷表示	0.02
24	克百威	克百威与3-羟基克百威之和，以克百威表示	0.05
25	涕灭威	涕灭威及其氧类似物（砜、亚砜）之和，以涕灭威表示	0.1
26	灭线磷	灭线磷	0.02
27	氯唑磷	氯唑磷	0.01
28	水胺硫磷	水胺硫磷	0.05
29	硫丹	α-硫丹和β-硫丹与硫丹硫酸酯之和，以硫丹表示	0.05
30	氟虫腈	氟虫腈、氟甲腈、氟虫腈砜与氟虫腈亚砜之和，以氟虫腈表示	0.02
31	三氯杀螨醇	O, P'-异构体与P, P'-异构体之和，以三氯杀螨醇表示	0.2
32	硫环磷	硫环磷	0.03
33	甲基硫环磷	甲基硫环磷	0.03

应注意的是，由于检测技术发展迅速，在无法确证中药中存在系统性污染风险证据的情况下，也要防止大面积增加限量标准，尤其是一致性标准，包括通用性检测方法在内的法定标准的制定，必须要有明确针对性和现实意义。零污染、零风险需要耗费大量人力物力及其他资源，也是难以实现的。在中药中外源性有害残留物的测定方面，则不能单纯追求指标最多、灵敏度最高、技术最先进。在限量标准上，则应在尊重风险评估结果的基础上，更要对经济发展阶段、人文背景、社会认知、检测成本等多因素进行综合权衡。针对重金属污染，必须特别考虑重金属蓄积的来源，如果是药材本身的生物特性或者不存在人为过失的情况下，不宜制定一致性限量标准。在当前尚存在整体系统性环境污染的情况下，针对重金属、农药等增加一致性标准，只能盲目增加产业成本，造成大量药材

资源浪费，并不符合中国基本国情。中药整体质量控制的理念要引领国际标准，但是中药中有害物质限量标准目前却不必急于成为世界第一。

2. 指纹图谱技术　中药在原料来源、制备工艺、化学成分等多方面复杂性科学体系的特性，决定了中药的质量评价与控制难度极大，完全不同于单一成分的化学药品。为了更加系统准确地评价中药的质量，学术界对中药质量控制研究开展了很多有益探索。随着对中医药研究的日渐深入，对中药活性成分分离得越精细，与中医用药所体现的整体疗效离得越远，任何一种单一药物成分都不能代表中药的整体性。可见单纯套用化学药品的质量控制标准模式，难以体现中医药整体观念和辨证论治思想，也无法代表中药材和中成药的物质作用基础和化学成分机制的整体性和多样性。中药指纹图谱技术因避免了以特定化学成分作为含量测定指标而无法反映中药质量的整体特征，具有整体、宏观和模糊分析等特点，为中药及其中药制剂的质量控制提供了一种行之有效的技术方案，受到了广泛关注和重视。2000年8月国家药品监督管理局即颁布了《中药注射剂指纹图谱研究的技术要求（暂行）》，正式要求已注册的中药注射剂须进行指纹图谱研究和纳入质量标准。2010年版《中国药典》已经采用中药指纹图谱定性检查项，实现了对标准指纹图谱模式的全化学指纹含量分布，即比例分布相似程度鉴别。

中药指纹图谱是从中药物质基础的角度出发，将单味中药或中药制剂用适当方法预处理，采用色谱分析、光谱分析、DNA分子标记或蛋白质电泳等方法，建立可以表征中药化学成分特征或生物特征的图谱。中药指纹图谱技术是一种综合的、可量化的鉴定手段，基本反映了中药材或中成药的化学成分和含量分布情况，可以用来作为鉴别中药真伪优劣的科学依据。已有学者尝试从化学成分含量角度引进数学方法评价中药质量，诸如化学模式识别、相似度评价法、总量统计矩法、中药定量指纹图谱整体定量法和色谱指纹图谱超信息特征数字化评价体系、中药指纹图谱评价软件、中药指纹图谱在线专家系统等。近年来随着光谱、色谱、核磁共振、X射线衍射等技术在中药指纹图谱中的运用，产生了紫外光谱指纹图谱、红外光谱指纹图谱、拉曼光谱指纹图谱、光谱成像指纹图谱、薄层色谱指纹图谱、液相色谱指纹图谱、毛细管电泳指纹图谱、气相色谱指纹图谱、电化学指纹图谱、核磁共振指纹图谱、X射线衍射指纹图谱等一系列指纹图谱技术。

随着世界各国对天然药物的研究不断深入，指纹图谱技术已经成为国际公认的控制天然药物和中药质量最有效的方法和手段。将中药化学指纹图谱和中药有效组分指纹图谱结合起来，加强谱效学研究，建立中药有效成分群的整体性的质量标准体系，亦是中药质量控制的重要发展趋势之一。以云计算、大数据为代表的数据处理技术快速发展，利用指纹图谱研究累积的大量研究数据和资料，建立一个统一规范的中药指纹图谱数据库可以为中药日常检验、分析工作提供参考和指导。中药指纹图谱技术的不断发展和完善将为建立完备的中药质量评价体系提供有力的技术支持，为中药走向国际市场、推进中药现代化事业的发展提供重要的动力。

（三）中药临床研究数据的新标准

临床试验数据的准确可靠是评价临床试验结果的基础。为了确保临床试验结果的科学可信，国际社会纷纷出台了一系列的政策法规，用以规范临床试验数据管理的全流程。由于中药临床研究尚未形成一个成熟的范式,在数据规范和多源信息整合等方面存在不足,阻碍了中药临床研究数据的采集、提取和转化。因此,亟须建立相关的标准规范提高研究质量。以下对部分主要对国际临床研究数据标准作出介绍。

1. CDISC 数据标准　临床数据交换标准协会(Clinical Data Interchange Standards Consortium, CDISC)是一个全球性开放非营利组织,成立于1997年,主要支持临床前及临床研究全部过程的电子数据获取、交换、递交和归档。CDISC 为制定临床研究数据标准而成立,对临床前和临床研究全部过程信息流均有推进作用,包括从试验方案设计,不同来源数据收集、分析和报告,直至向药政监管部门递交和电子数据归档。同时,对于经过注册的解决方案提供者,即那些具有足够知识和经验来执行各种 CDISC 标准的咨询者、系统集成者以及学科专家,CDISC 将授予其合格证书。至今,CDISC 已制定并公布了一系列标准。从官网(https://www.cdisc.org)可知,CDISC 标准主要分为基础标准(foundational standards)、数据交换标准(data exchange standards)、治疗领域(therapeutic areas standards)和术语集(terminology)。

1999年,FDA 发表了《行业指南:以电子文本格式提供监管递交——一般注意事项》,将递交监管机构的临床试验数据逐渐由纸质转为电子格式,使递交数据的类型上有了统一标准。然而,对于数据本身并没有规定。CDISC 在业界和 FDA 的支持下着手建立并推广临床试验数据标准。以研究数据列表模型数据标准为例,CDISC 将临床试验数据按照功能分成不同的通用观察类型(general observation class),如干预类、事件类和发现类等。每种类型可包括多个域(domain),如发现类包括实验室结果(LB)、生命体征(VS)等。2015年3月 FDA 发布《研究数据技术一致性指导原则》,推荐在临床试验及进行电子申报过程中采用 CDISC 标准中的研究数据列表模型(Study Data Tabulation Model, SDTM)、非临床数据交换标准(Standard for Exchange of Nonclinical Data, SEND)、分析数据模型(Analysis Data Model, ADaM)、临床数据采集标准协调(Clinical Data Acquisition Standards Harmonization, CDASH)。2015年4月,日本医药品和医疗器械综合机构(PMDA)正式发布《关于医药品批准申请时的电子数据递交的实务性事项的通知》《关于此通知的 FAQ》,以及《研究数据技术遵从性指南》,明确提出 PMDA 将从2020年3月31日起,强制要求自此日期起符合电子递交的项目必须使用 CDISC 标准。2008年,我国的志愿者成立中国 CDISC 协调委员会(China CDISC Coordinating Committee, C3C),开始带领使用 CDISC 标准,并探索我国的临床研究数据管理标准工作。在2016年7月27日发布的《临床试验数据管理工作技术指南》中提出为了提高临床试验数据质量以及统计分析的质量和效率,方便数据的交流与汇总分析,在新药上市注册申请时,建议采用 CDISC 标准递交原始数据库和分析数据库。国家药品监督管理局药品审评中心于2019年发布了《eCTD 中临床试验数据库及相关资料的申报要求(征求意见稿)》,其中提到了应用 CDISC 标准(表6-12)进行 eCTD 数据递交,将原始数据标准模型(SDTM)数据库视为原始数据库,分析数据模型(ADaM)数据库视为分析数据库。

2. ICD-11　国际疾病分类(international classification of diseases, ICD),是 WHO 制定的、国际统一的疾病分类方法,它根据疾病的病因、病理、临床表现和解剖位置等特性,将疾病分门别类,使其成为一个有序的组合,并用编码的方法来表示。这不仅是各国政府在医疗、管理、教学和科研及制定政策中关于疾病分类的规范性标准,也是全球卫生健康

表 6-12　CDISC 主要标准及组成

分类	组成
基础标准	生物医学研究整合域组（Biomedical Research Integrated Domain Group, BRIDG）
	方案表述模型（Protocol Representation Model, PRM）
	非临床数据交换标准（Standard for Exchange of Nonclinical Data, SEND）
	临床数据采集标准协调（Clinical Data Acquisition Standards Harmonization, CDASH）
	研究数据列表模型（Study Data Tabulation Model, SDTM）
	研究数据表格模型实施指南（Study Data Tabulation Model Implementation Guide, SDTMIG）
	分析数据模型（Analysis Data Model, ADaM）
	问卷、评分和量表（Questionnaires, Ratings and Scales, QRS）
数据交换标准	临床试验注册（Clinical Trial Registry, CTR）
	操作数据模型（Operational Data Model, ODM）
	研究／试验设计模型（Study/Trial Design Model, SDM）
	定义（Define）
	数据集（Data Set）
	RDF 中的 CDISC 标准（CDISC Standards in RDF）
	实验室数据模型（The Laboratory Data Model, LDM）
术语集	词汇表（Glossary）
	受控术语（Controlled Terminology, CT）
	非标准变量注册表（Non-Standard Variables Registry）
治疗领域标准	目前已经发布了阿尔茨海默病、哮喘、乳腺癌、心血管、埃博拉、帕金森病等 40 多个特定疾病领域的标准

领域具有权威性的基础和通用标准之一。2019 年 5 月 25 日，第 72 届世界卫生大会审议通过了《国际疾病分类第十一次修订本（ICD-11）》，首次纳入起源于中医药的传统医学章节。2022 年 2 月 11 日，世界卫生组织（WHO）官方网站发布消息：《国际疾病分类第十一次修订本（ICD-11）》正式生效，并首次采用全数字化版本。WHO《总干事报告》指出，ICD-11 包括一个题为"传统医学病证——模块 1"的补充章节，将起源于古代中国且当前在中国、日本、韩国和其他国家普遍使用的传统医学病证进行了分类。将有关传统医学的补充章节纳入《国际疾病分类》，有利于统计传统医学服务和就医情况，测量其形式、频率、有效性、安全性、质量、结果及费用，并可以与主流医学和研究进行对比。

2007 年 WHO 启动 ICD 第 11 次修订工作后，中国国家中医药管理局组织全国中医药系统专家进行研讨论证，形成了国内知名专家牵头的起草组织方案，并派出专员担任 WHO 项目顾问组成员，积极参与确定项目工作方向，搭建总体架构，制订实施计划，并提供资金支持和技术指导。在 WHO 的牵头组织和技术指导下，经过长期努力，最终在中国联合相关国家的通力合作下,在 ICD-11 中建立了以中医药为基础,兼顾日韩传统医学内容的病证分类体系,推动了传统医学 150 条疾病和 196 条证候(不含特指和非特指病证)条目纳入 ICD-11 传统医学章节。ICD-11 的正式发布有助于我国建立与国际标准相衔接并体现我国中医药卫生服务信息的统计网络,从统计分析的角度彰显我国中医药服务在人类健康服务中的能力和地位,有利于中医药国际交流与合作,促进中医药与世界各国医疗卫生体系融合发展,为世界各国认识中医药、了解中医药、使用中医药奠定基础,具有非常重要的现实意义和极为深远的历史意义。

3. MedDRA　《国际医学用语词典》(Medical Dictionary for Regulatory Activities, MedDRA) 是目前在临床试验过程中应用较多的 AE 编码词典,是一套在医药产品研发与应用整个周期中使用的、以药事管理为目的的医学标准术语集。在 20 世纪 90 年代末,ICH 开发了 MedDRA,用以促进人用医疗产品国际监管信息的共享。MedDRA 适用于除动物毒理外的针对人类使用的所有药物开发阶段。收录的医学术语范围包括:体征、症状、疾病、诊断、适应证、各类检查的名称和定性结果、外科及内科的各种处置、病史 / 社会史 / 家族史、用药错误、产品质量问题、设备相关问题等。MedDRA 适用于所有的医疗产品注册以及上市前和上市后的文档与安全监查。MedDRA 覆盖的产品包括药品、生物制品、疫苗和药物器械综合产品。目前,MedDRA 的用户数量日益增加,世界各地越来越多的监管机构、制药公司、临床研究机构和医疗保健专业人员使用 MedDRA,为更好地保护患者健康提供支持。

MedDRA 通过 5 个层级结构进行归属和关联,从上往下,分别为系统器官分类(system organ class, SOC)、高位组(high level group term, HLGT)、高位语(high level term, HLT)、首选语(preferred term, PT)、低位语(lowest level term, LLT)。越高的层级包含的词条数目越少,范围也越广。SOC 位于最高层级,LLT 居于最低层级,其用语也更接近日常词语。ICH 建立了一套完整的监督管理体系用于培育和保护 MedDRA 的完整性,并使它能随着医学 / 科学的进步和管理环境的变化而与时俱进。MedDRA 管理委员会全面负责 MedDRA 的发展方向,同时监督 ICH MedDRA 维护和支持服务组织(MSSO)的所有活动。MSSO 与国际制药企业协会联合会(IFPMA)缔结合约,负责 MedDRA 的维护、发行与进一步开发,成为执行 MedDRA 术语集的必要组成部分。ICH 还建立了日本维护组织(JMO),与 MSSO 密切合作以支持在日本的用户。

(艾彦伶　李松桃　唐健元　万李娜　张晓东　周贝　王智磊)

思考:

1. 如何发展中药监管科学的新工具、新方法和新标准?

2. 为什么发展中药监管科学需要法规体系和工作机制的支持?

参考文献

［1］李美英,李先元.我国中药饮片管理法规标准体系［J］.中国食品药品监管,2021（6）:32-39.

［2］杜晓娟.中药产业法律体系构建对中药高质量发展作用研究［J］.中国食品药品监管,2021（10）:98-106.

［3］杨悦.两法实施后药品监管法律法规体系的构建与展望［J］.中国食品药品监管,2021（4）:16-23.

［4］周游.美国FDA医疗器械开发工具项目的分析与思考［J］.中国医疗器械信息,2023,29（3）:1-3.

［5］方莲花,王月华,杜冠华.高通量筛选技术在药物发现中的应用进展［J］.中国药学杂志,2023,58（4）:289-295.

［6］JIAO X,JIN X,MA Y,et al. A comprehensive application:molecular docking and network pharmacology for the prediction of bioactive constituents and elucidation of mechanisms of action in component-based Chinese medicine［J］.Comput Biol Chem,2021,90:107402.

［7］HOPKINS A L. Network pharmacology:the next paradigm in drug discovery［J］.Nat Chem Biol,2008,4（11）:682-690.

［8］徐霁雪,张博文,魏鸾葶,等.生物芯片技术在生物医学研究中的应用进展［J］.实用临床医药杂志,2023,27（1）:126-130.

［9］苏泽琦,丁霞.类器官在中医药研究领域的应用与展望［J］.中华中医药杂志,2022,37（2）:586-589.

［10］LIN Y,ZHANG Y,WANG D,et al. Computer especially AI-assisted drug virtual screening and design in traditional Chinese medicine［J］.Phytomedicine,2022,107:154481.

［11］陈娟,王婷婷,欧阳昭连.全球人工智能辅助药物研发基础研究态势分析［J］.中国新药杂志,2022,31（13）:1288-1293.

［12］梁丽娟,谢俊大,赵奎君.蛋白组学在中医药研究中的应用［J］.北京中医药,2008,27（12）:974-977.

［13］SARDOUEI-NASAB S,NEMATI Z,MOHAMMADI-NEJAD G,et al. Phylogenomic investigation of safflower（Carthamus tinctorius）and related species using genotyping-by-sequencing（GBS）［J］.Sci Rep,2023,13（1）:6212.

［14］杨鹏挥,金丽君,廖杰,等.基于单细胞组学的中药现代研究:技术及思路［J］.中国中药杂志,2022,47（15）:3977-3985.

［15］董艳,李军,张振鹏,等.中药作用靶点及分子机制的转录组学研究思路与方法［J］.世界中医药,2023,18（14）:2081-2087.

［16］唐雪芳,齐飞宇,王团结,等.中药生产过程智能质量控制专利技术进展［J］.中国中药杂志,2023,48（12）:3190-3198.

［17］梁子辰,唐雪芳,杨平,等.中药连续制造研究进展和成熟度评估［J］.中国中药杂志,2023,48（12）:3162-3168.

［18］LENZ C,SLACK M P E,SHEA K M,et al. Long-term effects of COVID-19:a review of current perspectives and mechanistic insights［J］.Crit Rev Microbiol,2023（4）:1-14.

［19］肖小河，柏兆方，王伽伯，等．中药安全性评价与药物警戒［J］．科学通报，2021，66（Z1）：407-414.

［20］SKALLI S，TAZI S，FAHIME M E. DNA barcoding as a tool to overcome the challenges of phytovigilance of natural health products quality：the example of saffron［J］．Drug Safety，2022，45（10）：1264.

［21］邵鑫，张月，郑雁雪，等．中药中马兜铃酸快速检测及分离技术研究进展［J］．中草药，2022，53（19）：6200-6212.

［22］鄢雷娜，陈希，储梅君，等．双重实时荧光定量 PCR 技术检测中药制剂中沙门氏菌和大肠埃希菌［J］．中国药物评价，2022，39（4）：309-313.

［23］赵军宁．努力构建具有中国特色的中药监管科学新体系［EB/OL］．［2022-07-13］．https://h5.drcnet.com.cn/docview.aspx?version=emerging&docid=6523282&chnid=4801.

［24］王雨宁，徐畅，邓可，等．适应性设计在临床试验中的应用［J］．中国循证医学杂志，2020，20（4）：487-491.

［25］毛元铭，詹瑨祺，王榕榕，等．临床医学试验主方案概述及其应用［J］．中国新药杂志，2021，30（22）：2083-2090.

［26］于亚南，杜培艳，刘骏，等．精准医学创新性临床试验设计"主方案"研究的概念、设计与案例［J］．中国新药杂志，2020，29（23）：2712-2717.

［27］金添倩，褚扬，马晓慧，等．群体药代动力学和药效动力学模型在中药研究中的应用进展［J］．中国实验方剂学杂志，2021，27（13）：226-233.

［28］陈士林，宋经元．本草基因组学［J］．中国中药杂志，2016，41（21）：3881-3889.

［29］李慧，朱家谷，杨平，等．《中药生物效应检测研究技术指导原则（试行）》解读［J］．中国食品药品监管，2021（9）：88-93.

［30］杨忠奇，唐雅琴，汤慧敏，等．试论中药人用经验资料收集、数据质量与证据形成［J］．中国中药杂志，2021，46（7）：1681-1685.

［31］成照根，黄璜，林梦瑶．美国 FDA 数据标准项目研究及对我国的启示［J］．中国药房，2020，31（20）：2438-2444.

［32］中华中医药学会《中医药真实世界研究技术规范》制订组．中医药真实世界研究技术规范：证据质量评价与报告［J］．中医杂志，2022，63（3）：293-300.

［33］杨忠奇，汤慧敏，唐雅琴，等．试论真实世界研究与人用经验在中药新药研发中的应用［J］．中国中药杂志，2021，46（22）：5987-5991.

［34］段立爽．中药标准现状及使用问题探讨［J］．中国实用医药，2022，17（2）：210-212.

［35］范一灵，李琼琼，秦峰，等．《美国药典》《欧洲药典》《日本药典》与《中国药典》中中药饮片微生物限度检查及标准的比较研究［J］．中国药房，2020，31（22）：2695-2700.

［36］陈露，张晓萌，林秋婕，等．指纹图谱在中药质量控制中的研究进展［J］．临床医药文献电子杂志，2017，4（45）：8909-8910.

［37］毛振宾，张雅娟，林尚雄．中国特点监管科学的理论创新与学科构建［J］．中国食品药品监管，2020（9）：4-15.

［38］毛振宾，张雷．国外药品监管科学技术支撑体系研究及思考［J］．中国药事，2020（9）：993-1000.

［39］黄哲，李美辰，施卉，徐凤翔．基于全生命周期理念的中药新药监管科学研究［J］．中草药，2021（17）：5132-5138.

［40］毛振宾,闫金定,张雅娟.监管科学重点实验室建设与发展的思考［J］.中国药事,2022（9）:967-972.

［41］刘昌孝,张铁军,黄璐琦,等.发展监管科学,促进中药产业传承创新［J］.药物评价研究,2019,42（10）:1901-1912.

［42］刘昌孝.药品监管科学发展十年（2010—2020）回顾［J］.药物评价研究,2020（7）:1197-1206.

［43］毛振宾,王迎,王思明.新时代药品监管科学研究与思考［J］.中国药物警戒,2020（4）:193-197.

［44］李峰,何辉.新形势下药品监管科学的内涵与发展［J］.中国新药杂志,2019（16）:1921-1925.

［45］王芷薇.国外药品监管科学发展实践经验对我国的启示［J］.中国药物经济学,2020,15（6）:24-30.

［46］时君楠,梁钻姬,赖云锋,等.发展和应用监管科学:中国、美国、欧盟和日本的药品监管机构的经验［J］.中国食品药品监管,2020,18（5）:38-55.

［47］刘昌孝.国际药品监管科学发展概况［J］.药物评价研究,2017,40（8）:1029-1043.

第七章　中药监管科学的其他研究内容

第一节　中药基本药物及医保支付政策

一、中药的基本药物政策

（一）世界基本药物目录发展历史及标准清单变化

基本药物的概念于 1975 年首次由世界卫生组织（WHO）提出，1977 年世界卫生组织发布首版《世界卫生组织基本药物标准清单》（WHO Essential Model List，WHO-EML）明确了基本药物的定义与遴选标准，为各国基本药物的遴选提供了借鉴依据。根据现行国际定义，基本药物是"满足大部分群众卫生保健需要，在任何时候均有足够数量和适宜剂型，其价格是个人与社区能够承担得起的药品"。截至目前，WHO 已发布 22 版 WHO-EML，遴选与调整周期多为 2 年。2021 年发布的最新版目录进一步细化分类，优化精准治疗及慢性病治疗理念，针对性纳入抗感染、抗肿瘤等领域的新药，积极引入多种固体复方制剂及长疗程药物促进慢性病管理等特点。

WHO-EML 的药物遴选原则包括：①安全、有效；②在同类药物中具有相对的成本 - 效果优势；③药物生产和储存要有一定的条件；④具有药物代谢动力学优势，药品的质量和生物利用度好，具有稳定性；⑤基本药物应是单体化合物，若为复方制剂，需临床效果及安全性的证明，药物的依从性好，对于治疗疟疾、结核和感染人类免疫缺陷病毒（human immunodeficiency virus，HIV）/ 艾 滋 病（acquired immune deficiency syndrome，AIDS）的药物应减少耐药性的发生。WHO-EML 第一版出版于 1977 年，此后，WHO 每两年更新一次清单。2017 年，在第一版清单出版 40 周年之际，WHO 又出版了清单的第 20 版。2019 年和 2021 年，此清单分别继续更新到第 21 版和第 22 版。WHO-EML（第 22 版）较第 21 版有很大变化。在药物类别上，增加了抗囊虫药（属于抗感染药中的抗寄生虫药）和牙科制剂两类；药物则由 570 种增加到 594 种。

（二）我国基本药物制度发展历史及目录品种变化

1979 年，我国政府参与 WHO 基本药物行动计划，在卫生部和国家医药管理总局的组织下成立了国家基本药物遴选小组，开始着手国家基本药物的制定工作。1982 年，我国首部《国家基本药物目录》问世，该目录包含 278 个药品，遴选主要以临床必需为原则，保证人民群众最基本的用药需求。1992 年，为配合公费医疗和医疗保障制度改革，我国成立国家基本药物领导小组，组织领导国家基本药物遴选和推行工作。2009 年，卫生部等单位联合印发《关于印发〈关于建立国家基本药物制度的实施意见〉的通知》（卫药政发〔2009〕78号），定义基本药物是"适应基本医疗卫生需求，剂型适宜，价格合理，能够保障供应，公众可公平获得的药品"。参照国际经验，合理确定我国基本药物品种剂型和数量。在保持数量相对稳定的基础上，《国家基本药物目录》实行动态调整管理，原则上每3年调整一次。为进一步巩固完善基本药物制度，国家层面分别于2009、2012和2018年遴选发布了《国家基本药物目录》。我国最近3版《国家基本药物目录》品种数量及剂型规格情况汇总见表7-1。

表7-1 我国最近3版《国家基本药物目录》情况汇总

项目	2009年版	2012年版	2018年版
药品品种数	307	520	685
化学药和生物制品品种数	205	317	417
中成药品种数	102	203	268
中成药占比	33.22%	39.04%	39.12%
特点	基层反映不够用，较大医院很少使用，缺少妇儿、肿瘤等专科用药，地方增补药品不规范	补充抗肿瘤和血液病用药，注重与常见病、多发病特别是重大疾病以及妇女、儿童用药的衔接	满足常见病、慢性病、应急抢救等临床需求，包括6种靶向治疗，临床急需儿童药品22种，有11种药品为非医保药品
剂型规格	未明确规格，不利于招标大量采购	规范，初步实现标准化	规范

当前最新版基药目录为《国家基本药物目录（2018年版）》，新版基药目录增加品种数量到685种，其中化学药品和生物制品417种、中成约268种（含民族药），相比2012年版的520种增幅达31.7%，这有利于更好地服务各级各类医疗卫生机构，扩大临床选择，进一步助力推动全面配备、优先使用基本药物。新版基药目录按照临床各科分类共分为7个子目录，也被称为一级分类，包括内科用药、外科用药、妇科用药、眼科用药、耳鼻喉科用药、骨伤科用药、儿科用药。在临床分科的基础上按中成药功效进行二级分类，如解表剂、祛暑剂、泻下剂、温里剂、止咳平喘剂、开窍剂、固涩剂、扶正剂等。在药品功效的基础上又细化中医辨证，进行三级分类，如清热剂可分为清热泻火、清热解毒、清热祛湿等。相较于2012年版目录，《国家基本药物目录（2018年版）》中中成药的一级分类加入了儿科用药子类，在儿科用药目录下增加解表剂、清热剂、止咳剂、扶正剂、安神剂和消导剂6个二级分类，儿科用药首次以中成药子目录的形式单列出来，儿科用药从无到有，体现出国家对儿童等特殊人群用药的关注。三级分类则在2012年版基础上进行了较大的调整，共新增了31个中成药三级分类，增幅占2012年版的33.7%。一级分类和二级分类如下：①内科用药包括：解表剂（13）；泻下剂（1）；清热剂（21）；温里剂（7）；化痰、止咳、平喘剂（14）；开窍剂（5）；扶正剂（26）；安神剂（4）；止血剂（2）；祛瘀剂（33）；理气剂（12）；消导剂（2）；治风剂（11）；祛湿剂（13）；调脂剂（1）；固涩剂（1）。②外科用药包括：清热剂（16）；温经理气活血剂（3）；活血化瘀剂（3）。③妇科用药包括：理血剂（6）；清热剂（6）；扶正剂（8）；散结剂（4）。④眼科用药包括：清热剂（3）；扶正剂（5）。

⑤耳鼻喉科用药包括：耳病（2）；鼻病（6）；咽喉、口腔病（10）。⑥骨伤科用药（18）。⑦儿科用药包括：解表剂（4）；清热剂（1）；止咳剂（4）；扶正剂（2）；安神剂（1）；消导剂（1）。

从品种数量上来看，2018年版总品种数量为685种，其中中成药268种（含民族药），占总量的39.12%；2012年版品种数量520种，其中中成药203种，占总量的39.04%。新版中成药品种数量呈现较大幅度的增加，但整体占比变化较为平稳（表7-2）。

表7-2　中成药品种数量变化情况

药物类别	2018年版	2012年版	增加数量	减少数量
内科用药	165	137	37	8
外科用药	22［含内科用药红金消结胶囊（片）］	11	11	0
妇科用药	24	20	4	0
眼科用药	8	7	2	1
耳鼻喉科用药	18	13	5	0
骨伤科用药	18	15	3	0
儿科用药	13	0	13	0
合计	268	203	75	9

党中央、国务院高度重视中成药产业健康发展，先后制定了多个"中医药发展规划"，致力于推动中医药产、学、研协同发展。而当前我国正处于基本药物目录调整及管理程序完善的关键时期，运用循证医学评价、药物经济学评价等方法进行基本药物目录遴选仍处于学习和起步阶段。2021年11月15日，国家卫生健康委员会发布《国家基本药物目录管理办法（修订草案）》，向社会广泛征求意见；征求意见稿提出基本药物遴选按照"突出基本、防治必需、保障供应、优先使用、保证质量、降低负担"的功能定位，坚持中西药并重、临床首选的原则，参照国际经验合理确定。中成药在抗击新型冠状病毒感染疫情方面发挥了不可或缺的作用，随着新版国家基本药物目录制定工作的启动，一些临床价值高、疗效确切、具有成本效果优势的品种将会被国家基本药物目录收载，惠及更多的患者。

二、中药的国家医保政策

（一）我国医保目录发展历史

为保障参保人员的基本医疗用药需求，合理控制医疗费用支出，规范基本医疗保险用药、诊疗等方面的管理，保证基本医疗保险制度的健康运行，医疗保障部门规定了基本医疗保险对药品、诊疗项目和医疗服务设施的报销范围，俗称"三个目录"，分别为《基本医疗保险药品目录》《基本医疗保险诊疗项目目录》《基本医疗保险医疗服务设施项目》。其中，《基本医疗保险药品目录》关系到医疗服务中药品供给的种类、数量和覆盖范围，是满足人民群众疾病治疗需求、实现"健康中国"战略目标的重要前提。

我国医保药品目录制度自1998年正式开始，国务院发布《国务院关于建立城镇职工基本医疗保险制度的决定》（国发〔1998〕44号），决定在全国范围内进行城镇职工医疗保险制度改革，并要求制定国家基本医疗保险药品目录管理办法。1999年，劳动和社会保障部等七部委印发《关于印发城镇职工基本医疗保险用药范围管理暂行办法的通知》（劳社部发〔1999〕15号），对医保药品目录调整范围、流程、权限等作了规定。2000年正式颁布了第一版《国家基本医疗保险药品目录》，共涵盖西药913个品种、中成药622个品种（含民族药47个品种）。中药饮片部分包括28种和1个类别的单方或复方使用都自费的药品以及101种在单方使用情况下自费的药品。在当时的制度设计中，《基本医疗保险药品目录》分"甲类目录"和"乙类目录"。"甲类目录"的药品是临床治疗必需，使用广泛，疗效好，同类药品中价格低的药品，"甲类目录"由国家统一制定，各地不得调整。"乙类目录"的药品是可供临床治疗选择使用，疗效好，同类药品中比"甲类目录"药品价格略高的药品，个人自付费用比例也高于甲类，自付标准由各统筹地区制定。"乙类目录"由国家制定，各统筹地区可适当进行调整。根据文件规定，《基本医疗保险药品目录》原则上每两年调整一次。但实际上情况并非如此，2000年颁布第一版目录后，分别于2004年、2009年、2017年进行三次目录调整，最长间隔八年。

2004年版《国家基本医疗保险和工伤保险药品目录》在第一版的基础上进行了以下调整：一是险种适用范围从基本医疗保险扩大到工伤保险；二是在保持用药水平相对稳定与连续的基础上，增加了新的品种；三是调整了《基本医疗保险药品目录》的分类，对部分剂型进行了归并，明确了部分药品准予支付费用的限定范围；四是在《基本医疗保险药品目录》中增加了"凡例"，对《基本医疗保险药品目录》进行解释和说明。

2009年版《国家基本医疗保险、工伤保险和生育保险药品目录》（以下简称《药品目录》）可适用于工伤保险和生育保险参保人员，并对地方医保药品目录制定提出明确要求，规定甲类药品，各省（自治区、直辖市）不再进行调整，而乙类药品调整品种，各省（自治区、直辖市）应按规定报人社部备案，并对调整品种总数（含调入、调出和调整限定支付范围的药品品种）进行限制。

2017年版《药品目录》在2009年版的基础上新增加药品339个，在调整目录中，给予儿童用药、创新药、癌症等重大疾病治疗药物更多的侧重。2018年国家医疗保障局成立后，印发《基本医疗保险用药管理暂行办法》（国家医疗保障局令第1号），建立了医保目录动态调整机制，重点考虑基本药物、癌症和罕见病等重大疾病用药、慢性疾病用药和儿童疾病用药。此后，分别于2019年、2020年、2021年、2022年和2023年发布了共5版医保药品目录。已发布的国家医保目录品种数量总体情况见表7-3。

表 7-3 医保目录品种数量总体情况

目录版本	西药品种数	中成药品种数	合计	西药占比	中成药占比
2000 年	913	622	1 535	59.48%	40.52%
2004 年	1 031	870	1 901	54.23%	45.77%
2009 年	1 164	1 032	2 196	53.01%	46.99%
2017 年	1 328	1 243	2 571	51.65%	48.35%
2019 年	1 370	1 339	2 709	50.57%	49.43%
2020 年	1 426	1 374	2 800	50.93%	49.07%
2021 年	1 486	1 374	2 860	51.96%	48.04%
2022 年	1 586	1 381	2 967	53.45%	46.55%
2023 年	1 698	1 390	3 088	54.99%	45.01%

（二）中药医保目录准入情况

中药在我国基本医疗保障体系中,具有不可替代的地位。许多患者的治疗需求,依赖于中药的供应保障。因此,将中药纳入医保目录具有重要的意义。其一,可以保障患者用药权益。中药作为传统中医药的重要组成部分,具有悠久的使用历史和丰富的临床应用经验。许多疾病和症状在中成药治疗方面具有独特的优势。中药纳入医保目录后,可以让更多的患者享受到中成药的治疗效果,保障患者的基本用药权益。其二,可以促进传统中医药的发展。中医药医学理论和药物研制技术在我国有着深厚的历史积淀和现代创新。中药的医保准入可以促进传统中医药的发展,提高其在现代医学领域的地位和作用,同时也有助于推动中药相关的科学研究和药物研发。其三,可以降低患者的负担。中药作为一种相对经济实惠的治疗方式,其纳入医保目录后可以降低患者的用药负担,让更多的患者受益。同时,也可以减轻患者的经济压力,提高患者的就医体验和满意度。其四,可以促进药品合理使用。中成药的使用需要有严格的适应证和用药规范,其纳入医保目录可以促进中成药的合理使用,防止不必要的滥用和浪费,降低医疗资源的浪费。

基于上述背景,在制定各项基本医疗保险政策的过程中,国家医疗保障局一直高度重视并支持中医药发展。在基本医疗保险药品目录调整时,始终坚持"中西药并重"的基本原则,充分发挥西药和中医药优势,根据各自的基本理论,建立完善有针对性的评价办法,统筹考虑西药和中成药结构、数量和增幅,新版目录内西药与中成药数量基本持平。2019—2023年国家医保目录调入范围见表7-4。近年来,国家医保目录调整采用申报制,明显缩短上市与医保准入时间差距,向支持和鼓励创新发出明确信号。如2022年国家医保目录调整谈判新增纳入的银翘清热片、玄七健骨片、芪蛭益肾胶囊等8个中成药均为2021年国产1类上市新药。

表 7-4　2019—2023 年医保目录调入范围整理

年份	目录外中西药调入范围
2019	1. 2018 年 12 月 31 日（含）以前经国家药品监督管理局注册上市的药品 2. 优先考虑国家基本药物、癌症及罕见病等重大疾病治疗用药、慢性病用药、儿童用药、急救抢救用药等 3. 对同类药品按照药物经济学原则进行比较,优先选择有充分证据证明其临床必需、安全有效、价格合理的品种
2020	1. 与新型冠状病毒感染相关的呼吸系统疾病治疗用药 2. 纳入《国家基本药物目录（2018 年版）》的药品 3. 纳入临床急需境外新药名单、鼓励仿制药品目录或鼓励研发申报儿童药品清单,且于 2019 年 12 月 31 日前经国家药监部门批准上市的药品 4. 第二批国家组织药品集中采购中选药品 5. 2015 年 1 月 1 日至 2019 年 12 月 31 日期间,经国家药监部门按新药注册申请程序批准上市的药品（包括新活性成分、新剂型） 6. 2015 年 1 月 1 日至 2019 年 12 月 31 日期间,根据临床试验结果向国家药监部门补充申请并获得批准,适应证、功能主治等发生重大变化的药品 7. 2019 年 12 月 31 日前,进入 5 个（含）以上省级最新版医保药品目录的药品。其中,主要活性成分被列入《第一批国家重点监控合理用药药品目录》的除外

年份	目录外中西药调入范围
2021	1. 2016年1月1日至2021年6月30日（含,下同）期间,经国家药监部门批准上市的新通用名药品 2. 2016年1月1日至2021年6月30日期间,经国家药监部门批准,适应证或功能主治发生重大变化的药品 3. 与新型冠状病毒感染相关的呼吸系统疾病治疗用药 4. 纳入《国家基本药物目录（2018年版）》的药品
2022	1. 2017年1月1日至2022年6月30日期间,经国家药监部门批准上市的新通用名药品 2. 2017年1月1日至2022年6月30日期间,经国家药监部门批准,适应证或功能主治发生重大变化的药品 3. 纳入最新版《新型冠状病毒肺炎诊疗方案》的药品 4. 纳入《国家基本药物目录（2018年版）》的药品 5. 纳入鼓励仿制药品目录或鼓励研发申报儿童药品清单,且于2022年6月30日前,经国家药监部门批准上市的药品 6. 2022年6月30日前,经国家药监部门批准上市的罕见病治疗药品
2023	1. 2018年1月1日至2023年6月30日期间,经国家药监部门批准上市的新通用名药品 2. 适应证或功能主治发生重大变化,且针对此次变更获得药品批准证明文件的药品 3. 纳入《国家基本药物目录（2018年版）》的药品 4. 纳入鼓励仿制药品目录或鼓励研发申报儿童药品清单,且于2023年6月30日前,经国家药监部门批准上市的药品 5. 2023年6月30日前,经国家药监部门批准上市的罕见病治疗药品

在中药饮片医保管理方面,2019年医保目录调整过程中对中药饮片采取准入法并制定目录范围,共纳入892种药品。2021年,国家药品监督管理局等4部委印发《关于结束中药配方颗粒试点工作的公告》（国家药监局公告〔2021〕22号）,对中药配方颗粒的医保管理进行了明确,即"中药饮片品种已纳入医保支付范围的,各省级医保部门可综合考虑临床需要、基金支付能力和价格等因素,经专家评审后将与中药饮片对应的中药配方颗粒纳入支付范围,并参照乙类管理"。各地也积极响应国家政策,具体而言:浙江省医保局在《关于支持中医药传承创新发展实施意见》（浙医保发〔2021〕60号）中规定,"将符合国家标准或我省要求的中药配方颗粒品种分批纳入医保基金支付范围"。山东省在《关于加强医疗保障支持中医药发展的若干措施》（鲁医保发〔2020〕58号）中规定,"加快将我省确定的中药配方颗粒试点企业生产的中药配方颗粒按相关要求纳入医保基金支付范围"。上述各种政策结束了长达20年的对于中药配方颗粒在临床使用和医保报销方面的政策限制,也意味着中药配方颗粒也将进入市场快速扩展阶段。

在地方特色民族药医保管理方面,2021年12月14日,国家医疗保障局联合国家中医药管理局印发了《关于医保支持中医药传承创新发展的指导意见》（医保函〔2021〕229号,以下简称《指导意见》),明确要求要将符合条件的民族药纳入医保支付范围。《指导意见》为地方各级医保部门正确贯彻落实党中央、国务院文件精神,助力中医药发展明确了具体举措和工作方向。地方医保部门在实施过程中积极探索,在国家政策规定基础上作了进一步的细化、创新和拓展,积极将地方民族药纳入医保支付范围。具体而言,云南省医疗保障局在《支持云南省生物医药健康产业中医药事业发展和优化营商环境若干措施》(云医保〔2019〕163号)中规定,"未纳入《国家医保药品目录》经国家有关部门批准上市的我省地方民族药,获得国家或地方标准生产的中药饮片,经专家评审,纳入我省医保支付范围"。江西省医疗保障局在《关于助力打造江西中医药品牌服务中医药强省战略的通知》(赣医保字〔2020〕17号)中提出,"支持发展'赣味'等本省道地特色中药材品牌,将车前子、江栀子、吴茱萸、枳壳、信前胡、江香薷、蔓荆子、艾、泽泻、天然冰片、粉葛、芡实、百合、陈皮、覆盆子、黄精、瓜蒌等中药饮片按规定纳入医保支付范围"。

在医疗机构中药制剂管理方面,随着国家医改政策的出台,各省也相继出台地方具体措施,积极落实将医疗机构中药制剂纳入医保目录。2021年11月,浙江省医疗保障局发布了《关于支持中医药传承创新发展的实施意见》(浙医保发〔2021〕60号),意见提出支持医疗机构中药制剂发展,及时将符合条件的医疗机构中药制剂按规定纳入医保基金支付范围。医疗机构制剂医保基金支付范围按照省药品监管部门批准的制剂使用范围确定。2020年9月,山东省医疗保障局联合其他主管部门发布《关于加强医疗保障支持中医药发展的若干措施》(鲁医保发〔2020〕58号),指出要发挥医院中药制剂优势,将经省药品监督管理部门批准的治疗性医院中药制剂按规定及时纳入医保基金支付范围,上述政策均体现出国家医保对于中医药的大力支持。

(三)医保目录管理制度对中成药新药研发导向

当前我国人口老龄化趋势加剧,慢性病患者基数不断扩大,对中成药的刚性需求也随之增长。中成药与化学药品相比,具有取材天然、不良反应较小等优势。《抗击新冠肺炎疫情的中国行动》白皮书中强调了中成药在治疗新型冠状病毒感染的重要优势,湖北省确诊病例中医药使用率和有效率超过90%,以"三药三方"为代表的针对不同类型的新型冠状病毒感染的治疗中成药和方药,因临床疗效确切,有效降低了新型冠状病毒感染发病率、转重率和病亡率。由此可见,中成药市场在未来也必将受到社会的广泛关注,而在这一过程中,医保目录管理制度无疑会给中成药新药的研发带来新的机遇和挑战。

医保目录管理制度会给中药新药研发带来机遇,医保强大的购买力对中成药新药的研发具有激励效应。我国医疗保险药品市场巨大,根据国家医疗保障局发布的2022年医疗保障事业发展统计快报,截至2022年底,我国基本医疗保险参保人数已达134 570万人,基本医疗保险基金(含生育保险)总收入为30 697.72亿元。医保基金如此强大的购买力也促使医保目录中的药品具有较为稳定的市场需求和较高的利润率,而新上市的中成药一旦进入医保目录,将会大大提高其在市场上的竞争力,从而增加该药品的市场份额,这有助于企业更多地投入中药新药的研发,进一步推动中药新药的发展。在医保目录药品购买落地方面,国家医疗保障局发布《关于建立完善国家医保谈判药品"双通道"管理机制的指导意见》(医保发〔2021〕28号),明确将定点零售药店纳入谈判药品供应保障范围,与定点医疗机构一起,形成谈判药品报销的"双通道",确保国家医保谈判药品顺利落地。双通道政策的出台保障了目录内药品的快速落地,一些新上市的中成药在进入医保后可以实现快速放量,市场回报加快,较大程度地减轻了中药企业前期研发成本投入的压力,这些在一定程度上会促进中药企业加大对新药的研发力度。此外,在提升企业知名度方面,准入医保目录将提高中药新药在医药市场的知名度,使更多的患者了解和使用中药新药,进一步拓展了中药新药的市场和患者群体,这也正向激励了中药企业加大对新药的研发投入。

然而加入医保目录对中药新药研发环节来说,也会带来巨大的挑战。当前医保目录对多维度高质量的创新药持续利好,这在一定程度上势必推动中成药研发聚焦于"质"上的提升。从现有准入趋势看,医保目录更关注准入药品的多维临床价值。其中,创新性与安全性、有效性、经济性、公平性共同成为药品审查的关键因素。2022 年的医保目录调整方案进一步对近五年获批的创新药、改良药以及罕见病用药和儿童用药等适当倾斜,药品调整目录持续对创新药品利好,充分体现了对创新药品的支持,而药品的创新性也将带来疗效或安全性方面的优势。从企业竞争格局来看,当前药品目录调整时间的极大缩短,意味着医保目录能够进行及时有效的更新,不断推动医疗药物市场的优胜劣汰,虽然更有利于当下医保支付端的改革重塑,但同时对中药企业来说,也将迎来更加激烈的市场竞争。一些竞争力较弱的中药研发企业也将被逐渐淘汰。尤其是对于那些治疗同一疾病的药品而言,患者会更倾向于选择疗效更好、价格更优的品牌药品。以上种种挑战也预示着在未来,中药研发企业需要将关注点置于药品自身,主动发挥中医药的特色优势,在利好政策下加速创新型中成药的研发进度。由于中药新药的研发和生产涉及复杂的药材提取、纯化和成方制剂等技术,难度较大。为了满足医保目录准入要求,中药研发企业需要在技术研发和生产流程上做出更多的创新和改进,以提高中药新药的质量和效果。同时,要保证传统医药被广泛接受,就必须依赖于确定的疗效,其中的关键环节就在于研究方法的科学性。这就迫使企业在中药新药研发过程中逐步解析中药复杂体系的作用模式,即解析化学物质、体内过程、作用机制 3 个核心环节及其关联水平,以解决中药研发过程中的关键科学问题,提高中药新药临床价值,避免低水平重复等问题。此外,为了对临床价值的进一步挖掘,中药企业需要开展中成药上市后再评价,以进一步明确药品的安全性、有效性,找到最优适应证。

综上所述,当前医保目录管理制度对中药新药研发带来了新的机遇和挑战,在未来的发展中,还需要进一步加强医保政策的引导和支持,促进中药新药的研发和创新,为人们提供更加优质的医疗服务。

第二节　中药知识产权保护

一、国外中药知识产权保护

（一）国际组织和国际法律的中药知识产权保护

1. 世界知识产权组织（World Intellectual Property Organization, WIPO）　WIPO 作为联合国促进使用和保护人类智力作品的国际组织,也是推动和保护中药传统知识国际保护发展的专门机构。2000 年,WIPO 成立知识产权与遗传资源、传统知识和民间文学艺术政府间委员会,确定了传统知识保护的国际法律保护框架。2006 年召开的 WIPO 郑州研讨会也将传统中医药知识列为其重点保护的对象之一。WIPO 作为国际最为重要的知识产权保护组织,在推动传统医药知识保护方面发挥举足轻重的作用。

2. 世界贸易组织(World Trade Organization,WTO) 中国作为 WTO 的正式成员,肩负履行《与贸易有关的知识产权协定》(Agreement on Trade-Related Aspects of Intellectual Property Rights,TRIPs)中的规定的义务。TRIPS 协议首先要求各国在制定技术法规、标准、合格评定程序时,要以国际标准为基础,实际上是把 TRIPs 协议作为国际市场的准入标准。中国作为世界上最重要的中药的生产和消费国家,协调传统中医药保护立法与 TRIPs 等国际立法精神,将传统中医药知识产权纳入 TRIPs 协议保护范畴,共同致力于实现 TRIPs 协议中传统知识与遗传资源的来源披露、知情同意、惠益分享等公约成果,对于我国的中医药的知识产权保护具有重要意义。

3. 世界卫生组织(WHO) WHO 是联合国内负责卫生事业的专门机构。2002 年出台了首个传统医药全球发展战略《世界卫生组织传统医学 2002—2005 年发展战略》,首次确定了传统医药的概念。这为中国提出传统中医药的知识保护目标打下了基础,为研究制定中医药知识产权的综合保护战略提供了支撑。

4.《生物多样性公约》(Convention on Biological Diversity,CBD) CBD 开创了遗传资源保护的事先知情同意原则。公约第 15 条规定,任何国家有权但只有事先征得生物资源原始持有人的知情同意才能获得或开发遗传资源,由此产生的商业利益必须采取资金补偿、技术转让、技术培训等公平合理的方式与遗传资源的提供国进行分享。中国可以将保护对象从遗传资源扩展到传统知识,既能促进对传统中医药知识产权的确认,又能使我国中医药资源保护有据可循。

(二)相关国家的中药知识产权保护

1. 美国的中药知识产权保护 美国 1790 年就颁布实施了《专利法》。目前已建立起一套完整的知识产权法律体系,主要包括:《专利法》《商标法》《版权法》《反不正当竞争法》等。1994 年,美国国会通过了《膳食补充剂健康教育法》,将包括中药在内的天然植物药列为膳食补充剂,这是介于食品与药品之间的一种特殊产品。然而一直以来,美国 FDA 对于包括中药在内的天然植物药的药品地位并不予承认。

美国对植物药的知识产权保护主要体现在以下两个方面。

第一,美国专利商标局(United States Patent and Trademark Office,USPTO)对天然药物的专利保护主要体现在对植物药提取物、从植物药中分离出的有效单体化合物实行产品保护;同时还保护植物药的制备方法、首次医药用途、药物的第二药用等。虽然该植物对预防和治疗疾病是有效的,但是 USPTO 并不对处于天然状态的植物本身给予专利保护。只有当植物的有效部位被纯化后,其有效成分的产品权利要求及其治疗疾病用途权利要求才能获得 USPTO 的专利保护。

第二,美国对植物药给予商标保护。1870 年美国颁布了第一部联邦《商标法》。从 1905 年开始,美国注册商标和虽然未注册但已使用了的商标,都纳入联邦商标法的调整范围。

2. 德国的中药知识产权保护 德国植物药知识产权保护体系整体思路明确,相关立法全面。1877 年德国制定了《专利法》。20 世纪 70 年代,德国已明确将植物药列为医疗用品,明确了其药品而非食品的法律地位。之后,德国在《生物多样性法》中规定:任何人要就基于德国的生物资源或相关传统知识得到的研究成果获得知识产权,必须事先获得其生物多样性国家管理部门的批准。该生物多样性国家管理部门的职责之一就是制止其他国家对来自德国的任何生物资源及相关知识授予知识产权。获取这些生物资源或传统知识之前应获得该国家生物多样性管理部门的事先批准,而生物多样性管理部门在批准申请人获得生物资源或传统知识时,应规定确保利益公平分享的条款和条件。

3. 日本的中药知识产权保护 日本在 1885 年正式建立专利制度,1959 年颁布现行的《特许法》。1976 年以前,日本只对药品的制造方法给予专利保护;之后,日本才对药品本身提供专利保护。所述保护包括药用植物提取物的组方,但只限于中国古代的 210个汉方如安中散、芍药甘草汤等。日本给予专利保护的天然药物包含两个方面:一是为公众所知的天然药物,只要具备不同的疗效,就能够被授予用途专利;二是中药制方如果具有新的疗效,或者与旧制方能够协同,也可以申请发明专利。

1959 年,日本目前施行的《商标法》颁布出台,其以注册原则为基础。同时采用审查原则,即进行形式上的审查与实质性的审查。如果药品以通用名称作为商标,则该申请不予以通过。

4. 韩国的中药知识产权保护 韩国在 1961 年 12 月 31 日制定颁布了《专利法》,2007 年 5 月 17 日后修正。韩国的专利审查部门主要审查传统药物以下两个方面:一是对提取物权利要求进行严格审查,如果提取物具有新治疗用途,则该用途发明具有新颖性;二是在三性审查标准中,仿造书籍中出现的处方的发明不具有新颖性。

韩国还特别制定了《传统韩国医药知识产权保护法》,将医药处方区分为国家处方、私人处方与普通处方。国家处方的所有权归属于国家。该法规定,在涉及公共利益的情况下,韩国公众健康部有权宣布某一传统韩国药处方为国家处方。当然,此处方必须具有重要利益或特殊的医药价值。企业或个人将国家处方以牟利为目的用于商业用途的生产必须得到政府的批准。而私人处方则由所有人使用,其专利申请注册由发明人、研发人提出,或由该发明人、研发人的继承人提出。同时,该法案授予已注册的私人处方所有人销售、分配由该处方开发和生产出的产品的排他性权力。普通处方则每一位韩国人都可以使用。以上三种处方在《传统韩国医药知识产权保护法》颁布后,得到了有效保护并得以不断创新。

5. 印度的中药知识产权保护 印度在保护遗传资源和传统医药方面经验丰富,其知识产权保护制度也独具特色,并对其他国家和地区的传统知识的保护具有借鉴意义。

(1)制定生物多样性法案。根据法案的第六条,对于印度生物资源和信息研究而形成的成果,在包括印度本土在内的任何国家,申请任何形式知识产权之前,都应取得印度相应机关的许可。

(2)树立专利来源公平分享原则。专利的申请人在专利说明书中必须公开专利所涉及的生物物质的起源和来源,并且允许以"说明书没有对此项内容公开或者没有正确公开"为由提出异议。

(3)登记制度和建立数据库。数据库的建立,一方面有利于专利审查过程中的新颖性和创造性的判断,有效防止第三人对传统知识的盗用而获取专利;另一方面有利于现代医学对传统知识的利用和研发,促进现代医学的发明。

6. 泰国的中药知识产权保护 泰国通过制定独立的《传统泰医知识产权保护法》,对传统泰医处方提供保护。该法案将传统医学处方划分为三类:国家配方、私人配方和一般配方。

（1）国家对国家配方享有所有权。对国家配方的营利性生产、商业化利用和研究都必须获得政府许可。

（2）所有人对私人配方享有使用权，第三人必须经权利人许可才能使用该配方。配方的发明者或研发者，或者发明者或研发者的继承者提出配方注册申请，权利人对配方进一步研发和产品生产、销售和分配方面享有独占排他权。

（3）国内任何人对一般配方享有使用权，旨在给予传统医生使用配方的自由。

二、中国中药知识产权保护

（一）中国中药知识产权保护的演进

我国于 1985 年实施《中华人民共和国专利法》（简称《专利法》），当时仅对药品的制造方法授予专利权，而不对药品和用化学方法获得的物质给予专利保护。

1992 年 10 月，国务院发布了《中药品种保护条例》，建立了一种独立于专利保护的保护制度。

1993 年之前我国对中药在内的各种药品仅是提供行政保护，《专利法》实际上并没有真正用于中药知识产权保护。为了使我国的专利保护水平进一步与国际接轨，1993 年新修订的《专利法》对药品实施专利保护，中药产品开始被纳入专利权保护框架。

2000 年，我国再次修订《专利法》，使我国的专利法所规定的授予专利的范围，同《与贸易有关的知识产权协议》的要求基本一致。

2003 年 4 月通过的《中华人民共和国中医药条例》是当时我国法律效力层次最高的一部保护中医药的立法，其中有很多规定涉及中药技术成果及其应用。但总体来看，其理念是推动中医药知识的普及、应用和共享，对中药知识产权的保护问题还不够重视，并没有明确提出中药知识产权保护问题。

2009 年 4 月，国务院发布《国务院关于扶持和促进中医药事业发展的若干意见》，其中提出要加强中医药知识产权保护和利用，完善中医药专利审查标准和中药品种保护制度，研究制定中医药传统知识保护名录，逐步建立中医药传统知识专门保护制度。加强中药道地药材原产地保护工作，将道地药材优势转化为知识产权优势。

2011 年 1 月，国家中医药管理局和国家知识产权局联合发布《关于加强中医药知识产权工作的指导意见》，其中明确要求开展中医药知识产权保护理论、政策与法治研究；开展中医药知识特点与知识产权保护的适应性研究和中医药传统知识保护专门制度的理论研究；完善中药发明专利审查标准并尽快纳入我国的专利审查实践；用原产地名称和地理标志保护我国的道地药材。

2016 年 12 月 25 日通过的《中华人民共和国中医药法》对中医药知识产权保护问题给予了较为全面的关注和重视，该法不仅明确宣示了要保护中医药知识产权，肯定了中医药传统知识持有人对其持有的中医药传统知识所享有的权利，对经认定属于国家秘密的传统中药处方给予特殊保护，且鼓励对道地中药材采取地理标志产品保护等。

2018 年 9 月，国务院修订《中药品种保护条例》。适用于该条例的中药品种是指中国境内生产制造的中药品种，包括中成药、天然药物的提取物及其制剂和中药人工制成品。受保护的中药品种分为一、二级,其中一级保护的期限分为 30 年、20 年和 10 年,二级保护的期限为 7 年。被批准保护的中药品种,在保护期内限于由获得《中药保护品种证书》的企业生产,但是对临床用药紧缺的中药保护品种的仿制除外。

2018 年 11 月,国务院知识产权战略实施工作部际联席会议办公室发布《2018 年深入实施国家知识产权战略　加快建设知识产权强国推进计划》,其中明确,推动做好中医药传统知识保护数据库、保护名录、保护制度建设工作,加强古代经典名方类中药制剂知识产权保护,推动中药产业知识产权联盟建设,并强调要完善新药创制等科技重大专项管理工作中的知识产权保护长效工作机制。

2019 年 10 月,《中共中央　国务院关于促进中医药传承创新发展的意见》指出"加强中医药产业知识产权保护和运用。健全赋予中医药科研机构和人员更大自主权的管理制度,建立知识产权和科技成果转化权益保障机制"。

2019 年 11 月,中共中央办公厅、国务院办公厅印发《关于强化知识产权保护的意见》,再次明确提出要加强中医药知识产权保护。

2021 年 9 月,中共中央、国务院印发的《知识产权强国建设纲要(2021—2035 年)》指出"推动中医药传统知识保护与现代知识产权制度有效衔接,进一步完善中医药知识产权综合保护体系,建立中医药专利特别审查和保护机制,促进中医药传承创新发展"。

2021 年 10 月,国务院印发的《"十四五"国家知识产权保护和运用规划》提出"制定中医药传统知识保护条例"和"完善中医药领域发明专利审查和保护机制"。

2022 年 1 月,国务院知识产权战略实施工作部际联席会议办公室印发《知识产权强国建设纲要和"十四五"规划实施年度推进计划》,深入实施知识产权强国战略,加快建设知识产权强国,明确其重点工作包括制定《关于加强中医药知识产权司法保护的意见》,促进中医药传承创新发展。

2022 年 12 月,最高人民法院发布《关于加强中医药知识产权司法保护的意见》,全面加强中医药知识产权司法保护,推动中医药事业和产业高质量发展。该意见提出"遵循中医药发展规律,准确把握中医药创新特点,完善中医药领域专利司法保护规则"和"加强中医药专利保护、加强中医药商业标志保护、加强中药材资源保护、维护中医药市场公平竞争秩序、加强中医药商业秘密及国家秘密保护、加强中医药著作权及相关权利保护、加强中药品种保护"。

(二)中国中药知识产权保护的现状

1. 中药专利保护　专利是受法律规范保护的发明创造,它是指一项发明创造向国家或地区审批机关提出专利申请,经依法审查合格后向专利申请人授予的在规定的时间内对该项发明创造享有的专有权。

当前,专利保护是中药知识产权保护的重要途径。一是发明专利可以保护中药组合物、中药制剂、中药提取物及其制剂、中药制备方法及其装置设备、中药新的制药用途、中药设备、中药检测方法及其装置设备;外观设计专利和实用新型专利还可以对中药的外观形状和包装等加以保护。二是专利保护具有排他性,专利被授予后,未经专利人许可不得实施其专利。三是专利保护被侵权时,权利人可申请司法救济。

中药的专利保护也存在以下困难,例如:①中药专利申请满足专利审查的三项要求比较困难,授权难度大。例如,经典古方制剂早已在国内外出版物上公开发表过,可能不具备专利法第二十二条第二款规定的新颖性;部分中药组合物中药味的改变或药量增减属于本领域常规技术,由于缺少有效的对比药效实验数据,从而难以证明其产品相对于现有技术具有实质的特点或者显著的进步,因此存在不具备专利法第二十二条第三款规定的创造性的可能。②中药专利侵权认定较困难。中药通常是由复方组成,在煎煮蒸炙的制备过程中会伴随着一系列的化学反应发生,当其被制备成中药制剂后,根据现有的分析和检测手段,不容易分析出它的有效成分和制造工艺等。

2. 中药商标保护　商标是生产经营者或服务提供者使用在商品或者服务上的,具有显著的特征,便于该商品或服务的识别。商标权是中药知识产权的重要组成部分,中药的商标也同样具有表明该中药特征的标记作用,但更代表了中医药企业的形象、中医药的品质以及中医药深厚的文化底蕴。

我国于1982年实施的《中华人民共和国商标法》第六条规定:"国家规定必须使用注册商标的商品,必须申请注册商标,未经核准注册的,不得在市场销售。"《中华人民共和国商标法实施细则》第七条规定:"国家规定并由国家工商行政管理局公布的人用药品和烟草制品,必须使用注册商标。"我国于1985年7月1日施行的《药品管理法》第四十一条规定:"除中药材、中药饮片外,药品必须使用注册商标;未经核准注册的,不得在市场销售。药品商标必须在药品包装及标签上注明。"然而在2001年《药品管理法》修订之后,并没有对有关药品强制注册商标做出规定。中药企业可以对中药商品名称申请注册,并通过续展注册,享有该中药商品名的永久独立权,并获得由商标带来的各项经济效益。

商标是商品和企业的象征,具有重要商业价值。药品中的注册商标可以作为药厂是否合法经营的依据,作为药厂的无形财产,对于中药销售发挥着巨大作用,带来了丰厚的回报。例如北京"同仁堂"、广州"潘高寿"、"陈李济"等商标在海内外均享有盛誉。然而,中国中药行业商标意识淡漠,不重视商标的设计与运用,同一企业多产品使用同一商标等现象普遍存在。

3. 中药商业秘密保护　商业秘密是指不为公众所知悉、能为权利人带来经济利益,具有实用性并经权利人采取保密措施的技术信息和经营信息。

采用商业保护是中国中医药传统的保护模式,如云南白药、东阿阿胶等秘方,均采取了商业秘密保护。传统中药的配方和生产工艺多是以祖传秘方形式相传而不向外公布,具有很强的保密性。中药生产工艺复杂、技术性强,配方也复杂多样,他人从产品很难应用反向工程倒推出中药的配方和生产工艺,因此未公开的中药配方、中药的生产加工方法等均属于技术信息,可以实现保密。中药的商业秘密保护没有明确的时间限制,相较于中药的专利保护更能符合中医药世代传承的特点。

《中华人民共和国反不正当竞争法》第十条将商业秘密纳入实体法保护范围,并将技术信息列入商业秘密之中。1997年修改后的《中华人民共和国刑法》在知识产权犯罪的章节中增加了侵犯商业秘密罪的规定,在我国立法上明确了商业秘密是一种无形财产,即属于知识产权保护范畴。2019年3月修订的《药品管理法实施条例》第三十四条规定:"国家对获得生产或者销售含有新型化学成分药品许可的生产者或者销售者提交的自行取得且未披露的试验数据和其他数据实施保护,任何人不得对该未披露的试验数据和其他数据进行不正当的商业利用。"这些数据作为商业秘密直接与经济效益挂钩,中药产品的商业秘密权受到了法律保护,任何人都不能进行不正当的商业使用。中医药领域尚未公开的技术信息和经营信息都可以作为商业秘密的形式受到法律保护。

在国家中医药管理局对 120 家中成药重点企业及其 401 个重要中成药品种的调查中,企业 61.80% 的中成药品种采取了技术秘密措施。自条例实施至今,有很多中药生产企业的中药品种获得一级中药保护品种证书,其中包括:①国家绝密级配方,保密期限为永久,目前只有云南白药和片仔癀 2 个。②国家级保密配方,保密期限为长期,目前仅有 5 个:北京同仁堂的安宫牛黄丸、广州奇星药业的华佗再造丸、杭州雷允上的六神丸、上海和黄药业的麝香保心丸、山西广誉远国药的龟龄集。可见,我国中医药企业比较重视商业秘密保护这种方式,而且实践也表明,商业秘密保护对于保护我国传统中医药知识产权起到了积极作用。

4. 中药著作权保护　我国还没有关于传统中医药著作权保护的专门性法律,有关著作权的立法主要有《中华人民共和国著作权法》(简称《著作权法》)、《中华人民共和国著作权实施条例》和《著作权行政处罚实施办法》。根据《著作权法》的有关规定,传统中医药科学理论知识可以成为著作权保护的客体,即阐述传统中医药科学理论知识所形成的各类作品可以获得《著作权法》的保护。我国的著作权实行自动保护原则,即一旦作品的创作完成,该作品就自动获得著作权的保护,作者依法享有作品的人身权和财产权。

《著作权法》作为中医药知识产权保护的重要组成部分,在中医药领域的保护中,发挥着重要作用。中药著作权的形式丰富,例如中药领域中创新主体所创造的文章、产品说明书、专著、工程设计、口述作品、数据库等。需要注意的是著作权保护仅仅保护传统中医药科学理论的表达形式而不保护该理论内容,因此只要以不同形式阐述同一中医药理论都能受到著作权保护,那么传承独创中医理论的持有人的权利则难以切实保护。

《著作权法》规定作品的保护期限为从作品诞生到著作权人死后 50 年。按照现行《著作权法》规定,几乎所有的中医古籍都过了保护的期限,进入到公有领域无偿使用。这对于我国传统中药的保护是不利的。例如经方是人们在医药学实践中形成的集体智慧结晶,主体范围难以界定,原创性不够清晰,经方著作权人的复制权、发行权、出租权、展览权等权利受到 50 年保护期限的限制,早就超过此期限,列入公有知识的范畴。

5. 中药地理标志保护　地理标志又称原产地标志,指产自特定地域,所具有的质量、声誉或其他特性取决于该产地的自然因素和人文因素,经审核批准以地理名称进行命名的产品。

中药绝大部分都是天然药物,而天然药物的产地由于环境、气候、水分、温度、阳光等自然条件的不同,因生产较为集中,栽培技术、采收、加工也都有一定的讲究,以致较同种药材在其他地区所产者品质佳、疗效好。古人经过多年的经验,常习惯认定某些药材以某些地区产出为正品,称作"道地药材"。

道地药材的内涵包括地理标志所要求的所有本质特征,即道地药材是一类典型的地理标志产品。对于我国中药知识产权保护而言,地理标志规则有着更大的发挥作用的空间。

6. 中药品种保护　1992 年 10 月 14 日国务院颁布了《中药品种保护条例》,保护的对象是在中国境内生产的、已经列入国家药品标准的品种。该条例关注的是疗效确切,不要求产品的新颖性、创造性,已公开发表、公开使用的药物仍可申请保护。中药品种保护制度是一种药品的行政保护制度,由专门组织机构,即国家中药品种保护审评委员会负责相关品种的审评、督导、考核等工作,对质量稳定、疗效确切的中医药品种实行分组保护。

中药品种保护制度的实施,对中药事业的发展起到了积极推动作用,具体包括：建立了一套适应中医药产业发展特点的中成药药品质量改进提高机制,促进了中国中医药标准提高；保护了生产企业的合法权益,规范了中医药生产经营秩序,促进了中医药产业的集约化和规模化生产与企业技术创新能力；促进了中国中医药材资源可持续利用,培育了如天士力的复方丹参滴丸、江中制药的健胃消食片等品种；促进了中成药在临床的广泛使用,加快了中医药行业知名品牌的形成等。

《中药品种保护条例》属于行政法规,其法律地位低于《专利法》。中药品种保护是行政保护的主要手段,力度也弱于专利保护。且其所保护的仅仅是中药品种,对中药技术开发的前期研究活动中的技术秘密包括处方组成和工艺制法是无法加以保护的。

三、中药知识产权保护的思考

（一）强化中药知识产权保护意识

中药知识产权保护必须坚持问题导向。国内中药创新主体的知识产权保护意识较为薄弱,例如,中药科研院所和中药重点医院的高价值专利申请数量少；中药企业的商标意识较为局限,更多是关注国内市场竞争而忽视了国外市场的商标保护；国内的中药资源的开发和利用也多处于无保护的状态。因此,需要我们大力强化中药知识产权保护意识,加大在中药研发机构和企业等创新主体中的中药知识产权保护的宣传力度,切实引导和推动中药创新主体的中药知识产权的创造、运用、保护和管理的能力。

（二）改进中药知识产权保护机制

中药知识产权保护必须坚持守正创新。目前我国的中药知识产权保护还是以专利保护为主要方向,然而起源于西方的专利制度并不能完全适应我国的中药专利保护实践的需要。我们应以中医药自身的特点为基础,改进现有的中药知识产权保护机制。一方面是改进中药专利审查机制。中药专利审查不应以适用于化学药物的审查标准为考量基础,而应结合中药自身特点,制定专门适用于中药的专利审查标准,特别是对中药疗效的技术效果的评判标准。另一方面是完善中药品种保护制度。为适应新形势的需求,中药品种保护制度也要与时俱进,改革创新,加强制度本身的完善与健全,使之能更好地与专利保护制度相衔接,构建适合于中国特色的中医药知识产权保护机制,为解决中药知识产权保护难题提出中国方案。

（三）采取综合性措施的保护制度

中药的知识产权保护必须坚持自信自立,应建立在符合中药自身发展规律基础上。正视中药自身的特殊性,尤其是其与西药的区别,建立体现中药自身特点并更契合中国产业需要的中药知识产权保护的综合性法律制度体系。例如,充分利用中药作为国家自然资源的特性,谋求通过《生物多样性公约》中的有关制度做好中药品种保护工作。协调中药品种保护和中药专利保护的关系,融合两者的保护长处。运用多重手段保护我国中医药知识产权,促进建立包含商标保护、商业秘密保护、著作权保护、地理标志保护等已有保护措施的综合性中药知识产权保护法律制度体系。

(四)构建中药产业全链条的整体保护

中药知识产权保护必须坚持系统观念,尤其是专利保护需要打破过去只重视保护中药组合物和中药制剂的固有观念,强调全产业链的整体保护,构建中药产业全链条的系统保护。首先,重视中药资源保护。决定中药材价值的关键因素是遗传资源,国际上对遗传资源主要从生物多样性的角度进行知识产权保护,我们应吸取国外先进经验不断完善我国丰富遗传资源的保护方式。其次,中药炮制技术是我国特有的传统制药技术,对于某些特殊的炮制技艺以及特定的传统配方,可以采用商业秘密进行保护。由于中药炮制技术对中药饮片的质量提升起到很重要的作用,在对炮制工艺的原理深入研究的基础,采用现代工艺可以赋予传统炮制技术创新的元素,从而还可以获得有效的专利保护。

(五)完善中医药知识产权人才培养体系

中药知识产权保护必须坚持人民至上。在中药知识产权保护工作中,中药知识产权的人才起着至关重要的作用。在中药产业的国际化进程中,更加离不开中药知识产权国际化高端人才的助力。国家应加大对中药知识产权教育事业的支持力度,优化在高等院校中关于中药知识产权专业的设置,加大力度培养中药知识产权人才。完善中医药知识产权人才的进修、实践机制,进一步地培养具有国际视野的复合型中医药知识产权人才。

(六)制定专门的《中药知识产权保护条例》

中药知识产权保护必须坚持胸怀天下。《中医药法》的正式颁布将我国传统中医药的弘扬与继承上升到了法律层面。虽然《中医药法》明确规定了保护中医药知识产权的条款,但这些条款是法律意义上对中医药知识产权保护的一种宣示,还需进一步落实。目前迫切需要制定具有中国特色的《中药知识产权保护条例》,将中药作为一种特殊的知识产权加以保护,这将有助于依据中药自身的特点设置更为有力和有效的制度,有利于更好地保护中药知识产权,促进中药产业的高质量发展和传承创新。

第三节 中药监管国际合作

《中医药法》《中医药“一带一路”发展规划(2016—2020年)》《中医药发展战略规划纲要(2016—2030年)》等一系列政策法规的出台,积极推动了中医药的国际传播与发展,中医药已传播到世界196个国家和地区,其广泛的应用及其显著临床疗效,使其价值逐渐被国内和国际社会了解与肯定,以“三方三药”为代表的一批中药正在加速“走出去"，成为我国卫生交流合作的特色名片。2023年1月4日，国家药品监督管理局发布《关于进一步加强中药科学监管促进中药传承创新发展的若干措施》，为中药的全球化监管合作指明了方向。本节将具体介绍目前国内及全球中药"引进来、走出去"的监管科学国际合作经验和模式。

一、中药监管国际合作的重要意义

随着经济全球化的发展，国际医药产业竞争日益激烈，各国对药品的安全性、有效性和质量控制都越来越重视，为提高药品的安全性、有效性和质量稳定性，各国都加强了对药品研发、生产、流通、使用全过程的监管，如欧盟有严格的药品生产和销售标准、美国有严格的药品包装要求和标签规定、澳大利亚有严格的药品标识规定等。中药是我国具有民族特色的传统医药，也是我国传统文化的重要组成部分，中药走向国际市场，既能弘扬和传播中医药文化，又能促进中药产业的国际化发展。我国是中药生产大国，中药产品出口已成为我国出口贸易的重要组成部分。《中医药法》《中医药发展战略规划纲要（2016—2030年）》等政策文件颁布实施以来，中医药行业发展呈现良好态势，行业规模和经济效益持续增长。中药国际化已成为中医药发展新趋势和新要求。

中药国际化是一个系统过程，涉及国家、行业和企业等多个层面。国家监管层面上，通过积极参与国际规则制定、政策制定和标准制定等方式促进中药国际化发展，从某种角度上来讲，只有在中药监管层面上达到国际化，其产业才能真正地国际化；行业层面上，通过实施相关标准、鼓励企业"走出去"和推进中医药产业"走出去"等方式促进中药国际化发展；企业层面上，通过实施产品出口、知识产权保护、国际化人才培养等方式推动中药国际化发展；国际合作层面上，通过开展双边、多边或区域合作等方式促进中药国际化发展。可见，推进中药国际化不仅是我国医药产业发展的战略选择，也是我国对外开放战略中一项重要内容。

二、中药监管国际合作平台

随着全球化的深入发展，从其他国家获取食品、药品化妆品和其他日常生活所需的物品成为人们习以为常的事情。从国家监管层面来看，仅依靠自己国家的监管资源很难达到对这些商品的有效监管，因此，各国监管机构通过加强国际合作，及时分享信息和数据，提升监管效率，加强商品流通，构建了许多国际合作平台。

1. 国际人用药品注册技术协调会（International Conference on Harmonization of Technical Requirements for Registration of Pharmaceuticals for Human Use，ICH）　20世纪80年代，欧洲成立欧共体，要求各成员国药品能在整个欧洲市场销售，因此在欧洲首先开展了药品注册技术要求的协调工作，实践证明这是可行的。此后，美、日、欧共体三方纷纷进行双边对话，研讨协调的可能性，三方政府注册部门与国际制药工业协会联合会联系，讨论由注册部门和工业部门共同发起国际协调会议可能性。1990年4月，欧洲制药工业联合会在布鲁塞尔召开由三方注册部门和工业部门参加的国际会议，讨论了ICH的意义和任务，成立了ICH指导委员会。ICH于1991年召开第一届会议。该会议由欧盟、美国及日本发起，并由三方成员国的药物管理当局以及制药企业管理协会共同组成。世界卫生组织各成员国以及加拿大和瑞士等国家以观察员身份参加会议，亦开始遵循ICH GCP准则，便于这些国家和地区的卫生管理当局能最终相互接受各自临床数据用于人用药物的注册。ICH 的目的是协调各国的药物注册技术要求（包括统一标准、检测要求、数据收集及报告格式），使药物生产厂家能够应用统一的注册资料规范，按照 ICH 的有效性、质量、安全性及综合学科指南申报。如果最终达成 ICH 的目标，制药企业可以在世界各国同时上市其产品，不但能够提高申报注册资料的质量，同时可以缩短研发时间，节省研发成本，进而提高新药研发、注册、上市的效率。

2. 世界卫生组织（World Health Organization，WHO） WHO 是联合国负责全球卫生事务的专门机构，于 1947 年 10 月 23 日在日内瓦成立，总部设在瑞士日内瓦。目前，WHO 的管理机构是总干事代表总部行使职权的执行委员会（Executive Commission），下设若干工作小组。该组织由世界卫生组织大会、理事会、执行委员会和秘书处组成。总部设在瑞士日内瓦，另外还设有 6 个区域办事处。WHO 的总干事将代表总部同其他国家和地区的卫生部门保持联系和合作，并协调其活动。WHO 的任务是制定全球公共卫生政策、研究开发卫生领域的技术和能力、促进国际卫生合作、提供公共卫生服务和技术援助等。

3. 西太区草药协调论坛（Western Pacific Regional Forum of Harmonization for Herbal Medicine，FHH） FHH 于 2002 年 3 月在北京正式成立。FHH 由 6 个国家和 1 个地区（中国、日本、韩国、新加坡、澳大利亚、越南和中国香港特别行政区）的药品行政监管部门和资助团队组成，加拿大为观察员。FHH 是一个技术性论坛，主要围绕植物药质量控制、有效性及安全性探讨和协调技术标准、监管工作方式方法及相关事宜。论坛旨在就草药质控标准等形成共识和技术指南，为各国各地区药品监管机构的协调工作提供参考。

4. 国际草药监管合作组织（International Regulatory Cooperation for Herbal Medicines，IRCH） IRCH 是由 WHO 与各个国家和地区政府发起成立的国际性合作组织，致力于通过完善草药监管规章，协助 WHO 向会员国提供完善监管草药的建议，并提高公众对草药重要性的认识，以维护公众健康与安全。

5. 亚太经济合作组织（Asia-Pacific Economic Cooperation，APEC） APEC 是亚太地区层级最高、领域最广、最具影响力的经济合作机制。APEC 主要讨论与全球及区域经济有关的议题，如促进全球多边贸易体制，实施亚太地区贸易投资自由化和便利化，推动金融稳定和改革，开展经济技术合作和能力建设等。

三、中药监管国际合作的内容和机制

2023 年 1 月 4 日，国家药品监督管理部门发布《关于进一步加强中药科学监管促进中药传承创新发展的若干措施》，围绕全面加强中药全产业链质量管理、全过程审评审批加速、全生命周期产品服务、全球化监管合作、全方位监管科学创新，从 9 个方面提出 35 项具体措施，纵深推进中国式现代化药品监管实践和具有中国特色的中药科学监管体系建设。

《关于进一步加强中药科学监管促进中药传承创新发展的若干措施》明确提出要推进中药监管全球化合作。一方面要充分发挥国际合作平台作用。进一步深化世界卫生组织（WHO）、国际草药监管合作组织（IRCH）、西太区草药协调论坛（FHH）国际合作，充分发挥"一带一路"国际合作框架、"中国 - 东盟药品合作发展高峰论坛"、WHO 传统医药合作中心等平台作用，积极推动在传统草药监管合作、标准协调等方面进一步形成

国际共识。另一方面要支持中药开展国际注册。积极开展中药国际注册政策宣传和交流,支持国内具有临床优势的中药开展国际注册,鼓励开展中药国际多中心临床试验。此外,还要传播中药监管"中国经验"。加快推进中药监管相关政策规定和技术指导原则翻译工作,分批次印制中药相关技术指导原则外文版本,加快国际推广,为国际传统草药监管规则和标准制修订贡献"中国经验"。

随着我国对外交流与合作的不断深入,外来天然药用资源以不同方式进入我国市场,概括起来主要有以下5种方式:以新的中药产品形式引入,如水飞蓟已经纳入《中国药典》;以进口天然药物形式引入,如从德国进口的锯叶棕果实提取物软胶囊;以保健食品新原料形式引入,如紫锥菊提取物作为保健食品原料使用;以新食品原料形式引入,如玛咖、阿萨伊、美藤果、辣木叶、诺丽、圆苞车前子壳等;以普通食品形式引入,如原产于北美的蔓越莓收载于《中药大辞典》中。

全球约有170个国家认同传统医疗和补充医疗,特别是新型冠状病毒感染疫情暴发以来,以WHO为主的国际组织也在积极关注以中药为代表的传统医学在新型冠状病毒感染治疗中的临床实践和研究。通过一些ICH成员的药品监管机构,以及药品监管水平在国际有一定的影响力的国家,一起来加强国际的监管交流合作与协调,有助于国际社会认可我国的中药监管机制,有利于中药国际化。

《中国药典》(2020年版)收载的中药产品涵盖了药材和饮片、成方制剂和单味制剂等种类。《中国药典》中除中药质量控制的内容外,还包括功能主治等较为丰富的信息。部分国家采纳《中国药典》收载的品种及载明的相关信息是《中国药典》在其他国家监管体系中应用的例证,在引领国际草药发展和推动中药国际化的进程方面发挥了积极作用。

此外,在中药的全球化推广及监管合作过程中,医生和药师对中药的认可度非常重要。从现阶段来看,"以医带药"的中药推广模式是中药国际化的重要途径,应当加强中国与全球医师和药师在中药领域的交流合作。

四、中药监管国际合作经验总结和未来方向

(一)中医药国际合作发展进程中的机制经验

1. "六先六后"推动中医药"一带一路"发展成功案例　中医药海外传播和发展一直坚持通过"六先六后"推动中医药"一带一路"发展,即先内后外、以外促内,先文后理,先非(非药物疗法)后药,先易后难,先点后面,先民后"官"、以民促"官"。国家中医药管理局、国家发展和改革委员会联合发布的《中医药"一带一路"发展规划(2016—2020年)》,为中医药国际化发展指明了方向。规划指出,推动中医药国际化合作发展应本着政策沟通、资源互通、贸易畅通、科技联通、民心相通的"五通"原则。"五通"原则一定程度上展现了中国与"一带一路"共建国家的中医药国际合作机制,并在生产要素国际移动理论的作用下共同促进中医药国际合作的健康发展。

2019年,《中共中央 国务院关于促进中医药传承创新发展的意见》明确提出"推动中医药开放发展,将中医药纳入构建人类命运共同体和'一带一路'国际合作重要内容",充分体现了我国政府对中医药事业海外发展的高度重视。

2. "一带一路"进程中中医药国际合作"五大机制"

（1）政府间交流合作机制——政策沟通：完善政府间合作机制，加强与共建国家在中医药相关政策法规、人员资质、产品注册、质量监管等领域的信息交流，推动共建国家放宽对中医药技术、服务及产品的准入限制，为与共建国家合作营造良好政策环境。

（2）中医药传承与创新合作机制——科技联通：中医药作为中华民族所特有的传统文化资源、原创的科学资源和医学技术，在推进中医药传承创新、促进中医药技术方法和现代科学技术融合发展方面具有重要意义。在"一带一路"进程中支持中医医疗机构、科研院所等与共建国家的一流机构开展科技合作，建立协同创新机制和合作平台，开展多领域、跨学科联合攻关。

（3）中医药服务贸易合作机制——贸易畅通：中医药健康服务业是我国国际贸易发展新的增长点。随着全球范围的"回归自然"理念成为潮流和中医药融入国际医学体系的步伐逐渐加快，国际市场中天然药物和植物制品的需求不断扩大，拓展中医药服务贸易和货物贸易，为促进经济结构转型、拉动经济增长贡献力量。

（4）中医药资源共享合作机制——资源互通：中医药是世界公认极具特色的健康服务资源，我国凭借独特优质的中医药资源优势，通过"一带一路"向共建国家的广大人民群众提供医疗保健服务，与共建国家共建共享中医药资源，为共建国家的人民打开一个新的窗口，从而提高人口生存质量，缓解全球面临的健康压力，逐渐成为与当地医疗卫生机构共同防治老年病、慢性病、流行病等方面的重要力量。

（5）中医药文化与人文交流合作机制——民心相通：国之交在于民相亲，民相亲在于心相通。健康问题一直都是全世界关注的共同话题，是每个国家和地区经济社会发展的根本。中医药是中国特色医药卫生事业的重要组成部分，是中华民族传统文化的瑰宝，是中华文明与共建国家人文交流的重要内容。中医药"走出去"步伐加快的背后是"一带一路"共建国家民众对中医药的喜爱。

2023年2月，国家药品监督管理局依据《国务院办公厅关于全面加强药品监管能力建设的实施意见》《"十四五"国家药品安全及促进高质量发展规划》等文件，制定了《关于在"十四五"期间全面强化药品监管科学体系建设的通知》，其中关于中药监管科学的重点项目有以下5个方面。

1. 符合中药特点的评价技术研究　构建以临床价值为导向的中药评价技术标准体系，探索建立与中药临床定位相适应、体现其作用特点和优势的疗效评价标准。遵循中药研制规律，建立中医药理论、人用经验、临床试验相结合的中药特色审评证据体系，重视循证医学应用，探索开展药品真实世界证据研究。优化中成药注册分类，加强创新药、改良型新药、古代经典名方中药复方制剂、同名同方药管理。完善技术指导原则体系，加强全过程质量控制，促进中药传承创新发展。加强中医药理论、人用经验和临床试验相结合的中药注册审评证据体系研究，优化古代经典名方注册审批管理方式，加快完善基于经典名方、名老中医方、医疗机构制剂等具有人用经验的中药新药审评技术要求，推动中药制剂生产过程关键技术以及中药先进制造等新技术、新方法、新设备在中药生产中的应用，并形成注册审评技术要求。到2025年，研究制定古代经典名方、名老中医方、医疗机构制剂等转化为中药新药的关键技术要求，形成符合中药特点的用于恶性肿瘤、冠心病心绞痛等适应证的中药临床研究评价新方法，建立符合中药特点的以患者为中心的疗效评价指标的研制方法。

2. 符合中药特点的风险识别和评估研究 开展符合中药特点的风险识别和风险评估方法研究,应用人工智能、机器学习等技术,基于国家、区域性人群等多来源的药品不良反应数据、医疗大数据,研究符合中药特点的风险发现、识别技术,探索研究以临床需求为导向的中成药安全风险分类分级评估标准、处置原则及综合评价策略。实现中药风险的早期发现、及时评控,为缓解药物伤害避免风险扩散,防范系统性、区域性药品安全风险提供有效技术手段。到 2025 年,研究建立符合中药特点的信号检测技术,初步形成中成药风险分类分级评估标准。

3. 符合中药特点的监管工具研究 鼓励运用现代科学技术和传统中医药研究方法,开展中药对肝脏、肾脏等重要脏器的安全性风险评价,探索中药安全性(毒性)数据库标准体系框架,推进以中医临床为导向的中药安全评价研究。到 2025 年,形成中药安全性数据库的架构,构建中药安全性(毒性)数据库。

4. 药材质量控制及追溯体系建设研究 通过加强中药药材源头质量控制研究与评价,制定新药材等技术评价标准。鼓励生产企业使用符合中药材生产质量管理规范(GAP)要求的药材生产中成药,引导企业将药品质量管理体系向药材种植加工环节延伸,加强药材生产全过程的质量控制,开展中药材栽培变异的质量评价技术研究,推进中药材追溯体系的构建,研究制定相关技术标准,完善中药全过程质量控制,推动中药质量提升和产业高质量发展。到 2025 年,加强药材源头质量管控,基本构建中药材追溯体系。

5. 国际草药注册管理及技术要求研究 系统调研主要国家和地区(欧洲、东南亚、日本、韩国、加拿大、澳大利亚等)草药的注册管理及技术要求等,梳理和分析国际草药质量评价和控制的特点,研究借鉴国际草药注册技术评价标准及方法,进一步完善符合中药特点的中药注册技术要求和质量控制体系,推动中药注册国际化,助力中药产品"走出去"。

(二)中医药国际合作未来发展方向

中药监管国际合作在未来的发展道路上仍然面临着许多挑战。虽然各国已经在中药监管方面做出了一些努力,但是仍然存在着技术标准不统一、法规不一致等问题,这些问题严重影响了中药的国际流通。以下对于中医药国际合作发展未来发展方向做出了几点展望。

1. 上市准入的技术标准协调 在国际范围内,各国中药上市的技术标准和法规不尽相同,这给中药的国际流通带来了困难。为了解决这个问题,各国之间需要协调中药上市的技术标准和法规,形成共同的规范和标准,以确保中药的质量和安全性。

2. 为植物药国际多中心研究协调各地区各国快速审批通道 为了进一步提高中药的疗效和安全性,需要进行更多的科学研究。建议各国之间建立植物药国际多中心研究的协调机制,通过对话、协商和合作的方式,共同开展植物药的国际多中心研究,并为研究成果的快速审批提供通道,以提高中药的研发和临床应用水平。

3. 可基于国际多中心数据支持国际注册上市 在中药的监管国际合作中,数据共享和国际合作是非常重要的。建议各国之间建立数据共享和国际合作的机制,通过对话、协商和合作的方式,共同开展中药的研究和临床试验,共享数据,支持中药的国际注册和上市。

4. 海外设厂或药材培育、种植或设置研发中心 为了更好地监管中药,各国之间需要加强合作。建议各国之间建立合作机制,通过对话、协商和合作的方式,共同推动中药在海外的生产、培育、种植和研发中心的建设,提高中药的质量和安全性,并促进中药的国际流通。

5. 设立常设机构和定期磋商工作机制 在中药监管国际合作中,可以更好地监管中药的生产和临床应用,提高中药的疗效和安全性。建议各国之间建立常设机构和定期磋商机制,通过对话、协商和合作的方式,共同建立中药监管国际合作的机制,以加强各国之间的合作和协调。

6. 境外联合执法 在境外联合执法方面,建议各国之间建立境外联合执法机制,通过对话、协商和合作的方式,共同开展中药监管的执法行动,打击中药走私、假冒伪劣中药等违法行为,以确保中药的质量和安全性。

(何辉 马勇 张志聪)

思考:

简述知识产权和医保支付政策与中药监管科学的关系。

参考文献

[1] 庞文渊,翟利杰,刘依琳,等.《世界卫生组织基本药物标准清单》《国家基本药物目录(2018年版)》对比分析与思考[J].中国药业,2022,31(16):6-10.

[2] 颜建周,丁瑞琳,邵蓉.WHO和部分国家基本药物遴选与退出标准对我国的启示[J].中国卫生政策研究,2022,15(4):59-66.

[3] 高悦,杨林.2020年版及2019年版国家医保药品目录收载药品数量对比[J].中国药业,2022,31(12):38-41.

[4] 戴春光,林腾.关于医疗机构中药制剂纳入医保支付的思考[J].中国药事,2022,36(11):1308-1314.

[5] 国家医疗保障局.2022年医疗保障事业发展统计快报[EB/OL].(2023-03-09)[2023-05-10].http://www.nhsa.gov.cn/art/2023/3/9/art_7_10250.html.

[6] 张霄潇.新时期中成药产业发展趋势探讨[J].中国现代中药,2020,22(9):1415-1418.

[7] LI Y. Imitation to innovation in China: the role of patents in the biotechnology and pharmaceutical industries[M]. Cheltenham, UK: Edward Elgar Publishing, 2010.

[8] 吴小璐.中药复方专利保护策略研究[D].北京:中国中医研究院,2005.

[9] 王树华.中药传统文化保护的现状与问题研究[J].医学与哲学,2014,35(2A):77-78.

[10] 唐新华.我国传统中医药的知识产权保护研究[D].南宁:广西师范大学,2008.

[11] 杨帆,焦宏官,崔永强.中医药国际合作研究现状及热点问题可视化分析[J].中医药导报,2022,28(10):156-166.

[12] 周志伟,王朝,李海英.近20年中医药产业国际化研究可视化分析[J].中国中医药信息杂志,2021,28(8):16-21.

[13] 闫若瑜.国家药监局推出35项措施加强中药科学监管[N].中国医药报,2023-01-10(001).

［14］王林元 . 外来中药的发展及在中药学科建设中的地位和作用［J］. 北京中医药大学学报, 2022, 45
　　（10）: 1005-1017.

［15］袁博, 苏辅芸, 卢忠, 等 . 中药产品在巴西上市监管法规分析及对我国的启示［J］. 中国药事,
　　2023, 37（5）: 583-587.

［16］张如霞, 汤少梁 . "一带一路" 进程中中医药国际合作机制研究［J］. 中草药, 2018, 49（7）: 1726-
　　1732.

第八章 中药监管科学的人才培养与学科发展

第一节 中药监管科学的人才培养模式

一、FDA 监管人才培养模式的启示

监管人才培养的资源主要来自美国和欧洲的高等院校、监管机构、研究机构以及行业协会。FDA 是主要的监管研究和培训中心，其传统监管人才的培养模式主要围绕监管所需掌握的跨学科知识和具体监管事务活动两方面展开，为审评人员和其他监管人员提供长期培训课程。

FDA 药物评价与研究中心（CDER）成立的员工学院（Staff College）不仅设置了面向研究生水平人员的 50 多门课程，还制定监管科学家培训计划，旨在为 FDA 药品审评人员和药物研发人员提供科学建议。参照国际领先的大学教学方法，FDA 设立丰富的内部培训课程，对新入职员工进行三年或三年以上的系统培训，并在正式课程外辅以导师指导下的实践性活动，营造了良好的科研和研讨环境。相关课程和师资队伍获得有关高等科学教育委员会的认证，并且设有局长奖学金计划以确保研究项目实践。FDA 的监管事务办公室（Office of Regulatory Affairs，ORA）下属的培训教育与职业开发部（Office of Training Education and Development，OTED）负责对 ORA 职员以及参与州和地方性监管机构事务的工作人员进行职业培训。OTED 采用线上和线下培训，创建 ORA Pathlore 远程学习管理系统，形成高响应、高效益的学习产品，为监管人员和其他利益相关方提供高质量的学习机会。

FDA 还经常与行业协会合作开设培训课程，例如药品食品监管者协会（Association of Food and Drug Officials）和国际制药工程师协会（International Society for Pharmaceutical Engineers）会不定期联合 FDA 开展一些教育、培训课程，保证监管人员的知识及实践技能一直处于行业领先。全球监管科学研究联盟（The Global Coalition for Regulatory Science Research，GCRSR）于 2017 年正式成立交叉培训工作组（Cross-Training Working Group，CTWG），重点建立一个对监管科学培训感兴趣的知识型贡献者（科学专家、合作者和管理者）小组，以协调研究方法、实验室支持和监管科学的其他相关学科组成部分的培训。并且，在行业内部和 FDA 内部可实行"轮岗训练"，工业界人士可进入 FDA 工作，而 FDA 的雇员也可以自由选择去工业界或学术界发展。同时，FDA 还建立了奖学金与交流计划，吸引科学家到 FDA 工作，培训监管科学领域科学家并在 FDA 留任。

随着先进科学技术与医药相关学科的快速发展，多学科整合式培训模式已经不能满足 FDA 及行业的需要。合格的候选监管人员不仅能减少入职后强化培训所占用的

大量工作时间,还可以提高依赖 FDA 监管决策的申请人的效率。尽管由监管机构、工业界、行业协会开设的培训课程已从多方位为监管人才的培养提供保障,但仍然不属于标准意义上的创新监管科学课程。巴塞尔大学欧洲药物医学中心(European Center of Pharmaceutical Medicine, ECPM)是创新监管科学的先驱者,其开设的有关药物研发和监管科学的高级课程已有 20 年的历史。南加州大学旧金山分校在 2007 年开设的课程也来源于对 ECPM 的模仿。此外,还有南加州大学、天普大学、马里兰大学等院校也提供监管科学研究培训课程。2012 年,FDA 设立与院校和学术机构合作监管科学与创新卓越中心(Centers of Excellence in Regulatory Science and Innovation, CERSI),与 NIH 建立伙伴关系,形成 NIH-FDA 联合指导委员会以及临床和转化科学基金(Clinical Translational Science Award, CTSA),旨在促进监管科学研究、教育、培训和职业发展。相继成立的 4 个 CERSI,包括马里兰大学 CERSI、约翰·霍普金斯大学 CERSI、加州大学旧金山分校和斯坦福大学联合 CERSI、耶鲁大学和梅奥诊所联合 CERSI,与 FDA 进行面对面合作和培训,形成院校学历教育与证书、课程项目多种人才培养模式。

目前中医临床优势淡化、诊疗设备落后、中药材品质下降、中医药传承模式落后等问题,在一定程度上制约了中医药的发展。与此同时,与 FDA 等监管科学研究机构相比,我国药品监管科学的起步相对较晚,目前正处于紧追阶段,中药监管人才储备相对不足。因此,在遵循中医药发展规律的同时,应借鉴 FDA 监管人才培养模式,明确中药监管科学人才的核心能力要素,从学历教育和继续教育、行业培训等方面入手,以全日制高等中医药院校的硕博士研究生为培养对象,创新符合中国特色的中药监管科学学科,为中药监管机构以及中药监管科学研究机构持续地培养人才。

二、中药监管科学人才的胜任力核心要素

中药监管科学研究和人才培养是解决中医药创新和治疗需求与当前能力差距的关键路径。参考美国药品监管科学学科的构建体系,从识别药品监督与先进科学技术挑战所需的知识的障碍或差距入手,结合中医药发展特色的需求,确定中药监管科学人才的胜任力核心要素,并据此设计针对性的教育项目和课程,以此培养掌握开发用于评估中医药产品的安全性、有效性、质量和性能的新工具、新标准和新方法的知识和能力的人才。

监管科学胜任力和核心主题领域由 CTSA 监管科学工作组最先通过专家调查问卷开发而来,又经过 2014 年在华盛顿特区召开的跨学科专家组会议讨论,以及后续迭代提炼,形成《监管科学核心胜任力和课程指南》(Regulatory Science Core Competencies and Curricular Guidelines)。该指南定义了可以通过特定胜任力培养来解决关键技能、知识和能力问题,有助于构建从事监管科学的研究者和工作者的教育和培训模式及内容。2019 年 4 月,中国教育部全面启动"新工科""新医科""新农科""新文科"四新建设。"新医科"方面需要适应新一轮科技革命和产业变革的要求,医工理文融通,开设精准医学、转化医学、智能医学等新专业,培养具备前沿知识、交叉学科知识的复合应用型人才。中药监管科学人才的胜任力核心要素应该结合中医药理论和特色,相融于中国高等院校教育计划,培养能理解并掌握符合中医药特点的中药安全、疗效评价方法和技术标准的监管人才队伍(表 8-1,表 8-2)。

表 8-1　中药监管科学人才核心能力要素一级指标

序号	核心能力要素指标	序号	核心能力要素指标
1	监管科学研究问题和优先事项	7	临床试验
2	监管政策和程序	8	上市后监管与合规
3	研究伦理	9	分析方法和工具
4	药物研发	10	沟通
5	医疗器械创新	11	技术和创新
6	临床前研究	12	中医学、中药学、中西医结合理论与应用

表 8-2　中药监管科学人才核心能力主题领域

1. 监管科学研究问题和优先事项

1.1　概括当前和新出现的监管科学优先事项,包括 CFDA 制定的和其他的优先领域

1.2　针对目前医疗产品审评和批准程序,通过转化科学研发路径的差距分析识别其他监管科学问题

1.3　评论监管科学研究问题和优先事项

1.4　识别监管科学领域的方法和技术;勾勒研究计划的愿景

1.5　从患者、患者支持组织、临床医生、支付方和监管机构的角色,描述决策科学和循证决策制定的原则组织内和组织间的个人组成的多学科网络中的特定角色描述团队科学的原则

2. 监管政策和程序

2.1　理解适合相关研究领域的现行监管体系和结构

2.2　评估和分析与研究领域相关的法律、法规和指南文件

2.3　将提出的监管策略应用于从实验室到病床的医疗产品的设计开发,分析现行监管框架内的机遇和挑战

3. 研究伦理

3.1　解释与制定新法规和指南有关的伦理原则和要求

3.2　确定监管科学(包括临床试验)中当前和新兴的研究伦理问题

3.3　讨论知情同意过程中风险获益披露的问题

3.4　定义利益冲突(COI)并讨论应用调节和监测技术的新方法,以及财务和非财务利益冲突案例

3.5　了解当前的风险获益评估措施和要求

3.6　同时确定实施风险获益评估新方法(包括新兴创新技术)的机遇和挑战

4. 药物研发

4.1　描述药物发现和开发的传统过程,包括靶点识别和验证,先导分子识别和优化

4.2　讨论将新技术引入进一步的靶点识别(高通量筛选、体外模型、先导分子优化和定量、系统生物学、网络分析、器官芯片疾病模型)

4.3　应用体外模型描述毒理学与靶机制和代谢机制相关性的重要性

4.4　识别和理解生物标志物和替代终点在解决有效性和毒性问题方面的相对效用

4.5　提出临床机制验证和概念验证的参数

4.6　确定中医药理论在中药新药研发中的参与程度

4.7　描述中药药性理论、药物基源、采收加工、炮制、制剂工艺、药物分析、药物质量控制、药学服务、中药信息学和药事管理等内容

5. 医疗器械创新

5.1　概述临床前或临床观察转化为监管科学需求的明确界定的过程

5.2　讨论如何根据安全性、质量和监管影响及其他考虑因素进行优先需求筛选和排序

5.3　识别产品开发中运用质量体系法规的需求

5.4　描述证明有效性所必需的临床前和临床试验

5.5　了解如何运用监管科学方法应对必要的上市后变化

5.6　开发符合解决中药临床研究问题的新工具（例如，证候量化工具）

6. 临床前研究

6.1　评估药物和器械研发场景下的临床前试验的各阶段

6.2　描述如何定义临床前试验要求和设计适当的临床前研究

6.3　描述药物安全性评价研究的基本原则，以及何时需要运用这些方法

6.4　解释临床前研究结果如何支持药物配方和临床开发

6.5　描述选择、认定和创新动物模型的方法，以及驱动临床试验设计创新的动物模型替代方法

6.6　解释开发能更好地、更准确地代表人类不良反应敏感性的临床前模型的必要性（例如，基于细胞或组织的检测方法）

6.7　解释需要评估多个水平（例如，基因、蛋白、路径、细胞与器官功能）的数据以便更好地理解毒性机制

6.8　描述和评估采用生物标志物的必要性以及相关终点怎样用于临床前评估

6.9　解释中医药理论、人用经验、临床试验"三结合"有机组成支撑中药审评审批的证据体系

7. 临床试验

7.1　描述单个临床试验的阶段

7.2　概述医疗产品尤其是中药新药临床试验的设计与要素

7.3　了解可能会为特殊需要提供更多信息，有效且高效的替代性新型临床试验设计（适应性试验设计）选择（例如，针对"孤儿药"适应证、儿童和新生儿试验的设计和终点的小型试验）

7.4　描述单个试验和研发计划中的不良事件监测策略，包括上市前和上市后

7.5　概述应用药物基因组学方法优化目标人群使用和同时开发药物和诊断器械的机会

7.6　描述定量药理学、中药炮制学在临床研究和药物审评程序中的作用

7.7　讨论特殊人群的临床试验参数（例如，儿科、老年医学、器官功能改变、心脏毒性）

7.8　理解如果研究人群与目标适应证人群有显著差异，试验结果可能会有所不同

7.9　解释识别改进的临床终点和相关生物标志物的必要性

7.10　描述使用建模和模拟来优化临床试验设计的方法和有效性

8. 上市后监管与合规

8.1　概述 NMPA 在上市后监管程序中的地位

8.2　描述 NMPA 在处理合规问题时可采用的强制措施范围

8.3　理解新技术在污染或假冒产品的抽样和产品检测中的应用

9. 分析方法和工具

9.1　解释计算方法和计算机模拟在预测疗效、毒性和风险获益，以及指导监管决策中的潜在应用

9.2　评估促进新的临床试验设计的统计方法、生物医学信息学和模型的应用（例如，缺失数据、多重终点、患者富集、适应性设计）

9.3　描述基本统计概念（例如，确定研究问题，概念化假设，确定数据来源，利用合理的研究设计、确定适当的分析方法、得出有效且有意义的结论）

9.4　描述从真实世界研究、RCT、观察性研究和其他研究设计中识别、评估和综合信息的过程

9.5　确定获取和验证各种科学信息的适当方法（例如，系统评价、Meta 分析等）

9.6　描述各种分析工具和技术的原理和应用（例如，生物信息学、患者报告结果、临床有效性研究、转化研究等）

9.7　讨论对现有临床试验数据应用数据挖掘技术的结果（例如，从可访问的大型医疗数据库中分析电子健康档案以确定研究之间变异的来源、区分疾病子集、提高对临床参数和结果之间关系的理解、评估潜在生物标志物的临床应用并评估上市后数据）

9.8　描述信息学在临床试验和定量药理学研究中的应用

9.9　概述与数据存储、维护、访问、隐私和安全相关的当前法律和政策要求

9.10　讨论解决数据存储、访问、共享、隐私和保密性方法（包括患者、行业、政府和其他数据来源）

9.11　描述与生物银行和其他途径收集组织相关的要求和权限

9.12　描述使用新的分析策略和现有数据集的再利用

10.　沟通

10.1　比较沟通、基于证据的沟通和风险沟通的异同点

10.2　解释风险沟通的方法及指导沟通方法的社会学和行为科学理论

10.3　描述为监管决策提供信息的各种研究方法

10.4　讨论以结果为导向的方法及其评估标准，以实现沟通策略的短期和长期目标

10.5　有效地与利益相关者沟通监管科学的价值，包括对于同行、决策者、媒体和公众等利益相关方的监管科学优先事项和差距

10.6　讨论向发起人和生产商提供有效地、透明地与公众沟通产品的风险、获益和不确定性指南的必要性

10.7　在开发沟通计划时考虑到国际的和文化的因素，包括国际组织的作用

11.　技术和创新

11.1　描述新兴的关键技术领域及如何影响监管科学程序和政策（例如，生产、毒理学等）

11.2　说明医疗产品创新和技术发展的全球性

11.3　概述影响新型医疗产品经济可行性的方面，包括支付方在保险覆盖和报销决策中的作用

12.　中医学、中药学、中西医结合理论与应用

12.1　解释中医药基础理论、知识和方法，解决中医学领域中实际问题的能力

12.2　描述中医药临床应用特色

12.3　描述中医药产业发展情况

12.4　理解中医药监管政策和体系

三、整合式、体验式的教学模式

（一）中药监管科学教育计划设计原则

1. 各院校基于自身的战略使命和学科优势，利用核心主题领域目录，设计和开发满足各自师生需求的课程。

2. 从中医学、中药学、中西医结合医学、药理学、毒理学、生物、统计学、法学、药事监管等多个学科以及监管机构招聘教师，以硕士、博士研究生为目标学生群体。教师与学生具有同等参与监管科学研究的机会，并清楚中药监管科学职业发展路径。

3. 从中医药行业发展角度运用胜任力要素。理解 NMPA、EMA、FDA 等监管机构或具有监管权力的全球卫生机构角色，清楚监管机构的职责和要求。

4. 为中药监管科学硕士、博士提供从事监管科学的职业规划指导。

5. 在制订教育计划时可纳入相关利益者的观点。包括监管机构、行业、临床医生和患者。

（二）建立中药监管科学学历教育体系

我国国家药品监督管理局高度重视监管科学学科发展，加强监管人员培训和继续教

育,鼓励和推动有条件的高等院校开设监管科学专业,构建中国监管科学学科体系。通过学科建设、培养体系的完善,形成稳定的中药监管科学的人才队伍,才能开展延续性的中药监管科学研究。2018年9月,上海健康医学院医疗器械监督管理本科专业首批招生60人,是我国监管科学本科教育的实践探索。监管科学涵盖多学科,依赖广泛的专业领域知识,学历教育其实更应放在研究生阶段,招收来自中医学、中药学和中西医结合等专业的本科毕业生或硕士毕业生,根据核心能力主题领域开设硕博士学历教育课程。硕士研究生的培养定位应是在医疗器械监管领域中既有专业知识,又有高尚的道德品质和广阔学识的技能型管理人员,具备合规执行能力和政策制定能力的高级管理人员。博士研究生的培养定位是既有管理能力,又有学术发展潜力的专业人才,能够为医疗器械监管的进步和发展做出贡献的行业领导者和学术带头人。监管科学的理论与实践需要密切结合,强调先进科学和技术在监管事务中的决策应用,所以应当尤其注重"体验机会"在教育和培训中的比重,从监管机构、高等院校或行业协会中聘请实践性教学的"双师型"导师。行业内部可能由于涉及保密性问题而能提供的实习机会有限,监管机构应当同高校建立面对面合作与培训,负责该实践环节。课堂教学与实践结合的方式有利于学生建立批判式思维技能,基于课堂案例研究与团队式学习环境,在研究生培养阶段即获得体验式学习机会,进入行业和机构后能尽快响应监管发展需求。

我国监管科学尚处于初级发展阶段,不宜严格区分各个学科专业,应充分整合相关学科,促进多学科、跨学科交流。由于国家扩招政策,高校招生数量日益增大,中医药人才竞争将由过去的数量型向质量型转变。监管科学教育更应注重精英教育,不可只追求数量型培养模式,审慎制定招生人数,确保体验式教学的实施质量。

模仿和学习是我国监管科学学科体系建设迈向成熟的重要一步,国内高校可以通过国际办学合作项目,吸收美国、欧洲的成熟教育体系成果。清华大学、山东大学、沈阳药科大学、华南理工大学、广东药科大学等高校,在监管科学学科建设、本科课程开设等方面也进行了大量探索。例如,清华大学已搭建研究生选修课程、国际合作办学博士课程、继续教育课程的多元化监管科学课程体系;山东大学药品监管科学研究院以提高药品监管治理体系和治理能力的研究为重点,在2020年开展了交叉学科专业学位硕士研究生招生工作。中医类院校应借鉴国内高校在监管科学学科课程开设等方面的经验。

(三)设立监管科学研究课题基金和培训资金

通过设立培训资助机制维持监管科学教育和相关培训项目的实际运作,所有主要利益相关方,都应当赞助和支持以解决资金问题。例如,FDA可通过总统管理奖学金(Presidential Management Fellowship, PMF)计划为具有专业学位或研究生学位的应届毕业生提供联邦实习和就业机会。除了自身深入开展监管科学的探索实践,还积极与相关科研机构合作,设置专项经费资助监管科学学术研究,成立监管科学行业组织和研究机构。如CERSI、英国的监管科学创新中心(Center for Innovation in Regulatory Science, CIRS)、亚太经济合作组织-生命科学创新论坛-监管协调指导委员会(Asia-Pacific Economic Cooperation-Life Sciences Innovation Forum-Regulatory Harmonization Steering Committee, APEC-LSIF-RHSC)及其监管科学卓越中心、日本的医药品医疗器械监管科学基金会等。并且可与CERSI建立合作机制,例如,清华大学监管科学课程与FDA、加州大学洛杉矶分校、斯坦福大学监管科学与创新卓越中心签署战略合作,得到美国全球人才培养项目支持。另外,行业协会和工业界可基于行业发展和项目推动中遇到的挑战,也可以设立专项研究课题基金。

（四）开展中药监管科学继续教育项目

体验式教学不仅要覆盖中药监管科学人才的学历阶段,也要渗透到从选拔到任职的整个职业发展生涯。监管人才进入行业和机构后,若能通过监管机构或行业协会聘任带教导师,通过学徒制的言传身教、实时指导,可以较快掌握专业理论知识,缩短成才周期。参考美国的多边培训模式,由学术界、工业界和政府形成联盟,建设校企医监研合作机制,共同开发培训项目和继续教育项目,共享跨专业领域的教师资源,提高课程的可移植性。课程可同时面对 EMA 的监管人员、学术界和工业界人士,跨越在教育和培训方面的内部障碍。

第二节　中药监管科学学科建设

一、中药监管科学理念

2020 年,监管科学被美国国家教育统计中心（National Center for Education Statistics,NCES）正式列入专业学科。而中药监管科学属于多学科交叉新兴科学,主要包括医学、药学、统计学等内容。中药监管科学的学历教育和证书教育主要对象以全日制高等中医药院校的硕博士研究生为主,是一门以对中药及其产品全周期进行监管的新工具、新方法、新标准为主的学科。

二、中药监管学科建设的必要性

监管科学具有实践性、创新性和应用性的特点。它是将监管科学的理论和方法应用到药品监管实践中形成的一门新兴学科,涵盖药品研究、开发和评价全过程,除了需要传统医药领域的科学知识作为基础,还需要流行病学、统计学、生物信息学、生物医学工程学、计算机科学、管理学、法学、经济学、传播学等自然科学和社会科学领域的核心知识和研究方法。具体来说,监管科学具有以下三个方面的特点。

1. 监管科学是多维度交叉融合的大学科,具备自然科学、社会科学和法学等基础性学科的理论特性,涉及政治、经济、文化等多个层面的观点、思路和方法,因此监管科学的本质是一个开放、包容、共享发展的学科理论体系。

2. 监管科学主要服务和应用于药品监管部门和相关领域,其多学科知识体系,进一步上升到理论高度,用于指导建立创新产品的监管政策、监管法规,构建方法、产品创新技术策略等。

3. 监管科学支持和服务政府部门,构建科学、高效、权威的监管治理体系,提升监管治理能力,其作用体现在药品全产业链和全生命周期的监管决策过程中。

总之,监管科学作为一门涉及多学科和多方利益的基础和应用学科,需要监管部门、科研机构、高等院校、医药行业等各方积极互动,开放共享、共建和共治。

近年来,无论是国家层面还是地方层面,都开始发布一系列利好政策,来推动中医药事业和产业高质量发展。在此背景下,中药产业进入了快速发展期,市场空间也在不断扩大。而目前中药监管专业人才缺乏,多为中药学专业毕业的学生,其他专业尤其是临床专业人才稀缺,中药研发体系里也缺乏临床专业人才,国际化的复合型人才就更为匮乏,所以在中医药院校加强对临床相关研究生教育的培养,将监管人才队伍体系的培养前置是有必要的。

三、中药监管学科学历和证书教育及构想

(一)国外监管科学学历和证书教育现状

1. **欧美的现状**　2020 年,美国国家教育统计中心(National Center for Education Statistics, NCES)发布的第六版《学科专业目录》(Classification of Instructional Programs, CIP),同时新增监管科学(regulatory science/affairs)(Code 51.0702),与研究管理(research administration)(Code 52.0214)两个专业,标志着监管科学学科取得了美国教育部的认可,同时对监管科学与研究管理专业进行了区分(表 8-3)。

表 8-3　监管科学 / 事务与研究管理

类别	监管科学 / 事务	研究管理
编码	51.0702	52.0214
所属学科	51. 卫生及相关专业 51.07　卫生和医疗行政服务	52. 商务、管理、营销及相关支持服务 52.02　企业管理、管理和运营
简述	旨在为创新和开发科学、生物技术、制药和医学尖端产品的公司培养监管事务人才。包括监管事务、临床文件、人类和动物受试者保护、FDA 法规、数据管理和分析、良好生产规范和质量管理等方面的指导	旨在培养高级研究管理人才,使其能够在高等院校、政府机构、医院、非营利机构和企业中担任领导职务。包括伦理学、统计学、法律和监管考量、财务分析、基金申请书撰写、项目管理、战略规划和团队建设等方面的指导

从表 8-2 可以看出,监管科学与研究管理有交叉同时也有不同。相同的是两者都需要多学科的知识来对所研究或监管的项目进行管控。前者侧重为(生物技术、制药、医学创新与开发)公司进行监管事务人才的培养,后者侧重为组织(大学、政府机构、医院、非营利机构、企业)的研究管理职位培养管理人才。简而言之,监管科学是为药品从研发到上市及上市后的监管进行全生命周期管控;而研究管理则是对药品从研发到上市及上市后的各部分具体阶段、项目的管理。

目前美国的监管科学学历项目大多数是与 FDA 合作,覆盖硕、博士及博士后项目。

南加州大学通过与 FDA 合作,拥有监管科学硕、博士学位项目,是全球第一个监管科学博士学位(doctorate in regulatory science, DRSc)的高校。尽管 DRSc 不是 PhD 但是同样是专业博士学位。两者的主要区别在于 Ph.D 主要是以实验室研究为主,为教学和科研培养人才,而 DRSc 则是为政府、学术机构培养人才。

FDA 积极引入学术机构参与监管科学研究,进一步推动监管科学发展。FDA 主办 CERSI 计划,分别建立了马里兰大学 CERSI(M-CERSI)、约翰·霍普金斯大学 CERSI(J-CERSI)、加州大学旧金山分校和斯坦福大学联合培养(CSF-S CERSI)、耶鲁大学和

梅奥诊所联合 CERSI（Y-M-CERSI）。促进稳健和创新的方法推进监管科学,目标是让 CERSI 在监管科学与创新办公室（Office of Regulatory Science and Innovation, ORSI）领导的 CERSI 计划下,通过与 FDA 科学专家和资助办公室的合作互动,单独和协同推进监管科学。

　　CERSI 主要通过支持 FDA 监管科学需求的前沿科学研究来促进监管科学的创新。他们还可以提供监管科学信息共享机会,例如讲座、研讨会、课程、学者奖励、奖学金、竞赛等（表 8-4）。

表 8-4　CERSI 学历项目及研究方向简表

CERSI	学历项目	研究侧重
M-CERSI	博士研究生、博士后	a. 改进对新药和器械安全性和有效性的临床前评估 b. 确保做好评估创新和新兴技术的准备 c. 通过信息科学利用各种数据来改善健康结果 d. 解决少数群体的健康和健康差距
J-CERSI	博士研究生	a. 提高临床研究和评估方法 b. 加强社会和行为科学,以支持医学决策 c. 制定新的以预防为重点的食品安全体系
CSF-S-CERSI	博士后	a. 提高临床前安全性和有效性测试 b. 提高临床试验和评价方法 c. 通过信息科学利用各种数据集来加速和改进新药开发
Y-M-CERSI	不详	a. 刺激临床评估和个性化医疗的创新,以改善产品开发和患者预后 b. 通过信息科学利用各种数据来改善健康结果,并加强社会和行为科学,以帮助消费者和专业人士对受监管的产品做出明智的决定

　　监管科学专业课程主要如下:

　　（1）监管科学基础理论:主要介绍监管科学概念、意义、要求、方法等。

　　（2）监管科学与法律:学习与药物开发、临床研究、产品上市、知识产权和临床使用相关的法律历史及相关经典案例。

　　（3）监管科学与生物伦理学:从药物开发、临床研究、药物上市、上市后不同阶段中所涉及的生物伦理学,包括动物伦理学及医学伦理学。

　　（4）产品全周期监管方式:从设计到开发到制造和分销,不同环节的质量控制要点。研究管理良好的实验室运行规则,并探索如何与国际标准化组织（International Organization for Standardization, ISO）及欧洲标准、欧盟 CE 认证和治疗法规相结合。

　　（5）临床研究设计方法与工具:着眼于临床试验设计的生物伦理和实践问题,研究如何进行试验,以及如何管理临床数据。

　　（6）医疗产品研发技术及发展过程:主要介绍监管者或研究机构对新评价技术的监管实力和整个过程的发展演变。

　　（7）现代毒理学分析工具和方法:对产品进行安全性评估,了解药物、植物制剂和食品成分相关的毒理学工具和法规。

（8）监管科学与社会行为科学：介绍社会行为方式，通过监管科学更好地让专业人员和公众对医用产品做出正确的认知与判断。

（9）个性化医疗及患者疗效改进的新实验设计和评估方法：主要介绍用于推进医疗产品研发和患者疗效的新实验设计和评估技术。

2. 新加坡、日本的现状　目前对于监管科学建设和提出，新加坡和日本走在亚洲前列。尽管没有像美国一样将监管科学作为单独的学科专业来设置招生，但是同样是与药品监管机构合作开展硕士及以上的相关项目。

新加坡国立大学与杜克大学合作成立监管中心——杜克大学 - 新加坡国立大学医学院卓越监管中心（Duke-NUS Medical School Centre of Regulatory Excellence, CoRE），提供保健品法规研究生证书（Graduate Certificate in Health Product Regulation）和药品和医疗器械的研究生证书（Graduate Certificate in Pharmaceuticals and Medical Devices）学历。CoRE 于 2014 年成立，是第一个专门针对国家卫生监管机构、生物医药行业以及制药和医疗器械公司需求的亚洲中心，旨在支持公共和私人机构发展强大的监管能力，并通过思想领导力和最佳实践鼓励创新。CoRE 提供了一个平台，用于制订计划，在高级员工和高管中培养领导能力，促进监管领导力，并鼓励亚太地区的政策创新。除了上述监管科学学历证书，新加坡同时还有针对医疗器械的安全认证证书。主要是两种：第一种是体外诊断设备（in vitro diagnostics, IVD），第二种是软件医疗设备（software as a medical device, SaMD），由新加坡卫生科技管理局（Health Sciences Authority, HSA）颁发，是相关设备在新加坡市场上销售和使用的合规凭证。

日本成立的监管机构——医药品医疗器械综合机构（Pharmaceuticals and Medical Devices Agency, PMDA）由厚生劳动省负责，旨在通过确保药品和医疗器械的安全性、有效性和质量来保护公众健康，对药品、医疗器械上市许可申请进行科学审查，对其上市后安全性进行监控，还负责为药物不良反应和药物或生物制品感染的患者提供救济赔偿。在日本的高等教育体系中，没有将"药品监管科学"作为单一的学科专业，但相关的教学和研究内容广泛分布在药学、药事学、药事管理学、药物政策学等学科领域中。这些学科不仅涵盖了药品的研发、生产、质量控制等基础知识，还深入探讨了药品监管的法律法规、政策制定、审评审批流程、药物安全性评价、药物经济学等方面的内容。

此外，日本大学成立了药品监管科学研究室，利用基于证据的计算、评估和决策，优化科学和技术成果，通过临床研究提供更有效证据的新方法，以提高人民和社会的健康水平。筑波大学开展监管科学的硕士项目，侧重日本与欧洲监管科学在确保药品、医疗设备的有效性、安全性和质量方面发挥关键作用。

（二）中国监管科学学历和证书教育现状

尽管目前中国还没有监管科学的学科专业，但是已经有多所高校在监管科学专业人才培养上进行积极探索，如清华大学、山东大学、华南理工大学等高校，在监管科学学科建设、课程开设等方面做了大量工作。其中，清华大学已开设本科生、研究生选修课程继续教育课程等多维度的监管科学课程体系。山东大学药品监管科学研究院针对药品监管治理体系和治理能力的研究，在 2020 年开展交叉学科专业学位硕士研究生招生。华南理工大学医疗器械监管科学研究院依托本校生物医学科学与工程学院进行招生，第一批监管科学研究方向硕士研究生于 2020 年秋季入学，监管科学方向工程博士也在同步规划中。上海理工大学决定开设医疗器械本科专业。中国药科大学设立药品质量与安全监督管理专业。北京中医药大学在中药学专业中增设中药监管科学研究方向，招收硕士和博士研究生。

（三）中药监管科学学历和证书教育构想

由于监管科学的多学科、跨学科的特性，结合我国教育部《交叉学科设置与管理办法（试行）》相关要求，新增交叉科学为我国第 14 个专业，拟将中药监管科学设置为交叉科学的三级学科，即"交叉科学 - 监管科学 - 中药监管科学"。由于要求较为广泛的学科背景及专业知识，采用学历教育和继续教育相结合的模式，以全日制硕、博士研究生为主，建立相关博士后流动站，为本科相关专业提供相关课程学习。学科课程拟涵盖中药学、药理学、毒理学、法学、流行病学、生物信息学、生物医学工程学、计算机科学、统计学、行为科学、管理学、社会学、传播学等内容。采用多导师联合培养模式，由高校、监管部门、企业共同培养。课程分为理论学习和实践学习两部分，在高校学习理论课程后，分别在监管部门及相关企业实习（表 8-5）。中药监管科学是一门新兴的交叉学科，应结合多个学科开设系统和规范的课程，促进理论教学与实践应用相结合。同时应该重视下列问题。

表 8-5　中药监管科学学科课程构想

课程名称	阶段
监管科学概论	
中医基础理论专论	
中药学（含炮制、鉴定和药剂）	
临床研究设计与方法	
医学伦理学	
医药相关法律法规	
中药毒理学概论	理论学习
医学统计学	
药物开发	
早期药物开发	
全球医药产品监管	
药械产品监管	
药品上市政策与法规解读	监管机构实习
	药企实习

1. 学历教育与证书教育相结合的模式　中药监管科学的教育模式主要有三种，分别是以证书教育为主，辅以学历教育；以学历教育为主，辅以证书教育；证书教育和学历教育并重。这三种模式各有优劣，适合不同的人群和目标。

以证书教育为主，辅以学历教育。这种模式适合已经具备一定专业基础和工作经验的人员，他们可以通过参加各种职业资格培训和考试，获得相应的证书，提高自己的专业能力和职业竞争力。这些证书包括中药生产、流通、使用等各个环节的相关资格证书,例如中药生产质量管理规范(GMP)认证、中药经营质量管理规范(GSP)认证、中药使用合理用药(RUM)认证等。同时,他们也可以通过自学考试、成人高考、开放大学等方式,进修相关专业的学历教育,拓宽自己的知识面和视野。这些学历教育包括中药监管科学专业或者相关专业的大专、本科、硕士等学历或者学位。这种模式的优点是可以充分利用自己的工作经验和专业基础,快速提升自己的专业水平和职业发展;缺点是可能会忽视理论知识和研究方法的学习,导致自己的知识结构不够完善和系统。

以学历教育为主,辅以证书教育。这种模式适合刚刚毕业或者在校的学生,他们可以通过正规的高等院校或者科研机构,接受系统的中药监管科学专业教育,获得相应的学历和学位,掌握基本的理论知识和研究方法。这些学历和学位包括中药监管科学专业或者相关专业的本科、硕士、博士等学历或者学位。同时,他们也可以通过参加各种职业技能培训和考试,获得相应的证书,增强自己的实践能力和就业优势。这些证书同样包括中药生产、流通、使用等各个环节的相关资格证书。这种模式的优点是可以打下坚实的理论基础和研究能力,为今后从事中药监管科学相关工作或者继续深造奠定基础;缺点是可能会花费较长的时间和精力,而且需要有一定的经济条件和家庭支持。

证书教育和学历教育并重。这种模式适合有一定专业基础和工作经验,又有进一步深造意愿的人员,他们可以通过平行或者交叉的方式,同时进行证书教育和学历教育,实现专业技能和学术水平的双提升。例如,在职人员可以通过网络教育、远程教育、在职研究生等方式,在不影响工作的情况下,完成相关专业的学历教育;在校生可以通过选修课程、实习实践、社会服务等方式,在不影响学习的情况下,完成相关专业的证书教育。这种模式的优点是可以兼顾专业技能和学术水平,既能满足自己的工作需要,又能拓展自己的知识视野;缺点是可能会增加自己的学习负担和压力,需要有较强的自律和时间管理能力。

2. 学历教育与学科建设相结合发展　高校应设立中药监管科学相关专业,开发系统和规范的课程体系,内容涵盖中药学、监管学、管理学和技术课程等,并增加实践教学比重,编写教材,为培养人才提供保障。同时,高校应建立研究机构,开展学科研究和交叉研究,研究成果应用于教学,使教学与科研结合。

高校应加强与监管部门和企业的合作,共建实验室和实习基地,为学生实践和教师研究提供平台,促进理论与实践相结合。监管部门和企业应以人才需求导向参与专业和课程建设。应定期开展学术交流,分享最新监管动态与技术发展,更新专业知识,聚焦理论前沿。

此外,高校应加强人才培养与团队建设。聘请兼具理论与实务经验的教师,鼓励教师深入实践,开展研究。选派人才出国学习交流,拓宽国际视野。加大人才培养投入力度,完善评价体系,落实人才计划,吸引高端人才。

通过上述措施,中药监管科学的学科建设和学历教育可以实现结合,达到理论教学、科研和监管实践相互促进的目的,共同推动学科和产业发展。高校培养的人才也能满足监管工作的需要。

3. 监管能力与监管研究共同进步　将中药监管能力培养和中药监管科学研究相结合,关键在于理论与实践的有机结合。

在人才培养方面,高校应加强学生实习和实践的安排。学生应到监管部门实习,熟悉第一线监管工作,将所学理论应用于实践。高校应建立实习基地,与监管部门合作,定期组织实习和培训,提高学生监管技能。

在科研方面,高校应组建中药监管科学研究机构,选题解决实际监管问题,研究成果应用于监管决策和技术支持。研究人员应深入一线调研,与监管人员紧密交流,了解需求和问题。监管人员也应参与科研项目,促进研究脱离空谈,实现理论与实践结合。

高校应定期举办学术交流活动,邀请监管人员进行经验分享。教师和学生应积极参与,了解监管工作新动态,并提出自己的学术思考和技术探索。监管部门也应支持人员参加这些活动,分享实践中存在的问题,希望学术界提供理论指导和技术支持。

此外,高校应鼓励毕业生到监管部门工作,为高校和研究机构提供第一手监管信息和人才需求反馈。研究机构也应注重研究成果的转化应用,解决监管部门实际问题。

要将中药监管能力培养和中药监管科学研究紧密结合,必须打通理论与实践的交流渠道。需要高校与监管部门、企业密切合作,共同参与人才培养、科研攻关和成果转化,实现优势互补,共同提高监管水平和能力。

4. 促进中药监管能力提升和创新转化能力 中药监管科学的研究应以解决实际问题和满足技术需求为导向,成果应用于监管决策和技术支持。这需要政府、高校、科研机构和企业密切合作,加强产学研结合,理论指导与实践应用有机结合,形成工作合力,实现资源共享与优势互补。

高校和科研机构应加强对中药监管领域的研究,与国际前沿接轨,持续创新。研究人员应深入一线开展调研,与监管人员密切交流,共同确定研究方向,保证研究紧密结合实际,成果易于应用转化。监管人员应参与研究,提高研究针对性。

应加强学术交流,定期举办会议论坛,研究人员和监管人员应积极参与,分享研究与监管工作动态,使研究更贴近实际需求,提高应用率。应鼓励企业参与技术研发与成果转化,加快推向市场。

高校和研究机构应加强科技创新能力建设,采取项目化研究,建立成果转化机制,提高研发效率和产出。

总之,要实现中药监管能力提升和创新成果高效转化,政府和高校必须加强投入力度,鼓励深入研究与实践应用,促进成果转化与技术推广,加快人才培养,形成强大的生态系统。这需要各方协同发展,砥砺前行,持续改革创新,实现整体提高。

5. 推进全球植物药/天然产物监管科学发展和合作 通过建立和发展中药监管科学,加强中药监管法规和技术标准的国际化,推动将我国标准引入国际标准的进程,提高我国在国际监管规则制定中的话语权。这需要完善我国相关标准体系,并在制定国际标准时充分发挥积极作用。

加强中药监管领域的学术交流。支持参加国际学术会议,邀请国外专家学者访华交流。中国科研机构和高校也应主动组织国际学术会议,推动理念和成果的交流。在此过程中,可以增进彼此了解,达成监管理念和方法的共识。

与监管科学体系成熟的国家、机构开展合作研究项目,推动监管技术和设备的共同研发应用。选择战略地区或国家建立合作关系,实现资源共享和信息互联互通。这需要政府层面提供政策支持,鼓励和引导企业、高校和科研机构开展国际化合作。

深化双边或多边监管合作机制。与其他国家签署监管领域合作备忘录或协定,建立定期交流机制,开展人员交流培训,数据和信息共享等。共同研究解决跨境监管问题,推动监管转化畅通。这需要打开国门,加强国际监管合作。

加强植物药监管领域人才的国际化培养。开设英语授课的专业和课程,选派优秀人才出国进修和交流。吸引国外高端人才来华任教和开展合作研究。扩宽人才国际化视野,有利于我国植物药监管水平达到国际先进水平。

总之,推动国际植物药监管科学的发展和合作需要政府引领带动高校、企业和科研机构。通过加强学术交流、开展国际合作项目、深化监管合作机制以及培养国际化人才等举措,可以实现监管理念、技术标准和规则的共同提高,实现互联互通和合作共赢。这对于提升我国的国际影响力和话语权有重要意义。

第三节　中药监管科学实训基地建设

一、中药监管科学实训基地

随着全球药品行业的迅速发展,各类型新药的上市为患者带来疗愈希望,也对药品的监管科学提出更高要求。在我国,药品监管分为中药、化学药品、生物制品三大类,其中中药部分起步较晚,尚处于探索完善阶段。监管科学是一门高度交叉,研究范围和应用领域广泛的学科,中药监管的人才培养和队伍建设非一夕之功。中药监管科学作为交叉学科,需要理论与实践相结合,即除了理论知识的掌握,也需要在实践教学和技能培训中进一步了解中药监管科学所涉及的各个环节,以掌握科学方法、提高专业素质和个人能力。其中,监管科学实训基地作为接触药品研发生产的重要平台,有助于技术资源的整合以及储备人才的培养,提高政府、学术界和企业界相关从业人员的监管能力。

(一)中药监管科学实训基地建设目的

全面贯彻落实药品安全"四个最严"要求,围绕"创新、质量、效率、体系、能力"主题,从人才保障和智力支持方向,为从事中药监管科学人员提供专业技术学习、观摩、实训、模拟及合作开展相关课题研究等,以持续推进中药监管科学和科技创新,助力中药产业和监管事业发展。

(二)中药监管科学实训基地的培训内容

1. 了解中药监管科学的服务对象。
2. 了解相关药品注册、研发、上市等全生命周期的各个环节。
3. 了解中药监管科学相关法规制度体系、指南文件和流程环境。
4. 识别中药监管科学的重要领域、优先事项和有别于其他药品监管的特殊性。
5. 学习国际药品监管科学的前沿理念、制度和机制。
6. 灵活运用新的工具、标准和方法解决中药监管科学相关问题。

(三)中药监管科学实训基地的基本条件

1. 遵守国家相关法律法规。
2. 具有一定规模,处于行业领先地位,并拥有良好的组织和接待能力,运作流程规范有序。

3. 具有较高的质量管理水平,拥有较好的管理能力和组织管理体系,建立了规范的培训管理制度。

4. 实训指导专业人员应具有较高的专业水平、较强的综合素质、丰富的工作经验,能够承担实训指导工作职责。

5. 能满足学员进行理论学习、观摩、实训和模拟检查,并提供必要的防护设备,使学员深入一线熟练掌握中药实际研发生产过程中的生产、质量和经营管理以及现场检查等环节。

6. 观摩、教学、实训等场所及设施设备应符合国家安全标准,具有开展现场教学及开展相关课题研究的能力水平和客观条件。

7. 近年来未发生严重违法违规行为及重大质量事故。

(四)中药监管科学实训基地类型

由于中药监管科学涵盖了多学科、多领域,因此培训基地的建设不能仅仅依赖单一途径,而是需要多机构联合培养和资源共享,将科学研究、国际交流和人才培养结合。探索药监部门与各实训基地联合培养创新型、专业型、实用型监管人才的新模式,构建适应中药高质量发展及中药监管科学研究需要的人才输送渠道。培训的内容应包含中药和其他类药品的监管法规、研发流程、试验设计、成果转化、临床使用、监管事务等全流程。通过不同基地的优势互补和协同创新,中药监管从业人员能跳出理论,回归实践,并反馈理论,服务实践。

1. 高等院校 依托学校的教育资源优势和学科优势,设立相应的硕士点以及对应的博士生、博士后课程,构建起完整的中药监管人才培养体系。由于中药监管科学属交叉学科,故而需通过院校间的多学科交叉、跨学科合作,囊括医学药学、药理学、临床医学、法学、生物信息学、计算机学、管理学等相关知识,助力新工具、新标准、新方法的学习和开发。院校课程须紧跟国际前沿,立足国家创新驱动发展战略,结合监管需要和产业需求,突出自身特色优势发力,并加强基地间协同,提升监管科学研究的前瞻性、科学性、系统性。同时,在监管科学领域,开展国内外院校课程共享、师资互访、学生交流和学术研究等,培养药品监管专业人才。

2. 监管部门 在监管部门的相关单位(如国家药品监督管理局药品评价中心、药品审评中心、医疗器械技术审评中心、食品药品审核查验中心,中检院等)建立培训机构,发挥药品监管系统教育培训的主渠道和主阵地作用,加大培养力度,实现监管人才数量、质量"双提升"。通过监管部门打造研究、培训、演练一体的教育培训体系,完善相关培养方案,缩小不同区域监管能力差距。加强国家药品监管实训基地建设有利于持续推进中药监管的转型发展和事业创新,为药品监管事业发展和人才队伍建设做出贡献。各省(自治区、直辖市)要结合本地医药产业发展和监管任务实际情况。

3. 医疗机构 依托大型医院的医疗设备和人才优势,推动中药研发成果转化平台建设,了解临床一线实际需求,健全药学研究、药械研发和先进制造等创新发展产业链与患者的床旁联系,培养具有高能力、高素质、能思维、具有"综合内涵"的中药监管人才。根据中药监管培训工作需要,医疗机构能满足现场讲授需要,并开展观摩学习、进行模拟操作等实践教学,发挥专业教学优势,突出理论联系实际的办学特色。

4. 龙头企业　在企业成立实训基地,能通过理论、观摩、体验式教学方式强化监管队伍专业能力。通过进一步直观了解中药产品全产业链追溯管理,对中药材及中药饮片质量、生产工艺控制、生产过程的数字化管理、中药产品药物警戒体系等有更深入的认识。在企业中建设监管科学实训基地有利于建立多维立体的药品监管科学协同创新研究体系,构建互为支撑、相互协作的科学研究形态,在优化人才培养的同时加速研究成果转化,积累可复制推广的宝贵经验,形成科学成果示范和合作模式示范,在互动中实现优势互补、政企双赢。同时,双方的交流合作和信息共享有助于资源共享和优势互补,使药监部门深入了解企业需求及发展现状,打造创新、科学、智慧的中药监管新模式,同时为企业提供更深入的法规解读及指导,共同就药品监管相关主题开展交流,助推国内制药企业创新发展。

5. 科研机构　研究院能利用自身学科完备、链条完整、国家级研发平台齐全等特色和优势,融合多学科知识体系,提供多方位技术支撑保障,利用各学科先进的知识理念把中药监管的研究带入更宽广的科学领域,促进中药产业高质量发展。通过联合开展中药监管科学课题研究,如中药全产业链追溯、中药警戒体系建立、中药生产工艺优化、中药数字化管理、中药大品种二次开发、经典名方制剂研发、中药配方颗粒标准制定等,进一步提升中药生产监管人才的监管能力。

6. 网络基地　可根据监管工作需要,建设并推广使用云平台,提升教育培训的可及性和覆盖面,发挥数字化、信息化优势。相较于面授教学,中药监管科学的网络实训基地可以帮助更多人分享专业知识,深化国内国际学术交流和研究合作。一方面,区别于面授培训,网络培训不仅可以面向更多的监管人员,还可便于学员自主安排工作与学习,不受时间和地点的限制;另一方面,网络培训更为便捷,节约了监管人员在参加培训所需费用,且实效性强,为专业成长提供了良好的发展平台。

二、中国药品监管科学实训基地介绍

(一)直属培训基地

国家药品监督管理局高级研修学院成立于1984年,是国家药品监督管理局直属事业单位唯一的教育培训机构,是药监系统唯一以社会科学研究为主的博士后科研工作站,唯一的国家级药品安全应急演练中心,是我国药品监管领域权威性专业教育培训机构。作为国家级教育培训机构,学院构建了集专家讲座、基地实训、情景模拟等多形式的线上线下立体化培训体系,年均举办各类面授培训班300余期,培训学员6.6万余人次。监管干部网络学院能够满足40万人注册、4万人同时在线访问和2.4万人同时在线听课。学院率先设计研发我国药品、疫苗、医疗器械、化妆品职业化检查员培训体系,并编写配套教材;与沈阳药科大学研究生院、中国人民大学法学院合作开展研究生学历教育;积极参与国家相关领域应急管理规划、预案及法规制修订工作,承担国家级安全示范演练;承担科技部国家级重点项目"食品安全突发事件及重大事件应急演练及应急决策保障系统研究",为我国食品安全应急管理提供一系列新产品、新技术、新方法和问题解决方案;承办的"全国药品安全与监管博士后论坛",成为相关领域青年科研工作者的重要交流平台;积极开展国际合作,引进美国药品检查员网络培训课程,供国内检查员学习借鉴。

（二）合作培训基地

国家药品监督管理局于 2019 年 4 月 30 日启动中国药品监管科学行动计划。国家药品监督管理局通过多种方式,以国内知名高校和科研机构为依托,先后建设了 12 个监管科学研究基地,布局覆盖药品、医疗器械、化妆品领域。研究中心结合当前我国医药领域新技术、新产品、新业态发展中的监管需求,开展了前瞻性研究,并为监管质量和效能的提升提供重要的科技支撑。其中,国家药品监督管理局与中国中医科学院成立中药监管科学研究中心,在破解中药审评与监管难题、推动中药创新的政策研究、加强中药监管科学人才培训工作等多方面开展合作;与北京中医药大学设立中药监管科学研究院,在中药监管科学学历教育、中药监管人才培养合作、构建以数据为核心的中药智慧监管模式等多方面开展合作(表 8-6)。

表 8-6 监管科学研究基地

基地名称	成立时间
四川大学医疗器械监管科学研究院	2019 年 4 月
中国中医科学院中药监管科学研究中心	2019 年 6 月
北京中医药大学中药监管科学研究院	2019 年 6 月
山东大学药品监管科学研究基地	2019 年 11 月
沈阳药科大学药品监管科学研究院	2019 年 11 月
华南理工大学医疗器械监管科学研究院	2019 年 12 月
北京工商大学化妆品监管科学研究院	2020 年 1 月
北京大学国家药品医疗器械监管科学研究院	2020 年 9 月
中国医学科学院药品医疗器械监管科学研究院	2020 年 10 月
江南大学化妆品监管科学研究基地	2020 年 10 月
中国药科大学药品监管科学研究院	2020 年 11 月
海南省真实世界数据研究院	2020 年 11 月

中国中医科学院中药监管科学研究中心(以下简称中心)成立后,组建专家委员会,汇聚国内权威专家资源,开展中药监管科学研究,努力构建符合中药特点的监管体系,开发新工具、新标准、新方法。中心以国家药品监督管理局委托课题为支撑,开展了古代经典名方关键信息考证、已上市中药生产工艺变更、中药饮片审批技术要求等研究。通过系统考证和梳理研究,经广泛征求专家委员会意见后,中心起草了古代经典名方关键信息考证原则及所选方剂关键信息表。2020 年 11 月,国家药品监督管理局和国家中医药管理局共同发布《古代经典名方关键信息考证原则》《古代经典名方关键信息表(7 首方剂)》。此外,中心还组织 15 家中药生产企业就已上市中药生产工艺变更类别、现状、工艺变更具体细则、具体案例及存在的困难、变更申请与生产实际的衔接等问题进行讨论,形成了行业共识。

北京中医药大学中药监管科学研究院(以下简称研究院)成立以来,通过制定新工具、新标准、新方法,服务中药科学监管及行业发展。研究院牵头起草的《中药生产过程粉体混合均匀度在线检测 近红外光谱法》团体标准,对于保证中药制剂质量均一性、工艺稳定性和促进行业发展具有开创性意义。此外,研究院依托北京市科委专项"精准药材"智能定制溯源平台建设,探索在全国设立精准药材试验站,并实现对全国典型地区中药材及中药饮片样品的动态收集。同时,与其他单位合作建立中药材农残及重金属近红外检测平台,实现对甘草等中药材及中药饮片质量的动态监测。

三、国外药品监管科学实训基地介绍

(一)美国

1. 直属培训基地　FDA 为了保证各级监管人员能够接受规范、标准的培训并使培训效益能达到最大化,美国橡树岭大学联盟(Oak Ridge Associated Universities,ORAU)为 FDA 总部及各州的监管人员提供大量的免费培训课程,课程内容主要涉及食品、药品法律法规,公共卫生原则,沟通技能,食品微生物学,环境卫生,HACCP 体系,食源性疾病调查等。授课方式主要为面授培训、网络培训、广播和光碟培训等。除此之外,ORAU 是能够授予学员继续教育学分的主要官方培训机构,在学员学习完全部课程内容,满勤参加了所有培训班组织的活动,并通过考核的情况下,ORAU 会为学员提供教育证书和继续教育学分。

2. 合作培训基地　FDA 于 2011 年公布"推进监管科学的战略计划",其所属首席科学家办公室(OCS)2012 年设立 CERSI 项目,采取与学术机构签署合作协议的形式,为学术机构提供与 FDA 科学合作的机会,以期更好地利用最新的科学技术指导监管决策,同时促使其更专注于监管科学的进步。目前已成立 4 个 CERSI,包括 5 所大学和一家非营利性医院(表 8-7)。包括马里兰大学 CERSI、乔治敦大学 CERSI、加州大学旧金山分校与斯坦福大学联合 CERSI、约翰·霍普金斯大学 CERSI 和耶鲁大学与梅奥诊所联合 CERSI。

表 8-7　监管科学和创新卓越中心项目培训基地介绍

CERSI	成立时间	初始投入 /万美元	优先领域
马里兰大学 CERSI	2012 年	100	①转化毒理学:产品安全性;②审评创新和新兴技术储备;③健康结果研究:数据变革
约翰·霍普金斯大学 CERSI	2014 年 5 月	75	①临床研究和审评;②社会科学和行为科学:科学决策;③真实世界数据:支持产品生命周期监管;④开发新的以预防为重点的食品安全体系
加州大学旧金山分校与斯坦福大学联合 CERSI	2014 年 5 月	330	①临床前安全性与药效学研究;②临床试验审评:方法革新;③生物信息学:加速药物研发进程
耶鲁大学与梅奥诊所联合 CERSI	不详	不详	①临床审评:个性化疗法研发和患者治疗结果评估改进;②多来源数据应用:人类健康状况评估;③社会科学和行为科学:帮助消费者和医药专业人员明智决策

除了与 FDA 合作开展研究外, CERSI 还提供 FDA 和行业需要的监管科学学历教育和继续教育、培训、实践等,成为美国药品监管科学人才培养的摇篮。其中,2020 年 5 月,乔治敦大学 CERSI 暂停。CERSI 项目培训内容介绍见表 8-8。

表 8-8 监管科学和创新卓越中心项目培训内容介绍

大学	学位/证书授予或学位/非学位课程	监管科学/事务	候选人要求
乔治敦大学	监管科学临床与转化研究硕士	监管科学	已取得乔治敦大学或正在攻读相关学科硕士或以上学位并对 CTR 或监管科学表现出兴趣的候选人
约翰·霍普金斯大学	《食品药品法》证书	监管事务	注册前完成《行政法》基础课程
	监管科学硕士	监管事务	持有相关学科理学学士学位者
	食品安全监管理学硕士	监管事务	生命科学或工程学学士学位
马里兰大学	监管科学硕士	监管科学	在药学、卫生或政策、工程或商业领域获得学士或学士学位的候选人
加州大学旧金山分校	美国药物开发和监管科学课程(ACDRS)研究生学位课程	监管科学	申请人必须具有较高的学位,如医学博士、药物学博士、法学硕士或博士,并对医药产品发现、开发、管理或相关活动有浓厚兴趣
斯坦福大学	非学位课程	监管事务	获得认可机构的学士学位或认可的同等学力
	非学位课程	监管科学	商学院、工程学院、人文科学学院、法学院和医学院的研究生或博士后

(二)欧盟

欧盟的药品监管科学培训基地建设相较于美国 FDA 更为零散。2010 年欧洲药品监管网批准一项培训战略,对于监管人员的培训逐渐走向正规化与系统化。一方面,欧盟明确建立一个项目培训团队(TPT)协调欧盟整个监管网开展的培训项目,TPT 由高级审评员和来自欧盟/欧洲经济区医药机构、欧洲药品管理局(EMA)的法规专家构成。另一方面,通过一系列方法,如加大对电子学习工具的投入与构建、增设学员自学模式、协调培训项目、共享培训材料和资源、制定培训课程统一标准等,改善目前欧盟对于监管人员培训现状。除此之外,欧盟各国国家主管当局对培训中表现优异的学员将提供就业机会。

(艾彦伶 李松桃 梁丹 唐健元 王智磊)

思考:

如何加强中药监管科学的人才培养?

参考文献

[1] 张雅娟,杨景舒,孙文爽,等.美国 FDA 监管科学与创新卓越中心建设初探[J].中国新药杂志,2020, 29(22): 2528-2534.

[2] 刘清峰,刘洋,蒋海洪,等.基于监管科学的医疗器械监管人才培养探索设计[J].中国药事,2018, 32(11): 1500-1504.

[3] 张雅娟,张琳,陈俊辉,等.监管科学的学科建设和人才培养[J].中国食品药品监管,2022(1): 20-31.

[4] 毛振宾,张雅娟,林尚雄.中国特色监管科学的理论创新与学科构建[J].中国食品药品监管,2020 (9): 4-15.

[5] 杨悦.美国药品监管科学研究[M].北京:中国医药科技出版社,2022.

[6] 秦晓岑.监管科学推进监管体系和监管能力现代化[N].中国医药报,2020-11-19(002).

[7] 何璇.奋进中的国家药监局监管科学研究基地[N].中国医药报,2021-05-18(005).

[8] 许明双.国家药监局召开监管科学研究基地工作汇报会[N].中国医药报,2022-10-21(A01).

[9] 本报评论员.用好"金钥匙"?解锁"新密码"[N].中国医药报,2021-05-18(005).

[10] 时君楠,梁钻姬,赖云锋,等.发展和应用监管科学:中国、美国、欧盟和日本的药品监管机构的经验[J].中国食品药品监管,2020(5): 38-55.

[11] 张怡,王晨光.监管科学的兴起及其对各国药品监管的影响[J].中国食品药品监管,2019(7): 21-29.

附录 缩略词表

ACT-EU	EU Accelerated Clinical Trials Project	加速欧盟临床试验项目
AD	adaptive design	适应性设计
ADaM	Analysis Data Model	分析数据模型
ADR	adverse drug reactions	药物不良反应
AI	artificial intelligence	人工智能
AIDS	acquired immune deficiency syndrome	艾滋病
AMED	Agency for Medical Research and Development	医学研究与发展机构
APEC	Asia-Pacific Economic Cooperation	亚太经济合作组织
APEC-LSIF-RHSC	Asia-Pacific Economic Cooperation-Life Sciences Innovation Forum-Regulatory Harmonization Steering Committee	亚太经济合作组织-生命科学创新论坛-监管协调指导委员会
AR	adaptive randomization	适应性随机化
ASEAN	Association of Southeast Asian Nations	东南亚国家联盟
ASTM	American Society for Testing and Materials	美国材料与试验协会
ATMPs	advanced therapy medicinal products	先进治疗药物
BIO	Biotechnology Industry Organization	生物技术行业协会
BRIDG	Biomedical Research Integrated Domain Group	生物医学研究整合域组
C3C	China CDISC Coordinating Committee	中国 CDISC 协调委员会
CAD	computer aided design	计算机辅助设计
CAR	covariate-adaptive randomization	协变量适应性随机化
CAT	Committee for Advanced Therapies	先进疗法委员会
CBD	Convention on Biological Diversity	生物多样性公约
CBER	Center for Biologics Evaluation and Research	生物制品评价与研究中心
CDASH	Clinical Data Acquisition Standards Harmonization	临床数据采集标准协调
CDE	Center for Drug Evaluation	药品审评中心
CDER	Center for Drug Evaluation and Research	药物评价与研究中心
CDISC	Clinical Data Interchange Standards Consortium	临床数据交换标准联盟
CDRH	Center for Devices and Radiological Health	医疗器械与放射健康中心
CERSI	Centers of Excellence in Regulatory Science and Innovation	监管科学和创新卓越中心

CGICA	colloidal gold immunochromatography assay	胶体金免疫色谱法
ChatGPT	Chat Generative Pre-trained Transformer	生成型预训练变换模型
CHMP	Committee for Medicinal Products for Human Use	人用药品委员会
CIP	Classification of Instructional Programs	学科专业目录
CIPRSEP	Committee for International Pharmaceutical Regulatory Science Education Promotion	国际药事监管教育推行委员会
CIRS	Centre for Innovation in Regulatory Science	监管科学创新中心
CMS	Centers for Medicare & Medicaid Services	医疗保险和医疗补助服务中心
COMP	Committee for Orphan Medicinal Products	孤儿药委员会
CoRE	Duke NUS Medical School Centre of Regulatory Excellence	杜克大学医学院卓越监管中心
CORS	Copenhagen Centre for Regulatory Science	哥本哈根监管科学中心
C-Path	Critical Path Institute	关键路径研究所
CPI	Critical Path Initiative	关键路径倡议
CRS	Center for Regulatory Science	监管科学中心
CSA	Coordination and Support Action	协调和支持行动
CT	Controlled Terminology	受控术语
CTR	Clinical Trial Registry	临床试验注册
CTSA	Clinical Translational Science Award	临床和转化科学基金
CTTI	Clinical Trials Transformation Initiative	临床试验转型计划
CTWG	Cross-Training Working Group	交叉培训工作组
CVMP	Committee for Medicinal Products for Veterinary Use	兽用药品委员会
DARS	Department of Applied Regulatory Sciences	应用监管科学部
DCR	disease control rate	疾病控制率
DCS	distributed control system	分散控制系统
DDR1	discoidin domain receptor 1	盘状结构域受体 1
DILI	drug-induced liver injury	药物性肝损伤
DMR	Disease Model Registry	疾病模型注册处
DRSc	doctorate in regulatory science	监管科学博士学位
DTIs	drug-target interactions networks	药物 - 靶标相互作用网络
EC	Council of Europe	欧盟委员会
ECG	electrocardiogram	心电图
ECPM	European Center of Pharmaceutical Medicine	欧洲药物医学中心
EEA	European economic Area	欧洲经济区
EEC	European Economic Community	欧洲经济共同体

EFPIA	European Federation of Pharmaceutical Industries and Associations	欧洲制药工业和协会联合会
ELISA	enzyme-linked immunosorbent assay	酶联免疫吸附法
EMA	The European Medicines Agency	欧洲药品管理局
EMRN	European Medicines Regulatory Network	欧洲药品监管网络
EPA	Environmental Protection Agency	环境保护局
ERP	enterprise resource planning	企业资源计划
EU-GMP	European Union-Good Manufacturing Practice of Medical Products	欧盟药品质量管理规范
EU-IN	EU Innovation Network	欧盟创新网络
EUPATI	European Patients' Academy on Therapeutic Innovation	欧洲患者治疗创新学院
FACS	fluorescence-activated cell sorting	荧光激活细胞分选
FARS	Focus Areas of Regulatory Science	监管科学重点领域
FDA	Food and Drug Administration	美国食品药品监督管理局
FDASIA	Food and Drug Administration Safety and Innovation Act	食品药品监督管理局安全与创新法案
FFDCA	Federal Food, Drug and Cosmetic Act	联邦食品、药品和化妆品法
FHH	Western Pacific Regional Forum of Harmonization for Herbal Medicine	西太区草药协调论坛
GAP	Good Agricultural Practices for Chinese Crude Drugs	中药材生产质量管理规范
GBS	genotyping-by-sequencing	测序基因分型
GCP	Good Clinical Practice	药物临床试验质量管理规范
GCRSR	The Global Coalition for Regulatory Science Research	全球监管科学研究联盟
GENTRL	generative tensorial reinforcement learning	生成张量强化学习
GLP	Good Laboratory Practice	药物非临床研究质量管理规范
GSD	group sequential design	成组序贯设计
GSP	Good Supply Practice	药品经营质量管理规范
GSRS	Global Summit on Regulatory Science	监管科学全球峰会
HIV	human immunodeficiency virus	人类免疫缺陷病毒
HLGT	high level group term	高位组
HLT	high level term	高位语
HMA	Heads of Medicines Agencies	药品机构负责人
HMPC	Committee on Herbal Medicinal Products	草药委员会
HTA	Health Technology Assessment	卫生技术评估
HTS	high throughput screening	高通量筛选

HUE	human use experience	人用经验
ICCR	International Cooperation on Cosmetic Regulation	国际化妆品监管合作组织
ICD	international classification of diseases	国际疾病分类
ICH	International Conference on Harmonization of Technical Requirements for Registration of Pharmaceuticals for Human Use	国际人用药品注册技术协调会
ICMRA	International Coalition of Medicines Regulatory Authorities	国际药品监管机构联盟
IEC	International Electrotechnical Commission	国际电工委员会
IGDRP	International Generic Drug Regulators Programme	国际仿制药监管机构计划
IMDRF	International Medical Device Regulators Forum	国际医疗器械监管论坛
IMI	Innovative Medicines Initiative	创新药物倡议
IND	investigational new drug	新药临床试验申请
iPSC	induced pluripotent stem cells	诱导多能干细胞
IRCH	International Regulatory Cooperation for Herbal Medicines	国际草药监管合作组织
ISO	International Organization for Standardization	国际标准化组织
ITF	Innovation Task Force	创新任务组
IVD	in vitro diagnostics	体外诊断设备
JAAME	Japan Association for the Advancement of Medical Equipment	日本医疗设备促进协会
JRC	European Commission's Joint Research Centre	欧盟委员会联合研究中心
LAB	The Laboratory Data Model	实验室数据模型
LLT	lowest level term	低位语
MATT	molecular assays and targeted therapeutics	分子测定和靶向治疗
MCMs	medical countermeasures	医疗对策
MDSAP	Medical Device Single Audit Program	医疗器械单一审核程序
MEB	The Medicines Evaluation Board	药品评估委员会
MedDRA	Medical Dictionary for Regulatory Activities	国际医学用语词典
MEMS	micro-electro-mechanical system	微电子机械系统
MES	manufacturing execution system	生产执行系统
MHLW	Ministry of Health, Labor and Welfare	厚生劳动省
MIHARI	Medical Information for Risk Assessment Initiative	风险评估医疗信息计划
MS	member states	成员国
NASs	new active substances	新活性实体
NCA	national competent authority	国家主管部门

NCES	National Center for Education Statistics	美国国家教育统计中心
NCI	National Cancer Institute	国家癌症研究所
NDB	National Insurance Claims Database	全国医保数据库
NIH	National Institutes of Health	国立卫生研究院
NIR	near infrared	近红外
NMEs	new molecular entities	化学分子实体
NMPA	National Medical Products Administration	国家药品监督管理局
OBQI	Oncology Biomarker Qualification Initiative	肿瘤生物标志物资格认证计划
OCS	Office of the Chief Scientist	首席科学家办公室
ODM	Operational Data Model	操作数据模型
OECD	Organization for Economic Co-operation and Development	经济合作与发展组织
OPSR	Organization for Pharmaceutical Safety and Research	药品安全和研究组织
ORA	Office of Regulatory Affairs	监管事务办公室
ORAU	Oak Ridge Associated Universities	橡树岭大学联盟
ORR	objective response rate	客观缓解率
ORSI	Office of Regulatory Science and Innovation	监管科学与创新办公室
OS	overall survival	总生存期
OSEL	Office of Science and Engineering Laboratories	科学与工程实验办公室
OTED	Office of Training Education and Development	培训教育与职业开发部
OWH	Office of Women's Health	妇女健康办公室
PAL	Pharmaceutical Affairs Law	药事法
PAT	process analysis technology	过程分析技术
PD	pharmacodynamic	药效学
PDCO	Pediatric Committee	儿科委员会
PFS	progression free survival	无进展生存期
PhRMA	Pharmaceutical Research and Manufacturers of America	美国药品研究和制造企业协会
PIC/S	The Pharmaceutical Inspection Convention/Co-operation Scheme	国际药品认证合作组织
PK	pharmacokinetic	药代动力学
PLC	programmable logic controller	可编程逻辑控制器
PMDA	The Pharmaceuticals and Medical Devices Agency	医药品及医疗器械综合机构
PMDEC	Pharmaceuticals and Medical Devices Evaluation Center	药品和医疗器械评估中心
PMF	Presidential Management Fellowship	总统管理奖学金

PPK	population pharmacokinetic	群体药代动力学
PPP	public-private-partnership	公私合作伙伴关系
PRAC	Pharmacovigilance Risk Assessment Committee	药物警戒风险评估委员会
PRIME	priority medicines	优先药品
PRM	Protocol Representation Model	方案表述模型
PSTC	Predictive Safety Testing Consortium	预测安全测试联盟
PT	preferred term	首选语
PV	pharmacovigilance	药物警戒
QRS	questionnaires, ratings and scales	问卷、评分和量表
RAR	response-adaptive randomization	反应适应性随机化
RCT	radomized controlled trial	随机对照试验
RECIST	The Response Evaluation Criteria in Solid Tumors	实体瘤的疗效评价标准
ReScIPE	Regulatory Science and Innovation Programme for Europe	欧洲监管科学与创新计划
RFID	radio frequency identification	射频识别技术
RHSC	Regulatory Harmonization Steering Committee	监管协调指导委员会
RSRN	Regulatory Science Research Needs	监管科学研究需求清单
RT-PCR	reverse transcription-polymerase chain reaction	逆转录聚合酶链式反应
RWD	real-world data	真实世界数据
RWR/RWS	real-world research/study	真实世界研究
SaMD	software as a medical device	软件医疗设备
SCADA	supervisory control and data acquisition	数据采集与监视控制系统
SDM	Study/Trial Design Model	研究 / 试验设计模型
SDTM	Study Data Tabulation Model	研究数据列表模型
SDTMIG	Study Data Tabulation Model Implementation Guide	研究数据表格模型实施指南
Self-CARER	The Self-medication Collaborative Asian Regulator Expert Roundtable	自我用药合作亚洲监管机构专家圆桌会议
SEND	Standard for Exchange of Nonclinical Data	非临床数据交换标准
SNSA	Simultaneous National Scientific Advice	国家科学咨询
SOC	system organ class	系统器官分类
SSFFC	substandard, spurious, falsely labelled, falsified and counterfeit	劣、虚假、虚假标签、伪造和假冒
STARS	strengthening training of academia in regulatory science	加强监管科学学术界的培训
UNCTAD	United Nations Conference on Trade and Development	联合国贸易和发展会议
USPTO	United States Patent and Trademark Office	美国专利商标局

UV	ultraviolet	紫外
WHO	World Health Organization	世界卫生组织
WHO-EML	WHO Essential Model List	世界卫生组织基本药物标准清单
WIPO	World Intellectual Property Organization	世界知识产权组织
WTO	World Trade Organization	世界贸易组织